clave

Julio Basulto (Barcelona, 1971) es diplomado en nutrición humana y dietética (Universidad de Barcelona). Ha sido profesor asociado en la Unidad de Nutrición Humana de la Universidad Rovira i Virgili y editor en la *Revista Española de Nutrición Humana y Dietética*. Actualmente colabora en Radio Nacional de España (sección «Gente sana» del programa «Gente despierta»), trabaja como conferenciante, ejerce como docente en diferentes instituciones y es autor de numerosas publicaciones científicas. Es coautor de *No más dieta* y *Secretos de la gente sana* junto a Mª José Mateo, y de *Comer y correr* y *Más vegetales, menos animales* junto a Juanjo Cáceres. En solitario ha escrito *Se me hace bola* y *Mamá come sano*. Todas sus obras han sido publicadas por Debolsillo.

Para más información visite la página web del autor:
www.juliobasulto.com

También puede seguir a Julio Basulto en Facebook, Twitter y en su blog:
Julio Basulto Marset
@JulioBasulto_DN
www.juliobasulto.com/blog/

Juanjo Cáceres (Barcelona, 1974) es doctor en historia por la Universidad de Barcelona y también ha realizado estudios superiores en el ámbito de la organización de empresas. Su labor profesional la ha dedicado fundamentalmente a la investigación social aplicada a la alimentación y el deporte. Es autor de decenas de publicaciones, entre las que se encuentran artículos en revistas científicas especializadas y libros de divulgación como *Comensales, consumidores y ciudadanos* y *Consumo inteligente*. También es autor, junto a Julio Basulto, de *Comer y correr*, y *Más vegetales, menos animales*. Además ha participado y liderado diferentes proyectos de investigación de ámbito nacional e internacional.

Para más información visite la página web del autor:
www.juanjocaceres.com

También puede seguir a Juanjo Cáceres en Twitter:
@juanjocaceresn

JULIO BASULTO Y JUANJO CÁCERES

Más vegetales, menos animales

DEBOLSILLO

Primera edición: octubre, 2016

© 2016, Julio Basulto y Juanjo Cáceres
© 2016, Penguin Random House Grupo Editorial, S. A. U.
Travessera de Gràcia, 47-49. 08021 Barcelona

Printed in Spain – Impreso en España

ISBN: 978-84-663-3463-1
Depósito legal: B-17.298-2016

Compuesto en La Nueva Edimac, S. L.
Impreso en Novoprint

P 3 3 4 6 3 1

Penguin
Random House
Grupo Editorial

A Maria Manera y Eduard Baladia,
por algo más que amistad

Índice

Prólogo

«Vivieron felices y comieron perdices», así de integrado está en nuestra sociedad el consumo de animales. Memorización, estandarización y normalización son tres palabras que junto a obsoleto e inmovilista logran definir el sistema educativo formal y reglado que impera en nuestra sociedad, y eso aumenta considerablemente el riesgo de que dichas palabras puedan llegar a definir nuestro comportamiento. Desde pequeños recibimos con resignación contenidos, creencias y convencionalismos que apenas ponemos en duda, y el pensamiento crítico o «salirse de la norma» es castigado y aplastado de forma sistemática. Por suerte existe la educación no formal, como la que proporciona este libro de forma magistral, no para crear insurrectos, sino para propiciar la toma de decisiones debidamente informada. En palabras del genio polifacético Carl Sagan: «Saber mucho no es lo mismo que ser inteligente. La inteligencia no es solo información, sino también juicio, la manera en que se recoge y maneja la información».

En ciencia existen pocas certezas, y eso aplica también (o especialmente) a la ciencia de la nutrición humana. Sin embargo, las pruebas científicas se empeñan hoy en apuntar de forma consistente que basar nuestra alimentación en alimentos de origen vegetal es una de las claves para la prevención de la mayoría de enfermedades crónicas relacionadas con la nutrición que afectan a nuestra población. Y aun así, nuestra sociedad inmersa en la opulencia sigue perturbadoramente inmóvil en el pensamiento de que «lo importante es que se coman el filete» o que «es indispensable el consumo de pescado o de lácteos». Nos cuesta aceptar que podamos disminuir el consumo de productos de origen animal sin poner en riesgo nuestro estado nutricional, y mucho más nos cuesta aceptar que haya personas que decidan eliminarlos por completo y que la ciencia diga que es absolutamente compatible con un buen estado de salud y con la prevención de enfermedades crónicas muy prevalentes. No sé si en historia o en sociología existen más o aún menos certezas, pero tengo claro que dichas disciplinas nos ofrecen razones probables que nos permiten revelar y entender lo que está oculto detrás de nuestros comportamientos, incluyendo el alimentario.

Sea como fuere, de lo que sí estoy seguro es de que tienen en sus manos una exégesis nutricional. Si no saben lo que significa la palabra «exégesis» no se sientan mal, yo la aprendí hace poco. Dice la Real Academia que el vocablo exégesis (que viene del griego ἐξήγησις) es una «explicación, interpretación». Pero en realidad la exégesis hace referencia a una valoración objetiva y completa de un texto, a la extracción de su significado más profundo. Aunque normalmente involucra la revisión de escritos religiosos, se suele aplicar a otras disciplinas, como el derecho. Así que ¿por qué no llevar este término a la dietética, en la que abundan infinidad de libros, artículos e investigaciones con valoraciones no siempre lo suficientemente críticas? Como la exégesis también tiene en cuenta el contexto histórico y cultural de los escritos analizados, me reafirmo en mi «diagnóstico», este libro es una exégesis nutricional. O dietética, o alimentaria, como prefieran. Julio Basulto y Juanjo Cáceres hacen una valoración completa, objetiva y profunda del estado del saber actual sobre la importancia del consumo de alimentos de origen vegetal, tanto desde el punto de vista de la salud como social.

Para los profesionales de la salud, permitir la toma de decisiones compartida e informada por las pruebas es una obligación deontológica. En este libro encontrarán pruebas científicas y razones sociales que sin lugar a dudas les servirán para tomar mejores decisiones para su salud y para su crecimiento personal. Simplemente lean y disfruten, y dejen las decisiones para el final.

EDUARD BALADIA

Dietista-Nutricionista
Director de la Red de Nutrición Basada en la Evidencia y
del Centro de Análisis de la Evidencia Científica
de la Fundación Española de Dietistas-Nutricionistas

Introducción

Más vegetales, menos animales y nada o casi nada de carnes procesadas y alimentos superfluos. Ese es el microrresumen de este libro. Tan micro que hasta puedes ponerlo en Twitter, y te sobrarán 46 caracteres (Twitter solo deja escribir textos de 140 caracteres con espacios). Para eso no hacen falta 340 páginas, ¿verdad? Pues sí, sí que hacen falta, porque no es tan sencillo. Te lo vamos a demostrar en un santiamén. ¿Te ves capaz de responder contundentemente a estas ocho preguntas?:

1. El vegetarianismo o el veganismo (bien planificados) ¿son compatibles con una buena salud?
2. El zumo ¿cuenta como ración de fruta?
3. El vino, que es de origen vegetal, ¿es bueno para el corazón?
4. Con lo de «menos animales» ¿incluimos el pescado y el marisco?
5. ¿El pollo es carne?
6. A la mayoría de vegetarianos ¿les falta proteína y tienen anemia?
7. ¿El jamón es un cárnico procesado?
8. ¿El aceite de girasol es saludable? Y el de coco ¿es sanador?

Por desgracia, los resúmenes si bien sirven para simplificar, en ocasiones dan pie a muchas preguntas, como las que acabas de leer. ¿Las has podido contestar sin titubear? No eran difíciles, por lo que aquí van ocho más, algo más complicadillas. Antes de responder, imagínate que debes razonar tu respuesta por escrito:

9. Los productos que tomemos ¿es necesario que sean ecológicos?
10. ¿Puedo tomar de vez en cuando alimentos fritos?
11. La fruta fresca, que tiene azúcar, ¿engorda?
12. Los frutos secos son ricos en grasas, ¿los evito?
13. Las algas son vegetales, ¿cuantas más, mejor?
14. ¿Puedo ser vegetariana durante el embarazo?
15. Si no incluyo en mi dieta los lácteos, ¿tendré osteoporosis?
16. ¿Todos los vegetarianos deben preocuparse por la vitamina B12?

No es tan simple, ¿eh? A las cuestiones anteriores podemos añadir muchas más, pero lo dejaremos estar... de momento. Ya ves que el tema da para los 586.470 caracteres con espacios que configuran el texto que estás a punto de desayunar, merendar, comer o cenar, dependiendo de la hora del día. Comprobarás a lo largo del libro que gran parte de los dogmas dietéticos que la mayoría de la población asume que son verdad revelada, resulta que no lo son. Hablando de desayuno y de credos alimentarios ¿te has fijado en que lo hemos omitido en nuestro microrresumen? ¡Pecado!

No te preocupes, hablaremos del desayuno. Mientras tanto, para abrir el apetito, te traemos una anécdota bastante esclarecedora: Miguel, un niño de 8 años, presenció hace poco cómo uno de nosotros nos levantábamos de una siesta a las nueve de la noche, a causa de un viaje intercontinental acompañado de un endemoniado jet lag. Pues bien, la sabia inocencia que caracteriza a la infancia (¡cuánto aprende uno observando a los niños!) hizo que Miguel comentara: «Y ahora,

¿desayunarás?». Para él es de una lógica aplastante: si te levantas de dormir tienes que desayunar.

Seguimos. Si has empezado el libro por esta introducción, te comentaremos que también resolveremos dudas muy frecuentes en relación al hecho de dejar de lado total o parcialmente los productos de origen animal, como la siguiente: ¿se trata de una mera opción ideológica y carente de fundamento científico? Más: seguro que has leído o escuchado que una producción agroalimentaria en la que la ganadería o la pesca presentan un enorme peso específico (como sucede hoy en día) genera grandes costes económicos o ambientales. ¿Es así? Descuida, abordaremos ese acuciante tema.

No olvidaremos, desde luego, algo que seguro que te ha tocado escuchar de (o, peor aún, discutir con) un sabiondo cuñado, un listillo compañero de trabajo o un fortuito acompañante en un incómodo viaje: ¿qué papel han desempeñado los alimentos animales y vegetales en el pasado del ser humano? Tu cuñado habrá sostenido con fervor patriótico que «el proceso evolutivo del que surge nuestra especie se explica fundamentalmente por una fuerte presencia de productos animales». ¿Le das la razón? Si es por no polemizar o por ahuyentar pedantes, vale. Pero a continuación conviene que leas el capítulo 1.

Como ves, desde diferentes perspectivas y no centrándonos únicamente en el vegetarianismo, pretendemos ampliar y justificar el «microrresumen» antes citado. Es decir, no solo valoraremos aspectos sanitarios, también revisaremos las consecuencias que se derivan de adoptar unos hábitos de consumo centrados en los alimentos de origen vegetal. Las consecuencias, pero también los motivos que suscitan el cambio dietético.

Esto nos lleva a preguntarte:

— ¿Es solo por salud que alguien decide consumir menos (o ninguno) productos animales?
— ¿El principal motivo para ser vegetariano es que los mataderos pasen a la historia?

La respuesta breve a estas dos incógnitas es «no». La larga la iremos desgranando en diferentes capítulos.

Asimismo, intentaremos ofrecerte la posibilidad de que puedas identificarte con alguno de estos tres grandes grupos de propuestas dietéticas: el veganismo, el vegetarianismo u ovolactovegetarianismo (capítulo 6) y otros tipos de dietas basadas en productos vegetales que no excluyen del todo la ingesta de productos animales.

También hablaremos de los falsos amigos y adversarios de la alimentación vegetal. Y es que existen opciones alimentarias que de algún modo se oponen o dificultan la adopción de pautas orientadas hacia el consumo de alimentos vegetales. Por ejemplo, ¿has oído hablar de las dietas hiperproteicas? Nosotros sí, lamentablemente. Las dietas hiperproteicas, como su nombre indica, son ricas en proteínas, y suelen otorgar un notable protagonismo a los productos de origen animal. Algunas de dichas dietas cumplen características no ya de modas pasajeras o «dietas milagro», sino de auténticas sectas. Son iglesias paganas que reclutan ingenuos adeptos y cuyos sacerdotes nos instigarán a frotar la hiperproteica lámpara. De ella, nos aseguran, saldrá un genio que no nos volverá ricos: nos otorgará delgadez, belleza, salud, o las tres cosas a la vez. Aunque todo es una vil mentira, hay quien sí se hará rico: el codicioso promotor del negocio. Los buitres suelen alimentarse de animales muertos, pero si escasean son perfectamente capaces de cazar presas vivas. Nos rodean, así que es preciso estar en forma para no caer en sus garras.

Encontramos otros «falsos amigos y adversarios» en todas aquellas propuestas que, incluyendo exclusivamente (o casi en exclusiva) alimentos vegetales, carecen de rigor científico y/o conllevan riesgos para la salud. Un ejemplo fácil es la dieta macrobiótica. Otro no tan fácil es la dieta mediterránea. Aunque a ciertos nutricionistas les sonará a herejía, no somos partidarios de promocionar la dieta mediterránea, al menos hasta que no desaparezca el consumo de alcohol de su definición. ¿Nunca te ha llamado la atención el requisito de tomar vino que siempre acompaña a esta dieta? El vino es una bebida alcohólica que, como tal, incrementa el riesgo de padecer feos accidentes y poco glamurosas enfermedades.

¡Y qué decir de la mal llamada «medicina alternativa»! Debido a que esta «medicina» suele vincularse de una u otra manera a las dietas basadas en alimentos de origen vegetal, no es extraño que un vegetariano esté siguiendo absurdas «dietas depurativas», consumiendo indocumentadas «plantas medicinales» o confiando en productos peligrosos como «quemadores de grasas».

Puede que después de la anterior perorata hayas decidido lanzar este texto a un «quemador de libros». Tanto si es así como si prefieres seguir leyendo, insistimos: más vegetales, menos animales y nada o casi nada de carnes procesadas y alimentos superfluos.

Ah, y antes de abordar estas cuestiones, aquí están las soluciones a las dieciséis cuestiones que hemos formulado antes. Las respuestas están desarrolladas en las páginas que están por venir y que te invitamos a leer.

1. Sí
2. No
3. No
4. Sí
5. Sí
6. No
7. Sí
8. Sí y no
9. No
10. Sí
11. No
12. No

13. No
14. Sí
15. No
16. Sí

1

Lo que hemos comido

> Pese a que hayamos adoptado un estilo de vida
> depredador de manera secundaria, nunca he-
> mos dejado atrás nuestra herencia herbívora
> antigua.
>
> IAN TATTERSALL,
> *Los señores de la Tierra*

Vamos a adentrarnos en el contenido de este libro con una mirada hacia el pasado, hacia un pasado muy lejano. A mucha gente podrá sorprenderle que tengamos que remontarnos a millones de años atrás para empezar a hablar de dietas vegetales, porque no son pocos los que creen que la promoción de un mayor consumo de productos de origen vegetal en nuestra dieta es algo propio de nuestro tiempo, tanto por los beneficios para la salud que actualmente se les atribuye como por la existencia de todo un abanico de dietas que podemos ubicar en el ámbito del vegetarianismo y que son seguidas por sectores cada vez más amplios de la población. Resulta frecuente pensar que dichas conductas son un fenómeno novedoso o cuando menos reciente, que se trata de otra de las nuevas tendencias alimentarias que se extienden entre nosotros y que, en definitiva, solo en las últimas décadas la sociedad ha empezado a plantearse la adopción de una pauta alimentaria que deje de lado total o parcialmente los productos de origen animal.

Pero lo cierto es que eso no es en absoluto así. El primer mito que debemos derribar es que las conductas «vegetarianas» sean algo que se haya puesto de moda en la actualidad, puesto que han estado presentes a lo largo del tiempo en numerosos contextos culturales, aunque tuvieran un sentido distinto al que reflejan en la actualidad. También debemos señalar que del mismo modo que han existido o existen dietas fuertemente basadas en productos de origen vegetal, igualmente las hay que se han focalizado en los productos de origen animal. Y tanto unas como otras han sido el resultado de la adaptación a unas condiciones ambientales específicas, pero también, como en la actualidad, se han visto estrechamente asociadas a unos rasgos culturales, unos principios ideológicos o unas creencias concretas.

La búsqueda en el pasado de hábitos vegetarianos nos obliga a ir mucho más allá de los seres humanos actuales. El proceso de hominización, por el cual nos fuimos convirtiendo en la especie que somos actualmente, estuvo marcado por cambios profundos en la diversidad de alimentos consumidos. Seguramente hayas oído alguna vez que «la carne nos hizo humanos», porque en efecto la introducción y el incremento del consumo de carne fue un elemento clave en dicho proceso (aunque sobre eso introduciremos algunos matices unas líneas más allá). En todo caso, ¿significa eso que las conductas vegetarianas deben considerarse una anomalía o un desvío desaconsejable de la dieta omnívora, que sería a la que realmente estaríamos adaptados? De hecho no, pero esta pregunta no tiene una respuesta tan simple, como iremos viendo en este capítulo y en los siguientes.

Lo anterior, además, está tanto más justificado, cuando para mucha gente la idoneidad de una dieta o de un producto alimentario depende de «lo natural» que resulte, sea cual sea el sentido que le den al muy ambiguo concepto de naturalidad. Pues bien, qué mejor manera de analizar todo esto que viendo cuál ha sido el papel de los vegetales en las dietas del pasado y en qué medida hemos segregado y combinado productos animales y vegetales. Vamos allá.

Durante mucho tiempo, buena parte de los seres humanos nos hemos sentido como una especie única, exclusiva, de hecho. Los mitos sobre nuestros orígenes ofrecen numerosas muestras de ello. A modo de ejemplo, la tradición bíblica, según se deduce de la lectura del Génesis, no solo considera que el hombre fue creado a imagen y semejanza de una entidad divina denominada Dios, sino que además este le concedió el dominio sobre los peces del mar, sobre las aves del cielo, sobre los ganados, sobre las bestias salvajes y sobre los reptiles de la Tierra. La concepción del ser humano como algo separado del mundo animal está fuertemente implícita en la tradición judeocristiana y es por ello, entre otras cosas, que las innovadoras y acertadas teorías sobre la evolución de las especies propuestas por Richard Robert Darwin en el siglo XIX fueron recibidas con incredulidad y burlas en el ámbito de la sociedad victoriana. Para las personas que vivieron en esa sociedad y todos aquellos que vivieron en contextos culturales donde se compartían creencias parecidas, el ser humano había tenido a su disposición desde la noche de los tiempos a los animales para darles el uso que quisiera y obtener de ellos alimentos y otros recursos.

Pero un día, de la mano de Darwin y de muchos otros, llegó la ciencia y lo cambió todo. Hoy existe una evidencia abrumadora para todo aquel que quiera verla de que la historia de nuestra especie es completamente distinta. Que somos, en realidad, el resultado de un largo proceso evolutivo, cuyo desarrollo implica que en un período comprendido entre hace cinco y ocho millones de años debió existir una especie de la que no se conservan restos fósiles y que fue el último ancestro común de humanos y chimpancés. Desde dicha especie, intuida pero desconocida, ambas ramas evolutivas divergieron hasta dar lugar, por un lado, a las dos especies de chimpancés que han llegado hasta la actualidad, el chimpancé común y el pigmeo (más conocido como bonobo) y, por el otro, a los humanos actuales (únicos «supervivientes» del proceso evolutivo, puesto que el resto de especies posteriores —australopitecos, *Homo erectus*, neandertales...— se han ido extinguiendo). Del mismo modo, algunos millones de años antes existió un ancestro común de seres humanos, chimpancés y gorilas, que son las especies que junto a los orangutanes componen la familia de los homínidos, y con todos ellos estamos estrechamente «emparentados».

¿Y por qué hablamos de esto ahora? Pues porque un rasgo que nos interesa retener de estas otras especies de homínidos con las que compartimos el mundo es que son grandes consumidores de productos vegetales. Los chimpancés en libertad ingieren grandes cantidades de frutos, y si la fruta no es abundante, recurren a otros materiales vegetales (hojas, tallos...). También incorporan en su dieta productos de origen animal, particularmente insectos, sin olvidar que despliegan avanzadas técnicas de caza para capturar a otros mamíferos: son animales omnívoros, pero su dieta es eminentemente vegetal. Y una alimentación de origen vegetal también debió ser lo que caracterizaba a las primeras especies de homininos, que es el nombre con que se designan aquellos homínidos que forman parte de nuestra línea evolutiva desde que se produjo la separación con la línea del chimpancé y que se caracterizan por haberse adaptado al bipedismo.

En efecto, los fósiles conservados de algunas de las primeras especies homininas como Toumaï o Ardi muestran dientes y rostros similares a los de los simios actuales, lo que sugiere que en su dieta predominarían las frutas maduras, pero también una mejor adaptación que los chimpancés a ingerir alimentos de menor calidad, más fibrosos y correosos, como tallos y hojas. Esta especificidad se vería fuertemente acentuada algo más tarde, hace aproximadamente cuatro millones de años, con la aparición de las primeras especies de australopitecos. En ese período, los territorios africanos se caracterizaron por la expansión de hábitats de bosque claro y de sabana, y la menor disponibilidad resultante de frutos seguramente indujo a estas especies a ampliar el consumo de frutas, hojas y semillas y también a incorporar tubérculos, bulbos y raíces. Los insectos debían tener su papel en la dieta y también otros animales, pero su obtención debía tener lugar mediante el carroñeo, ya que las características de sus cuerpos seguramente les convertían en malos cazadores. Serían las condiciones ecológicas de cada espacio y de cada momento lo que marcaría el que las tendencias a consumir una mayor proporción de estos otros alimentos se vieran más o menos acentuadas. La necesidad de obtener dichos recursos en ese entorno les obligaría además a adoptar una práctica que caracterizaría también a las especies sucesivas: la de realizar largos desplazamientos para conseguir alimentos.

Los procesos evolutivos siguieron su curso y en un período situado hace 2,6 millones de años va a surgir otra especie, encuadrada inicialmente por sus descubridores en el género *Homo* (aunque discutida posteriormente su pertenencia al mismo), que será denominada *Homo habilis*, con una capacidad craneal algo mayor que los australopitecos. Ello tiene importantes implicaciones nutricionales y el porqué exige una explicación previa. Un cerebro grande requiere un alto consumo de energía, muy similar al que exige el aparato digestivo. Un animal que se alimente a base de hojas y hierbas, dado el bajo contenido energético de dichos recursos, necesita ingerir continuamente estos alimentos y disponer de un tubo digestivo grande y costoso que le permita procesar alimentos fibrosos, lo que le impide sostener un cerebro muy desarrollado. No sucedía lo mismo, en cambio, con alguno de los ancestros a los que hemos ido haciendo referencia, que al incorporar alimentos de alto contenido energético como insectos o gusanos, podían disponer de aparatos digestivos cada vez más reducidos para alcanzar un balance energético que les permitiera sostener su actividad cerebral. El *Homo habilis*, en cambio, mediante una orientación más decidida hacia el consumo de carne, seguramente a través del carroñeo sistemático de presas cazadas por los grandes mamíferos, irá accediendo a cantidades mayores de proteínas de origen animal que sus predecesores.

Además, el *Homo habilis* recurrirá a la fabricación de útiles líticos para la manipulación de los alimentos, siendo la primera especie a la que se atribuye sin duda alguna la tala de sílex. No obstante, al menos otra especie de australopitecos con un desarrollo cerebral mucho menor, el *Australopithecus gahri*, compite por la autoría de las industrias líticas de Gona (Etiopía). De ser cierta esta y otras sospechas concernientes a las capacidades técnicas de los australopitecos, ello nos situaría ante una interesante consecuencia: que el desarrollo cultural habría sido la clave de la expansión de la capacidad encefálica y no al revés. Y es que en etapas evolutivas posteriores uno de los rasgos más distintivos de esas nuevas especies respecto a sus predecesores va a ser un incremento progresivo de la masa encefálica, de modo que saber si fue primero el huevo o la gallina no es en absoluto irrelevante, ni cuando hablamos de homínidos, ni cuando hablamos de nutrición, porque no es lo mismo interpretar que la carne nos hizo homininos, que establecer que los homininos nos hicimos carnívoros. Si es en la interacción entre recursos disponibles y desarrollo cultural donde cabe situar este cambio de dieta fundamental para otras transformaciones futuras, podemos concluir que nuestros conocimientos están influyendo drásticamente desde la noche de los tiempos en el tipo de dieta que adoptamos.

EL «HOMO CARNÍVORO»

Hace 1,8 millones de años, con el surgimiento del *Homo ergaster*, nuestros ancestros empiezan a recorrer cada vez mayores distancias a través de la sabana, a la búsqueda de recursos alimenticios, momento en el que probablemente pasan de la práctica del carroñeo a la caza sistemática. Un cierto aumento del tamaño del cerebro respecto al *Homo habilis* habría hecho necesaria una mayor ingesta energética que previsiblemente provendría de animales. No obstante, no tenemos claro hasta qué punto la caza pudo constituir una actividad relevante todavía en esta época, ni, tampoco, cuándo se introdujo exactamente el uso del fuego en el tratamiento de los alimentos. Hay que tener en cuenta que la cocción facilita la masticación y la extracción de nutrientes de alimentos vegetales o animales, además de matar toxinas, alargar la vida útil de un alimento y mejorar su sabor. Existen indicaciones de posibles hogueras de una antigüedad de hace 1,8 millones de años, pero las primeras pruebas convincentes de domesticación del fuego cuentan tan solo con 800.000 años de antigüedad, por lo que las relaciones entre un mayor consumo de carne y la cocción de los alimentos no está nada clara y muchas son las hipótesis todavía abiertas al respecto.

Es durante la existencia de otras especies, como el *Homo erectus* —que para algunos especialistas no sería una especie diferente a la del *Homo ergaster*— cuando se integran y desarrollan los cuatro componentes esenciales de la caza y la recolección: recolectar plantas alimenticias, cazar para obtener carnes, cooperar intensamente y procesar los alimentos. Ello, gracias a un cuerpo ya adaptado a la capacidad de recorrer largas distancias y de correr. Fueron precisamente esas adaptaciones las que hicieron posible que la carne se convirtiera en un recurso cada vez más abundante. Se abría de este modo un nuevo escenario de posibilidades evolutivas: el hecho de que la caza y la recolección se volvieran lo bastante eficientes como para incrementar la disponibilidad de energía, propició que la selección natural favoreciera la evolución hacia un cerebro aún más grande. Es así como se crearon las condiciones para la aparición de las especies posteriores, especialmente de los neandertales y de los seres humanos modernos.

De los neandertales nos interesa destacar un rasgo que

también observamos en sociedades de seres humanos modernos. Fueron una especie a la que a menudo le tocó vivir en un entorno climático muy frío, donde es poco probable que existieran de forma abundante los alimentos vegetales que habían sustentado a otros homínidos, por lo que en muchos momentos hubieron de depender en gran medida de grasas y proteínas de origen animal para subsistir. Especialmente en los períodos más fríos, la carne tendía a convertirse en la principal o única fuente de su alimentación y las comunidades neandertales recurrieron para ello a la caza de grandes mamíferos.

No obstante, la caza mayor y el consumo de carne no son los únicos rasgos que caracterizan a esta especie, sino también su capacidad de adaptarse a las condiciones específicas de cada entorno. Es por eso que cuando disponían de un fácil acceso al mar, podían capturar y consumir animales tan variados como focas monje, delfines o mejillones. Además, hallazgos recientes apuntan a que los vegetales pudieron tener más a menudo de lo que se creía un peso significativo en su dieta. Yacimientos analizados muestran el consumo de dátiles, cebada o legumbres, lo que señala que sus estilos alimentarios se asemejaban bastante a los de los cazadores-recolectores modernos y que su dieta tendió a mostrar una composición omnívora, igual que la de sus ancestros.

Las tendencias hacia el consumo de una variedad cada vez mayor de productos no van a hacer más que intensificarse tras la aparición del *Homo sapiens*. Gracias a su desarrollo cognitivo y al acceso a nuevos entornos geográficos propiciado por la subida de la temperatura global, los seres humanos desarrollaron multitud de adaptaciones a los nuevos ecosistemas posglaciales. En función de los mismos, unos alimentos cobraban un mayor protagonismo en detrimento de otros, ofreciendo múltiples combinaciones con distintos tipos de productos: animales terrestres, peces marinos, aves, mariscos, peces, frutas, tubérculos, etc. Hay que advertir, además, que antes de la finalización del Paleolítico, el nomadismo había dejado de ser una característica generalizada, puesto que empezaron a producirse procesos de sedentarización que permitían el establecimiento en áreas concretas, sin renunciar a su condición de cazadores-recolectores. Y sería precisamente ese proceso de sedentarización uno de los componentes clave en el gran cambio alimentario que se produciría poco después.

Hemos denominado a este apartado «homo carnívoro» porque a lo largo de las últimas fases del proceso evolutivo se incrementará cada vez más el consumo de carne gracias a la existencia de unas mayores aptitudes para la caza, que en parte se derivan de la evolución del encéfalo y de un conjunto de cambios cognitivos, y que probablemente se relacionan paralelamente con otros fenómenos, como por ejemplo las nuevas formas de vida social que surgen del control y utilización del fuego. En general los cambios que experimentan los homininos no son el resultado de un único factor desencadenante, sino de un proceso complejo en que multitud de factores interactúan entre ellos. Y desde el punto de vista nutricional también hay algo que tener en cuenta al respecto.

Como hemos señalado ya, el consumo cada vez mayor de proteínas animales ofrece claros beneficios para hacer viables, mediante el éxito reproductivo, cambios evolutivos que tienen como resultado, entre otras transformaciones, el disponer de una masa cerebral cada vez mayor y ello influye en buena medida en el desarrollo cognitivo de los homininos (aunque no exclusivamente). Ese mayor desarrollo cognitivo permite establecer estrategias, métodos y conocimientos para obtener carne en cantidades superiores, lo que tiene dos importantes consecuencias: que a medida que evolucionamos la carne se vuelve más accesible y que evolucionamos consumiendo más carne, por lo que esta se convierte en un recurso alimentario bien adaptado a nuestra fisiología. Esta conclusión podría hacer suponer que estamos especialmente bien adaptados a consumir carne, pero lo cierto es que eso es algo que también ocurrió con el resto de alimentos que consumieron nuestros ancestros.

Así, por ejemplo, Hardy y colaboradores, en un trabajo publicado en 2015, defienden que los alimentos vegetales que contienen altas cantidades de almidón fueron esenciales para la evolución del fenotipo humano durante el Pleistoceno. Frente a la consideración que la carne fue especialmente crucial para el desarrollo del cerebro y otros rasgos humanos, subrayan que los carbohidratos digeribles fueron igualmente necesarios para acomodar las demandas metabólicas de un cerebro en crecimiento. Señalan además, entre otras cuestiones, el papel adaptativo que la cocción tuvo en la mejora de la digestibilidad y palatabilidad de ciertos carbohidratos. Así, el almidón cocinado habría incrementado la disponibilidad de energía para los tejidos humanos con altas demandas de glucosa, como es el caso del cerebro, las células sanguíneas o el desarrollo del feto.

También disponemos de evidencias de variaciones genéticas en poblaciones humanas, que favorecen el ajuste de nuestro organismo a los alimentos consumidos en un entorno cultural o hábitat. Fumagalli y otros autores, en un trabajo publicado en *Science* en 2015, comprobaron que entre los inuit de Groenlandia se detectaban variaciones genéticas en el metabolismo de las grasas, que entre otras funciones les permitían hacer frente a las grandes cantidades de ácidos grasos poliinsaturados presentes en su dieta fuertemente basada en productos marinos, con un impacto sobre el peso y la altura de hasta 2 cm y 4 kg respectivamente, así como con un efecto protector sobre los niveles de colesterol y de triglicéridos. Por su parte, Kothapalli y otros autores, en 2016, mostraban en *Molecular Biology and Evolution*, que una variación genética que optimiza la síntesis de grasas vegetales se había vuelto dominante en poblaciones originarias de Asia y África, donde predominan dietas ricas en productos vegetales, y minoritaria en poblaciones europeas y del sudeste asiático, donde el consumo de productos de origen animal es mayor.

No nos queremos entretener con otros casos, que mostrarían por ejemplo cómo variarían las proporciones de los distintos grupos de alimentos en función de los yacimientos paleolíticos que analicemos y que muestran que el carácter heterogéneamente omnívoro de la alimentación humana es una realidad ya desde tiempos remotos. Basta con recordar que si clasificamos a las poblaciones paleolíticas como cazadoras-recolectoras es por algo, porque dependían de dos actividades esenciales y en una de ellas lo que se recogía era, fundamentalmente, recursos vegetales. La caza cobró una importancia creciente y la carne llegó a ocupar un espacio muy importante en la dieta de estas comunidades, pero fue gracias a esta actividad dual que reforzamos nuestro carácter omnívoro. Ello nos permitiría adaptarnos a distintas formas de alimentarnos igualmente viables y mucho más tarde, estar en disposición de decidir qué comer.

«Regreso» a los vegetales

Como hemos visto, a medida que avanza el proceso de hominización se produce un crecimiento sostenido del peso específico de los productos de origen animal, pero dicha tendencia va a verse claramente interrumpida con la aparición y posterior expansión de la agricultura. El surgimiento de la agricultura es un proceso que se desarrolla de forma independiente en distintas partes del mundo y en períodos cronológicos distintos, comprendidos entre el 8000 y el 1000 a.C. Va acompañado también de la domesticación de animales. Su aparición no da lugar a una brusca sustitución de actividades, sino que genera un proceso de transición desde las actividades de caza y recolección, a las que los cultivos y la cría de animales sustituyen progresivamente o relegan a una actividad secundaria (de hecho, en nuestro entorno, la caza de animales sigue siendo una realidad en nuestros días y, aunque actualmente tiene un carácter incomprensiblemente recreativo, hasta hace poco tiempo le sacaba a más de una familia de un apuro, especialmente en épocas de escasez).

El dinamismo de este proceso responde a diferentes factores. Desde un punto de vista ambiental, la finalización de las glaciaciones hizo posible que se hicieran viables determinadas prácticas de cultivo que en condiciones climáticas más adversas resultaban mucho más difíciles de desarrollar. Además, desde un punto de vista demográfico, el crecimiento de la población genera tensiones en cualquier sociedad de cazadores-recolectores, puesto que estas no pueden perdurar con densidades de población elevadas, y en cambio la agricultura ofrecía la oportunidad de ampliar el volumen de alimentos disponibles y por lo tanto de alimentar a un grupo más amplio.

En cuanto a las claves que explican este rápido proceso de sustitución, hay varias. Una es el ritmo de crecimiento: la tasa reproductora es significativamente más alta en poblaciones agrícolas que entre cazadores-recolectores y ello produce un crecimiento exponencial de la población, lo que propició claramente la expansión de la agricultura. Otra es que las actividades agrícolas y ganaderas alteran las características del entorno, ya que se trata de actividades invasivas, con un fuerte impacto ambiental (piensa por ejemplo en la tala de bosques, utilización de terrenos para pastos, destrucción de hábitats naturales, etc.), lo que hace menos viable la vida de los cazadores-recolectores. Asimismo, los efectos ambientales perversos de estos procesos de transformación del entorno suelen apreciarse tan solo a largo plazo, igual que los derivados del crecimiento incesante de la población (hambrunas, epidemias, etc.). A corto plazo, en cambio, su adopción seguramente aportaba notables ventajas a las poblaciones prehistóricas. Es por todo ello que el proceso fue lo bastante intenso como para que al cabo de unos miles de años una especie formada exclusivamente por cazadores-recolectores relegase esta condición a tan solo unos pequeños grupos aislados.

Pero ¿cuáles fueron las consecuencias inmediatas desde el

punto de vista que nos interesa, que es el nutricional? En primer lugar, la formación de una dieta fuertemente basada en un abanico limitado (es importante subrayar esto último) de productos vegetales. El Neolítico inaugura en Europa una era de predominio de los cereales como componente principal de la alimentación, que se completará escasamente con legumbres, lácteos, carne y pescado y frutos estacionales, obteniendo como resultado una pérdida en la variedad y la calidad nutricional. Contrariamente a lo que afirmamos en la actualidad cuando nos referimos a la necesidad de consumir más productos vegetales, el hecho de que la dieta neolítica se encontrase fuertemente basada en esos productos no derivaba en un buen estado de salud, sino en todo lo contrario, porque ni las proporciones de cada grupo de alimento va a ser muchas veces las adecuadas, ni existirá la diversidad necesaria de los mismos. Ello contrastará enormemente con las pautas de los cazadores-recolectores, que por sus formas de vida habían consumido una dieta mucho más variada y tenían acceso a numerosas especies vegetales en cada estación.

Por el contrario, la actividad agrícola consistía en «apostar» por la producción en masa de unos productos que ofreciesen altos rendimientos y que resultasen fáciles de almacenar. Ello propicia que la alimentación empiece a girar alrededor de los cereales o los tubérculos. Los cereales, a diferencia de otros productos vegetales consumidos por nuestros ancestros, destacan por su alto contenido calórico y es por ello que especies cultivadas como el arroz, el maíz o el trigo se convertirán en el principal producto de consumo de distintas civilizaciones hasta nuestros días. El problema es que en comparación con otros vegetales, son mucho más pobres en vitaminas y minerales, por lo que las dietas fuertemente centradas en cereales y poco diversificadas propician la aparición de deficiencias nutricionales. En ausencia de una aportación adecuada de frutas, verduras, legumbres o productos de origen animal, las poblaciones agrícolas se han visto expuestas a enfermedades como escorbuto (por deficiencia de vitamina C), anemias (insuficiencia de hierro), bocio (deficiencia de yodo)...

El otro gran problema de las poblaciones agrícolas ha sido, como ya avanzábamos anteriormente, las carestías y hambrunas. Hay que tener en cuenta que la agricultura obliga a depender del rendimiento de los cultivos y que este no es estable en el tiempo, porque la utilización de los suelos para la producción de alimentos conlleva un agotamiento de los mismos que disminuye su productividad. También existía una enorme exposición a fenómenos climáticos adversos (sequías, inundaciones...), a otros fenómenos naturales (por ejemplo, plagas) y a todo tipo de conflictos sociales (particularmente, conflictos bélicos). Todo ello implica que cíclicamente esas poblaciones tenían que enfrentarse a la amenaza del hambre, especialmente cuando los fenómenos mencionados coincidían en el tiempo y en años sucesivos. Asimismo, cuando en milenios posteriores numerosas civilizaciones han entrado en ciclos de crecimiento demográfico, estos han ido acompañados de la expansión de las tierras cultivadas y de la ocupación de terrenos más marginales. Estos, a largo plazo, han hecho más frágil el sistema productivo, ya que su productividad es menor de entrada y además decae rápidamente, propiciando situaciones endémicas de carestía.

Recapitulemos, ahora, estos elementos antes de seguir adelante. La expansión de la agricultura nos aporta un nuevo modelo alimentario articulado alrededor del consumo de vegetales y más concretamente, del consumo de cereales, que es capaz de producir alimentos en grandes cantidades, impulsando el crecimiento de la población. Propicia, no obstante, la aparición de dos nuevos tipos de riesgo: la malnutrición derivada de dietas no diversificadas y la causada por ciclos de carestía. Ninguna de estas dos amenazas existía anteriormente entre los cazadores-recolectores. En el primer caso, porque de forma natural consumían una variedad mucho mayor de productos. En el segundo, porque el no estar atado a una serie de cultivos básicos genera una flexibilidad mucho mayor para adoptar dietas alternativas. Pero a pesar de esas ventajas adaptativas, la vida de los cazadores-recolectores deja progresivamente de ser viable en un mundo en crecimiento demográfico que conduce al ser humano a ocupar territorios cada vez más amplios y que adopta la agricultura como sistema de subsistencia, gracias a los conocimientos que ha adquirido sobre las plantas.

Las consecuencias de todo ello van a ser diversas. La adopción de la agricultura implica un profundo cambio nutricional que se produce a gran velocidad: velocidad desde un punto de vista social, porque las comunidades humanas la adoptan en el espacio de pocos milenios, pero también desde un punto de vista evolutivo. Es una misma especie, la nuestra, que primero alcanza las estrategias más sofisticadas para cazar y recolectar, la que después va a cultivar vegetales para el consumo y a convertirlos en su principal fuente de sustento. Lo más destacado de este proceso es que por vez primera y de manera creciente hasta nuestros días, el ser humano pasará de utilizar los recursos que le ofrece el medio a generar recursos alimentarios con sus propios conocimientos. La domesticación de plantas y animales permitirá reproducir recursos que antes se obtenían en el entorno, y muy pronto también empezará la transformación de alimentos, siendo los productos lácteos o la cerveza algunos de los ejemplos más tempranos de ello.

Todo este proceso va a dejar una marcada huella sobre la salud de estas poblaciones. Los cambios dietéticos dejarán paso a lo que autores como Lieberman denominan «enfermedades por desajuste», es decir, enfermedades causadas por la adopción de estas nuevas pautas. Un ejemplo de ello sería el incremento de la incidencia de las caries entre los primeros agricultores, con una evolución en Oriente Próximo desde una prevalencia del 2 % antes de la agricultura hasta un 13 % en las primeras etapas del Neolítico y aun mayor en períodos posteriores. Otros riesgos de desajuste, en cambio, se vieron amortiguados por las características de los estilos de vida de las comunidades del momento. Si la actividad física era elevada entre cazadores-recolectores, no es menos cierto que las actividades agrícolas, especialmente con tecnologías antiguas, eran muy exigentes en esfuerzo físico y eso, en un contexto de una esperanza de vida muy inferior a la que disfrutamos en la actualidad, propiciaba que enfermedades relacionadas con nuestra alimentación que ahora nos inquietan como la diabetes tipo 2 no tuvieran una gran relevancia. Habrá que esperar hasta nuestros días para verlas convertidas en trastornos frecuentes.

Además hay que recordar que las nuevas condiciones de vida que se impusieron generaron todo un nuevo conjunto de problemas que anteriormente no existían. Cuando los seres humanos formaron poblados permanentes, empezaron a acumular residuos de todo tipo, que mientras no existieron alcantarillas cerradas, sistemas sépticos y estructuras de saneamiento público, se convirtieron en fuente de multitud de enfermedades infecciosas. También la convivencia con animales ha sido un factor clave en la aparición de enfermedades responsables de grandes epidemias, ya que estas han tenido su origen en la transmisión de virus desde los animales de granja a los seres humanos: es el caso de enfermedades tan conocidas como la gripe, el sarampión, la peste, etc. Todos estos elementos también van a estar en juego en los resultados que las primeras comunidades agrícolas obtenían en cuanto a esperanza de vida, por lo que tampoco debemos sobreestimar el papel de la falta de calidad nutricional en su destino. Nunca olvidemos que en la mortalidad de estas poblaciones coadyuvaban dos factores de enorme importancia: el mayor riesgo de transmisión de enfermedades infecciosas como consecuencia de la aglomeración urbana y el impacto recurrente de hambrunas y carestías sobre la salud, especialmente sobre la salud infantil.

En la evocación que hacemos de nuestro pasado prehistórico, este conjunto de consecuencias a menudo propician la idealización de la vida de los cazadores-recolectores o, desde un punto de vista nutricional, la percepción entre algunas personas de que el nuevo modelo resultante era esencialmente insano y que nos ha condenado a empeorar nuestra salud por los siglos de los siglos. Pero nosotros queremos insistir en que la nuestra es una especie que ha experimentado procesos de crecimiento demográfico muy marcados, que le han conducido a expandirse por todo el globo como ningún otro hominino había hecho antes, a explotar todos los recursos alimentarios que el entorno le ofrecía y, posteriormente, a aplicar técnicas de transformación y conservación de los mismos, sobre las que ha ido innovando a lo largo del tiempo. Además, ha tenido que adaptarse a todos esos cambios complejos en un espacio de tiempo muy corto, por lo que no todos han resultado ni igual de factibles a largo plazo ni igual de beneficiosos, pero sobre todo nos ha proporcionado la oportunidad de experimentar numerosísimas pautas dietéticas y de observar que hay muchas formas viables de alimentarse. El progreso del conocimiento y de la ciencia se ha visto fuertemente ligado a satisfacer las necesidades nutritivas de una población en crecimiento casi constante, pero los hitos alcanzados tienen su condición necesaria en el desarrollo de esas nuevas formas de vida que se implantan tras el Neolítico, generando espacios urbanos, actividades económicas y culturales que solo tienen sentido en los mismos, una creciente división del trabajo, rutas comerciales y el desarrollo económico y tecnológico en general. Es gracias a todo ello que hoy tenemos la posibilidad de indagar mediante el método científico sobre qué tipo de alimentación puede resultarnos más conveniente, y de qué forma podemos reforzar los beneficios y reducir los riesgos asociados a los alimentos.

Omnívoros culturales

Las condiciones productivas y sociales han orientado a las poblaciones de nuestro entorno a un consumo alimentario mixto a lo largo del tiempo, pero eso no implica que las bondades de las dietas vegetarianas o de la carne no se hayan ido poniendo paralelamente en valor. Asimismo, el desarrollo cultural de las distintas civilizaciones ha propiciado que se hayan establecido diferentes estilos alimentarios fuertemente articulados alrededor de productos vegetales o animales. Eso significa que como seres omnívoros hemos sido siempre capaces de comer «de todo», pero como seres culturales hemos establecido criterios subjetivos sobre lo «comestible» y lo «no comestible». El vegetarianismo o el veganismo, entre muchas otras formas que cobra la alimentación, reflejan justamente eso: la subjetividad de nuestras elecciones alimentarias y nuestra capacidad de decidir lo que estamos dispuestos a comer.

La humanidad va a establecer principios sobre lo que debe comerse y lo que no de forma temprana, a menudo mediante tabúes religiosos como los contemplados por la religión judaica en cuanto al consumo de diferentes productos. Ello a pesar de ese escenario al que hemos hecho referencia de dietas poco variadas y de hambrunas que va a planear sobre la humanidad durante muchos siglos. Lo cierto es que hoy todavía nos preocupa lo primero, pero al menos en Europa las amenazas del hambre parecen haberse desvanecido y nuestra alimentación actual se explica precisamente en buena medida por los intentos de superar ambas dificultades. Y como hemos empezado a señalar, el progreso técnico y científico ha jugado un papel clave en ello.

Sin ir más lejos, las primeras grandes civilizaciones mediterráneas como la griega y la romana desarrollaron notables conocimientos agronómicos, que hicieron posible la adopción de formas de alimentación que abarcaban todo tipo de productos vegetales. También fueron las primeras en disponer de un amplio abanico de propuestas dietéticas que ponían en valor productos de origen animal y vegetal y reconocían las funciones de la alimentación en la preservación de un buen estado de salud o en la recuperación de las enfermedades. Sin embargo, sus criterios de clasificación de los alimentos y los beneficios que les atribuían no dependían tanto de su origen como de las cualidades específicas que apreciaban en ellos de manera empírica, lo que les dio pie a clasificarlos mediante características tales como secos, húmedos, calientes, fríos, digestivos, indigestos..., y a tener en cuenta en las recomendaciones tanto su forma de cocción como de obtención en el medio. Sobre estos y otros principios se construirán ya en la época clásica todo tipo de orientaciones dietéticas propuestas en función de la edad, la profesión, las condiciones de vida... y se dirigirán a grupos de población tan dispares como los niños, los ancianos, las mujeres embarazadas, las nodrizas, los atletas, los viajeros, etc.

Los avances agronómicos facilitaban el acceso a dietas alimentarias diversificadas, pero en la práctica esa posibilidad chocaba con las limitaciones inherentes al sistema productivo y con el reparto desigual de los recursos alimentarios entre las distintas capas sociales. Haría falta llegar hasta nuestros días para disponer de un sistema alimentario lo bastante robusto y estable como para alimentar al conjunto de la población a lo largo del tiempo y garantizarle el acceso a distintos tipos de productos. Hasta entonces, la vulnerabilidad de las clases menos favorecidas ante episodios de inseguridad alimentaria será persistente y dependerá de las condiciones económicas, sociales y ecológicas de cada momento y de cada lugar el acceder o no a dietas diversificadas y a cantidades suficientes de alimentos.

No obstante, mayoritariamente, las prácticas alimentarias del ser humano irán evolucionando dentro de un modelo omnívoro en que los cereales serán siempre la base de la dieta, en que la carne y el resto de productos de origen animal tendrán un papel complementario pero importante y donde el resto de productos vegetales se sumarán con una importancia muy variable. Los modelos que, o bien dejen de lado los cárnicos, o en que estos sean la principal fuente de alimentación, serán muy minoritarios aunque no inexistentes. Así, en unas condiciones climáticas extremas como las del Polo Norte, los inuit, una población de cazadores-recolectores, adoptará pautas fuertemente centradas en un importante consumo de productos de origen animal, pero también en sociedades con una elevada producción ganadera la carne cobrará un peso superior. W. Abel, en un artículo publicado en los años treinta, aseguraba que en Alemania los hombres del siglo XV podían llegar a consumir un promedio de 100 kg de carne al año. Eso implicaría, descontados los días de abstinencia previstos en el calendario eclesiástico, unos 450-500 g de consumo diario efectivo. Y aunque estos datos pueden (y deben) ponerse en duda, sí que es evidente que en el siglo XV el consumo de carne en los países del centro de Europa fue muy importante en todas las capas sociales y se alejaba un tanto de ese modelo tan centrado en el consumo de cereales.

Desde el punto de vista social, serán factores de tipo religioso, ideológico y cultural los que mejor permitirán diferenciar las dietas ricas en productos vegetales de las ricas en proteínas animales y los que empezarán a generar de manera extendida prácticas vegetarianas o un consumo intenso de carne. Con el ánimo de ilustrar cómo estos fenómenos tienen una implicación real sobre la alimentación de ciertos sectores sociales, debemos avanzar hasta la Edad Media. En los primeros siglos del medievo, la vida monástica será la principal impulsora de modelos dietéticos vegetarianos. Benito de Nursia, en el siglo VI, precursor de la regla que va a inspirar la regulación de la vida de órdenes monásticas tan importantes como la cluniacense o la cisterciense, preveía en la misma que la alimentación de cada monje debía consistir en dos platos cocidos y un tercer plato de legumbres tiernas o de fruta, acompañado de pan y de vino. El consumo de carne de cuadrúpedos solo se permitía a monjes enfermos o de constitución muy débil. La principal finalidad perseguida con la instauración de este régimen vegetariano y escaso era mortificar el cuerpo, pero también se trataba de mostrar la renuncia a la carne como parte de un modelo de vida pacífico dirigido a satisfacer las necesidades del espíritu y no las del cuerpo. La aplicación estricta de estos criterios bien podía derivar en malnutrición y diferentes tipos de insuficiencias en micronutrientes.

A lo largo de los primeros siglos medievales surgirá una amplia literatura exégeta sobre dicha norma, que dará pie a lecturas rigoristas o permisivas. Entre el primer tipo, destacarán autores como Hildemar, quien sostiene que todo tipo de carnes, incluso la de las aves, debe vetarse y que han de conformarse con una alimentación muy frugal, casi vegetariana. Entre los permisivos, se considerará que el consumo de carne debía estar permitido a los monjes: volatería para los sanos y mamíferos para los enfermos. Además, productos como los lácteos o la manteca de cerdo no suscitaban restricción alguna: por ejemplo, la leche, un líquido obtenido de animales de sangre caliente, sería de naturaleza diferente a la carne y por lo tanto no habría motivo para no consumir quesos u otros lácteos. El sínodo de Aquisgrán autorizaba asimismo en el 817 la inclusión de las grasas animales en la dieta ordinaria monacal.

Lo cierto es que las órdenes seguidoras de la regla irán introduciendo una lista creciente de excepciones que harán de la singularidad la norma y que harán caer en desuso la observancia de la misma, pero aún a finales del siglo XI, en un régimen alimentario como el cluniacense, predominaban esencialmente alimentos de origen vegetal (cereales, legumbres, verduras, frutas frescas y aceite) sobre los de origen animal, entre los cuales se encontraban tan solo la manteca, los huevos, el queso y el pescado. Esta presencia del pescado se usará en contraposición con la carne, alimento laico por excelencia.

Frente a este modelo alimentario monástico fuertemente anclado en los vegetales, se alza en la Edad Media otro estilo alimentario, el señorial, donde un alto consumo de carne es uno de los principales rasgos distintivos. La carne aparece asociada a la fuerza física, a la potencia sexual y al poder, tres nociones estrechamente relacionadas entre ellas que los aristócratas sitúan en la cima de su escala de valores. También son signos de distinción el consumo de grandes cantidades de alimentos en cada comida, el papel de la carne de caza —como resultado de una actividad a la que los señores se dedican con tanta intensidad como al combate— y la preferencia por carnes asadas o a la brasa, a diferencia de unas clases populares que la consumían cocida. Tan intenso podía llegar a ser ese consumo de carne, que revisando las compras alimentarias que algunas damas nobles realizaban para su sustento, observamos que más allá del pan y el vino, la carne era casi el único producto consumido. Es el caso, por ejemplo, de Guillerma de Montcada, que en el transcurso de una estancia en Vilamajor en el año 1157 se alimentó sobre todo de cerdo y aves, así como de otras carnes, mientras que las compras durante su estancia de verduras o legumbres resultaron completamente marginales. Los resultados de este modelo alimentario, a menudo extremo, derivaban con frecuencia en obesidad, hipertensión arterial, discrasia úrica o inflamaciones articulares, entre otros trastornos.

De todo esto se desprende un contraste entre los valores vinculados al consumo de carne y de alimentos vegetales, al que se añade además la cuestión de la abstinencia. El calendario eclesiástico medieval preveía un elevado número de jornadas (entre 140 y 160 al año) en las que no estaba autorizado el consumo de carne y que era seguido con un rigor diferente por clérigos, nobles y campesinos. La observancia de la abstinencia contribuía también a diversificar la dieta, siendo el pescado la principal alternativa en el caso de las clases señoriales y tanto este como el resto de productos no cárnicos entre las clases populares. Unas clases populares entre las que el predominio del consumo de vegetales vendrá sobre todo marcado por la dependencia de los cereales y la dificultad en general para acceder a un elevado consumo de carne hasta los últimos siglos medievales.

Este conjunto de observaciones que hemos aportado sobre

la dieta de distintos grupos sociales en la Edad Media son útiles para evidenciar que, a diferencia de la época clásica, el carácter vegetal o animal de un alimento identifica clases sociales y representa valores religiosos y espirituales, sin que las pautas dietéticas propuestas por los tratados de medicina experimenten grandes cambios conceptuales respecto al período romano. Esos mismos valores propiciarán que con el desarrollo de las ciudades y la formación de las nuevas clases sociales burguesas, estas adquieran pautas alimentarias parecidas a las señoriales y que las clases populares aspiren también a consumir más carne.

De la «vegetalización» forzosa a la era de los excesos

Hemos anticipado anteriormente que ciertas condiciones económicas y sociales de los siglos xv y xvi facilitarán el acceso de amplios sectores de la población al consumo de carne, pero su disponibilidad entrará en retroceso posteriormente como resultado de fenómenos como los nuevos aumentos de la población, la transformación agraria del paisaje o la concentración de viviendas en espacios urbanos. Ello supone nuevos deterioros de la dieta para los estamentos populares, que disponen de menos alternativas al pan y que se ven obligados a consumir cantidades superiores de cereales en los siglos siguientes. El aporte calórico del pan raramente será inferior al 50 % y puede situarse entre el 75 % y el 100 % en las clases más pobres, por lo que las carestías y las hambrunas resultarán devastadoras desde un punto de vista nutricional durante la mayor parte de la Edad Moderna.

La intensificación del crecimiento demográfico hará aún más precario el modelo alimentario popular. Debe tenerse en cuenta que la población europea, que en el siglo xv podía ser de noventa millones de personas y en 1700, tras distintas crisis y hambrunas, había alcanzado los 125 millones, pasó a ser de 145 millones a mediados del siglo XVIII y de 195 a finales, por lo que el sistema productivo seguirá siendo puesto a prueba y los años difíciles serán más numerosos que nunca. Así las cosas, hasta los decenios centrales del siglo XIX los cereales preservaron su preponderancia en el régimen alimentario de los europeos y su incidencia en la economía doméstica llegó a representar el 90 % del gasto alimentario, de lo que se desprende un consumo alimentario fuertemente «vegetalizado» y escasamente diversificado. El pan sería el principal producto consumido en las ciudades, un pan oscuro compuesto por cereales como el centeno, la cebada, el alforfón o la avena en el centro de Europa y por la mezcla de los anteriores con el trigo en el Mediterráneo.

Estas condiciones van a cambiar bien entrado el siglo XIX, gracias al incremento que progresivamente va a experimentar el consumo de carne con motivo de nuevas innovaciones científicas y tecnológicas, entre ellas la selección y cruzamientos de razas, la especialización del ganado en producción de carne o leche, la aparición del enlatado hermético, nuevas técnicas de congelación y refrigeración, el surgimiento del ferrocarril... Y no solo la carne, sino que los diferentes grupos de alimentos se volverán progresivamente más accesibles. La principal responsable de ello va a ser la Revolución industrial, que va a desplegarse progresivamente en Occidente y que en el transcurso de un siglo va a generar una oferta abundante de alimentos de todo tipo, dejando atrás la inseguridad alimentaria propia de siglos anteriores. En ese proceso, que permitirá superar los problemas endémicos de malnutrición, los productos de origen animal y en particular la carne ocuparán un espacio cada vez más amplio en los hábitos cotidianos de unas poblaciones occidentales que ven progresivamente incrementados sus salarios y mejoradas sus condiciones de vida.

La industrialización y un mayor bienestar en el conjunto de la población van a tener también otras consecuencias bien conocidas que van a propiciar cambios profundos en los estilos de vida y el consumo alimentario. La era industrial fomentará el que progresivamente reduzcamos el nivel de actividad física en el trabajo y también fuera del mismo, empezando a evolucionar de forma creciente hacia la adopción de estilos de vida sedentarios. En segundo lugar, la industria alimentaria va a proporcionar en abundancia todo un abanico de nuevos productos claramente insanos y que a menudo van a estar elaborados desde una base vegetal. Se trata de productos ricos en grasa, almidón, azúcar y sal que disfrutamos actualmente, tales como bollería, *snacks*, bebidas azucaradas y un largo etcétera, que se muestran bien adaptados a nuestros gustos pero no tanto a nuestros cuerpos. Estos y otros alimentos propios de la industrialización destacarán por ser ricos en calorías pero pobres en nutrientes y la generalización de su consumo contribuirá significativamente a generar las condiciones para la extensión de trastornos como la obesidad, la diabetes tipo 2, enfermedades cardiovasculares y ciertos tipos de cáncer.

De esto último hablaremos más ampliamente en los capítulos siguientes. Ahora lo que nos corresponde dejar claro es que en el transcurso de poco más de un siglo asistimos a una transformación total de los trastornos vinculados a la alimentación: desde los derivados de la escasez y las dietas monótonas, a los causados por la abundancia y en particular por la amplia oferta de alimentos insanos. En este contexto de cambio, que es en el que se asienta el vegetarianismo como tendencia, es donde cobra sentido y se hace necesario el mensaje nutricional de incrementar el consumo de productos vegetales, que es el principal hilo conductor de este libro. Por lo tanto, no vemos el incremento de la presencia de productos vegetales en la dieta como una forma de regreso al pasado, de reencontrarnos con nuestras tradiciones alimentarias, ni mucho menos de recuperar un conjunto de estilos alimentarios, que como vemos han sido poco diversos y se han implementado en momentos de escasez. Lo sugerimos como una respuesta basada en el conocimiento científico ante un escenario marcado por una oferta alimentaria con no pocos efectos adversos para nuestro organismo según cuál sea la forma de consumo, como se verá en el siguiente capítulo.

El vegetarianismo como tendencia

Hemos revisado, aunque superficialmente, cuál ha sido el papel real de los productos vegetales en las dietas del pasado. Hemos hablado, pues, de dietas reales, de prácticas alimentarias seguidas por el conjunto de la población o ciertos grupos sociales. Ahora, antes de acabar este capítulo, conviene preguntarse cuál es la génesis del vegetarianismo, entendida esta como tendencia moral o ideológica, y qué creencias la han sustentado a lo largo del tiempo. Eso implica centrarse en conductas minoritarias, a menudo elitistas, o en impulsores concretos. Nos parece muy importante remarcar esto para subrayar la diferencia entre prácticas alimentarias extendidas y generalizadas y postulados ideológicos, o dicho de otro modo, entre el papel real de los vegetales en nuestras dietas y los argumentos que han sustentado las preferencias por lo vegetal en el pasado. Teniendo claro esto, nos será mucho más fácil en futuros capítulos, desde un punto de vista lo más objetivo posible, separar los beneficios concretos de las dietas ricas en productos vegetales o vegetarianas, de la enorme cantidad de creencias e ideologías que giran alrededor del vegetarianismo.

La primera referencia histórica que suele darse en la recapitulación de las tendencias vegetarianas occidentales corresponde a la dieta pitagórica, una propuesta alimentaria atribuida originariamente al célebre matemático Pitágoras, que propugnaría abstenerse del consumo de animales, aunque también de las leguminosas, lo que dejará al pan, la miel, los cereales, la fruta y ciertos productos vegetales como únicos componentes de la dieta. Dicha propuesta se asociaría ya a la creencia de que esos alimentos proporcionarían un mayor bienestar físico y anímico, pero ante todo se enmarcará en una doctrina filosófica compleja como es la transmigración de las almas, lo que comporta tener en cuenta que las reflexiones que en este momento se hacen sobre la alimentación humana se enmarcan en planteamientos sobre el ser humano mucho más profundos que los estrictamente nutricionales.

Posteriormente, entre sus discípulos se desplegaría una tendencia rigorista junto a otra más laxa que incluía el consumo de ciertos animales, de productos lácteos o de vino. Seguidores de los postulados pitagóricos como Empédocles adoptarían igualmente una dieta vegetariana y remarcarían el rechazo creciente al sacrificio de animales. El rastro de doctrinas y postulados que propugnan un vegetarianismo más o menos flexible sobre elementos parecidos y en el marco de doctrinas filosóficas o religiosas, se sigue encontrando durante los siglos siguientes, tanto en la Grecia y la Roma clásicas, como en los primeros pasos de la tradición judeocristiana. Epicuro, Ovidio, Séneca o Plutarco son algunos ejemplos de ello. Ovidio y Plutarco —este último, en su tratado *Acerca de comer carne*— subrayaron el rechazo del sacrificio de animales desde un punto de vista moral. Por su parte, ya desde los primeros siglos del cristianismo, como hemos visto anteriormente, la práctica vegetariana se enmarca en la voluntad de promover lo espiritual sobre lo corporal.

Los postulados ideológicos vegetarianos van a sustentarse de contenidos parecidos hasta 1683, cuando Thomas Tryon, en *The Way to Health, Long Life and Happiness* (El camino a la salud, la vida larga y la felicidad), desarrollará un extenso estudio sobre las ventajas de una dieta sin carne. En sus reflexiones introduce la putrefacción de la carne como factor de riesgo y de rechazo, pero sobre todo insiste en la inmoralidad del sacrificio animal. La preocupación por el sufrimiento animal no hará más que incrementarse en las décadas siguientes. Por un lado, a causa de los descubrimientos fisiológicos que evidencian las similitudes con el sistema nervioso central entre humanos y mamíferos. Por el otro, por el debate más ideológico y filosófico que científico sobre las prácticas vegetarianas que se hace patente a lo largo de ese movimiento cultural que conocemos como Siglo de las Luces o Ilustración. Pensadores o filósofos como Rousseau incluirán entre sus postulados valores propios de la tradición cristiana, como, por ejemplo, el sentido del alimento vegetal como alimento de paz y no violencia, su capacidad de proporcionar la ligereza corporal necesaria para dar entera libertad a la mente, la opción por una vida más sencilla, etc.

Dichos debates, no obstante, tienen además un profundo significado social. Adam Smith, uno de los principales exponentes del liberalismo económico y de la economía clásica, escribirá en 1776 que «se puede dudar que la carne sea una cosa necesaria para la vida. La experiencia enseña que el grano y los otros vegetales... pueden constituir sin la carne la dieta más rica, más sana, más nutritiva y vigorizante. En ningún lugar el decoro requiere que un hombre tenga que comer carne». Estas reflexiones se enmarcan tanto en la justificación de las privaciones que por aquel entonces afectan a las clases populares, como en el contraste ideológico que las élites burguesas expresan en esta época respecto a esas clases nobiliarias que desde la Edad Media habían hecho de la carne un signo de distinción. Es decir, en contraste con esa imagen feudal de apetitos voraces, de abundancia de carne y de consumo de caza.

Esos enfoques no harán más que profundizarse en los siglos siguientes. El movimiento evangélico en Estados Unidos promoverá la protección de los animales, lo que dará pie en 1822 a las primeras leyes de bienestar animal. También en ese nuevo entorno alimentario que se despliega a partir del siglo XIX van a aparecer las primeras sociedades vegetarianas, como por ejemplo en Manchester, en 1847. Por vez primera, más allá de motivos tradicionalmente aludidos como la agresividad que supone la matanza de animales o la suposición de que una dieta a base de vegetales es más saludable, se introducen argumentos económicos, como la defensa de una mayor productividad de la agricultura respecto a la ganadería y el cuestionamiento ético de los sacrificios. El siglo XIX verá nacer sociedades vegetarianas por toda Europa y América, las primeras revistas y los primeros periódicos vegetarianos y, durante la década de 1870, los primeros restaurantes vegetarianos en las principales ciudades de Europa y América. En 1908 surge también la primera organización internacional, la Unión Vegetariana Internacional.

Todos estos hitos ponen las bases del vegetarianismo tal y como lo conocemos hoy en día y sus seguidores defenderán sus ventajas insistentemente. La defensa de las ventajas de esas dietas se trasladan a finales del siglo XIX incluso al terreno deportivo, cuando atletas vegetarianos propugnarán las ventajas de su dieta alcanzando diferentes logros en el mundo anglosajón en deportes como el ciclismo. Pero no será hasta las primeras décadas del siglo XX cuando el creciente conocimiento del papel de las vitaminas y de su elevada presencia en frutas y verduras, que contrastaba con su baja presencia en el consumo cotidiano, dará un respaldo científico a las propuestas dirigidas a incrementar el consumo de productos vegetales. Posteriormente serían ya otros avances como, por ejemplo, las relaciones halladas entre colesterol y grasas saturadas con enfermedades cardiovasculares las que a mediados de la década de 1950 van a reforzar la importancia de los productos vegetales.

En la segunda mitad del siglo XX asistiremos también a la difusión del modelo de consumo vegetariano u ovolacteovegetariano en las diferentes clases sociales y a la aceptación creciente del vegetarianismo como una práctica alimentaria saludable entre la comunidad científica. El profesor Joan Sabaté, en el libro *Vegetarian Nutrition* (2001), revisó la literatura científica publicada entre 1966 y 1995, para concluir que no solo había aumentado de manera considerable el número de investigaciones sobre vegetarianismo (un aumento que sigue produciéndose: de 1995 hasta hoy se han publicado 1.638 investigaciones en la base de datos PubMed),[1] sino que de 1986 en adelante los estudios dejaron progresivamente de considerar el vegetarianismo como un foco de carencias nutricionales, para contemplarlo como una herramienta de prevención o tratamiento de enfermedades. Esta última tendencia, sin duda, se ha consolidado hoy en día como se puede comprobar, por ejemplo, en la revisión sistemática de la literatura científica publicada este mismo año (2016) por la doctora Monica Dinu en la revista *Critical reviews in food science and nutrition*.

En esta segunda mitad del siglo xx también asistimos al surgimiento de unos consumidores vegetarianos cuyos motivos para asumir dicho modelo son muy variados: el sufrimiento animal, nutricionales, ambientales... Otros factores como los religiosos o espirituales han dejado de tener la relevancia que habían tenido antaño, aunque siguen siendo especialmente relevantes para algunos individuos y en algunas confesiones religiosas, como algunas variantes del hinduismo. A la discusión del peso de algunos argumentos para el vegetarianismo como los ecológicos dedicaremos un apartado más adelante, pero nuestro interés en los próximos capítulos se centrará en lo que consideramos es el principal criterio para el seguimiento de dietas vegetarianas o basadas en productos vegetales, es decir, en qué medida resulta beneficioso adoptar estas prácticas alimentarias. O mejor aún, en qué medida resulta pernicioso no adoptar una alimentación basada fundamentalmente en productos vegetales.

En resumen

Acabaremos este apartado resumiendo algunas de las principales ideas planteadas:

1. Estrategia de búsqueda: «Diet, Vegetarian» [Mesh] AND ("1995/01/01"[PDAT] : "2016/03/31"[PDAT]).

- Las prácticas alimentarias vegetarianas, semivegetarianas o fuertemente basadas en productos de origen vegetal han existido a lo largo del pasado, en una gran diversidad de contextos culturales.

- Los seres humanos hemos evolucionado desde distintas especies cuya ingesta alimentaria se reducía casi en exclusiva a los productos vegetales. Es a lo largo del proceso de hominización cuando convertimos la carne en un producto de consumo cada vez más habitual y los homininos se convierten en verdaderos cazadores-recolectores.

- En las últimas etapas del proceso evolutivo se incrementará progresivamente el consumo de carne porque las especies de homininos adquieren unas mayores aptitudes para la caza, que en parte se derivan de la evolución del encéfalo y de un conjunto de cambios cognitivos. Estos cambios se ven favorecidos por una dieta más diversificada, pero también por otros fenómenos, como por ejemplo las nuevas formas de vida social que surgen del control y utilización del fuego, el desarrollo del lenguaje, etc.

- En el Neolítico, el desarrollo de la agricultura convierte a diversos tipos de cereales en los principales protagonistas de la alimentación. Las legumbres, los lácteos, la carne, el pescado o los frutos jugarán un papel secundario, lo que dará lugar a dietas poco diversificadas, que sumadas a los episodios de carestías, fenómenos climáticos adversos o conflictos bélicos derivarán en malnutrición y en la aparición de diferentes tipos de enfermedades por deficiencias en micronutrientes.

- A medida que se desarrollan las civilizaciones, el ser humano formulará diferentes tipos de dietas, casi siempre con los cereales o tubérculos como eje vertebrador. Los avances agronómicos permitirán desde la época clásica disponer de dietas más variadas, pero el acceso a una alimentación suficiente y diversificada seguirá siendo inalcanzable, a causa de las limitaciones inherentes al sistema productivo y del reparto desigual de los recursos alimentarios entre las distintas capas sociales.

- Más allá de las circunstancias económicas y ambientales, serán factores de tipo religioso, ideológico y cultural los que más a menudo darán lugar a elegir dietas ricas en productos vegetales o en proteínas animales.
- La industrialización, iniciada en el siglo XIX, va a generar una oferta abundante de alimentos de todo tipo, dejando atrás la inseguridad alimentaria propia de siglos anteriores. En ese proceso, que permitirá superar los problemas endémicos de malnutrición, los productos de origen animal ocuparán un espacio cada vez más amplio.
- El vegetarianismo, entendido como elección por motivos diversos, surge en Occidente en la época clásica, pero es en el siglo XIX cuando se consolida como una tendencia dietética, que se extiende progresivamente hasta nuestros días.

Alcanzamos con todo ello el mundo actual y todo el complejo escenario alimentario en el que nos movemos. Veamos a continuación con qué nos enfrentamos y cómo se sitúan en él los productos de origen animal y vegetal.

2

S.A.L.T.A.R. los malos hábitos
con una buena díaita (dieta)

Recordad siempre que el presente es
fruto del pasado y semilla del futuro.

Bernard Benson,
The Path to Happiness

Además de alimentación, en este capítulo vamos a hablar de
sedentarismo, de tabaquismo y de relaciones dañinas. Si estás
pensando algo así como «¡Oiga, yo creía haberme comprado
un libro que hablase sobre la dieta!», te responderemos que
tienes en tus manos el libro adecuado. Porque el concepto «dieta» proviene de la Grecia clásica, en concreto del vocablo «díaita»
(del que deriva la actual dieta), que hacía referencia al estilo de
vida, a la manera de vivir. Para los pitagóricos, la dieta aludía
al equilibrio entre cuerpo, mente y espíritu. Así, seguir una
buena dieta no era solo alimentarse saludablemente todos los
días (y no solo antes del verano, para «lucir biquini»), también
significaba realizar ejercicio físico todos los días, conservar
una buena relación con el prójimo e incluso respetar el medio
ambiente. El tabaco tampoco formaba parte de la misma, ya
que habrían de transcurrir aún bastantes siglos para que este
llegase a Occidente, procedente del continente americano,
pero estamos convencidos de que los pitagóricos tampoco lo
habrían incorporado. Es más, para ellos la belleza no residía
en tener un cabello sedoso, una piel tersa, unos dientes blancos
como la nieve, ni mucho menos en mantener una entelequia
llamada «peso perfecto» (de la que hoy abjura cualquier nutricionista). La belleza no estaba en el exterior, como hoy nos
quieren hacer creer los anuncios, sino en el interior: tenía un

sentido ético. Alguien maleducado o malvado no podía ser considerado como bello.

¡Quién ha visto y quién ve a la pobre dieta! Siempre hemos querido restituir su maltrecho y deshonrado nombre, así que en este capítulo vamos a intentarlo... conjugando el verbo saltar.

¿Saltar?

Puede que no lo sepas, pero lo que comemos influye en nuestra salud. Mucho. Una mala alimentación es, entre otras cosas, la principal causa de las enfermedades cardiovasculares. Y las enfermedades cardiovasculares, a su vez, suponen la primera causa de mortalidad prevenible en el mundo. La alimentación no es el único determinante de nuestra salud, claro, pero es uno de los más importantes. Que no te hagan creer que tu salud depende de un solo factor, como el médico que tengamos o el dinero que atesoremos en el banco. Afirmar que estar sanos depende de un único elemento es como decir que el atractivo sexual depende de la colonia que uses. Tampoco hagas caso a quien asegure que el azar es lo que más pesa sobre las posibilidades que tenemos de caer o no enfermos. Y si te mencionan el mal de ojo o los signos del zodíaco, lo mejor es dar media vuelta cuanto antes. Los factores más determinantes, que no los únicos, se esconden en la palabra «saltar». Si no has leído el libro *No más dieta*, quizá no conozcas el significado que se otorgó allí a cada una de las letras de la palabra «salta». Aquí lo tienes:

«Salta» los malos hábitos		
S	Sedentarismo	Los pájaros necesitan volar y los seres humanos, moverse.
A	Alimentación desequilibrada	Olvidar las dietas milagro, y disminuir al máximo el consumo de derivados cárnicos y alimentos superfluos.
L	Lactancia artificial	Las organizaciones científicas de lactancia prefieren hablar de los «riesgos» de la lactancia artificial que de los «beneficios» de la lactancia materna.
T	Tabaquismo	Pedir ayuda para dejar de fumar (la requiere) se traduce en un éxito arrollador en términos de salud poblacional.
A	Alcohol	Los conocidos riesgos de beber alcohol superan con creces a los hipotéticos y no demostrados beneficios.

Como has podido comprobar, aparece la alimentación, en concreto la alimentación desequilibrada, junto a cuatro factores no menos relevantes: el sedentarismo, el alcohol, la lactancia artificial y el tabaquismo. Hoy, seis años después de la publicación de la primera edición de dicho libro, pensamos que es imprescindible añadir la letra «r» al final de la palabra «salta», lo que nos obliga a «saltar». Un verbo ideal para hacer más ejercicio, por cierto. Con la «r» aludimos a las **R**elaciones dañinas. Si te has fijado, todas las siglas hacen referencia a malos hábitos que debemos esquivar (o, mejor dicho, saltar), algo que tiene mucho sentido, como luego ampliaremos. Por eso, en este caso debemos hablar de «Relaciones dañinas».

R	Relaciones dañinas	Si generamos o sufrimos relaciones nocivas, beligerantes o tormentosas (con nosotros mismos, con los demás o con el mundo), es raro que seamos proclives a seguir unos buenos hábitos de vida.

No es difícil entender que si vivimos en un entorno cargado de negatividad o de desazón tendremos menos ganas de plantearnos seriamente un cambio en nuestros hábitos. Como se suele decir, «¿qué es una raya más para un tigre?». Tampoco resulta complicado deducir que las enfermedades crónicas (en las que influye nuestro estilo de vida) pueden desatar nuestro mal humor. En unas páginas justificaremos de forma más detallada la importancia de huir de las relaciones dañinas y de rechazar los entornos hostiles. Mientras tanto, debemos concretar que nuestra salud no depende del azar tanto como solemos creer.

La salud no es, en general, cuestión de «mala suerte»

Una de cada tres mujeres y uno de cada dos hombres padecerán un cáncer a lo largo de su vida. Nos encantaría no tener que empezar este apartado con datos tan desoladores, pero es necesario, porque, contrariamente a lo que cree infinidad de gente, la mayor parte de casos de esta enfermedad no se deben a la «mala suerte». En enero de 2016, la revista científica *Nature* constató que los factores intrínsecos contribuyen «a menos del 10-30 % del riesgo de desarrollar cáncer a lo largo de la vida».

Si todavía piensas que «estamos en manos del destino» o bien conoces a alguien que lo piensa (frases que muestran un desconocimiento supino de la importancia de unos buenos hábitos de vida) te interesa seguir leyendo. Porque el 87 % de los fallecimientos en Europa los ocasiona un ogro feroz llamado enfermedades no transmisibles (ENT), cuyo plato preferido son nuestros malos hábitos de vida. Las ENT son dolencias que «no se transmiten», es decir, que no son contagiosas. Un dolor de rodillas, por ejemplo, no podemos «pasárselo» a nuestra pareja. Es una gran categoría de trastornos en la que encontramos enfermedades osteomusculares, trastornos neuropsiquiátricos, afecciones bucodentales o digestivas, o trastornos genitourinarios. Pero las cuatro ENT más mortíferas, con diferencia, son la diabetes, el cáncer, las enfermedades crónicas pulmonares y, sobre todo, las enfermedades cardiovasculares. Todas ellas, que seguro que te suenan, son muy prevenibles. Algo muy a tener en cuenta, sobre todo tras saber que estas cuatro enfermedades ocasionan tres de cada diez muertes en Occidente. ¿Lo sabías? El motivo para prevenirlas no es solo la salud, sino también la economía: solo en Estados Unidos el gasto en fármacos para tratar el cáncer asciende a 3.000 millones de dólares cada año.

Lo feo de este asunto es que las ENT, dolencias de larga duración y que se desarrollan lenta pero implacablemente, no solo son la principal causa de muerte, resulta que cada vez son más frecuentes. En países como el nuestro deberían existir programas vigorosos para frenarlas, así como una legislación que limite la publicidad de alcohol y alimentos insanos, pero no es el caso, algo intolerable se mire como se mire. Tan intolerable como no tomar medidas si un tramo o una curva en una carretera genera muchos accidentes mortales. Los accidentes de tráfico generan menos del 2 % de la mortalidad poblacional (una cifra, dicho sea de paso, que ha disminuido en los últimos años gracias a políticas punitivas, como el carnet por puntos, y no tanto a campañas educativas). Dichos accidentes son importantes, qué duda cabe, pero no menos que las ENT. Nos explica el médico Josep Ayllón que, en su experiencia, las personas cambian sus hábitos o bien por una crisis (enfermedad, normalmente grave) o bien por una sensata planificación. Creemos que es mejor la segunda opción, así que intentaremos ayudarte a conseguirlo en las siguientes líneas.

Sabemos de qué morimos, pero también por qué morimos

En el caso de las enfermedades infecciosas, como la tuberculosis, el sida o la malaria no basta con conocer de qué muere la población (fiebre muy elevada, parálisis muscular, fallo multiorgánico, etc.), también es preciso determinar qué agente es el responsable de la muerte (bacteria, virus, parásito, etc.). Ocurre lo mismo con las ENT: sabemos que buena parte de la población fallece por diabetes, enfermedades cardiovasculares, cánceres o enfermedades pulmonares crónicas, pero debemos determinar el verdadero causante de la muerte. Los factores de riesgo más implicados en su aparición son el Sedentarismo, la Alimentación desequilibrada, el Tabaquismo y el Alcoholismo.

	Enfermedades cardiovasculares	Diabetes	Cáncer	Enfermedades respiratorias crónicas
Sedentarismo	X	X	X	
Alimentación malsana	X	X	X	Y
Tabaquismo	X	X	X	X
Alcoholismo	X	X	X	

Tabla 1. Principales causas de mortalidad y factores de riesgo modificables implicados

Fuente: Organización Mundial de la Salud. Informe sobre la situación global de las enfermedades no transmisibles 2010 (WHO, 2011), excepto «Y» (Ann Oncol. 2016 Jan; 27(1): 81-96).

Los datos de la tabla 1 provienen de un informe de la Organización Mundial de la Salud (OMS) de 2011. Como verás, hemos añadido que cálculos más recientes, publicados en enero de 2016 en *Annals of Oncology*, apuntan que las enfermedades respiratorias crónicas también guardan relación con la alimentación (aunque mucho menos que el tabaquismo). Si a la tabla añadimos la Lactancia artificial (que en realidad forma parte de la alimentación), y las Relaciones dañinas, tenemos que el carro de nuestra salud se sostiene por seis ruedas cuyas siglas están en la palabra «saltar». También podemos imaginarnos que estas seis siglas son los pilares que sostienen un edificio llamado «salud».

Una dieta saludable (incluye aquí la lactancia materna y no abusar del alcohol), la actividad física y evitar el tabaquismo puede prevenir el 90 % de los casos de diabetes tipo II, el 80 % de las enfermedades del corazón, el 70 % de los derrames cerebrales y aproximadamente el 70 % de los cánceres. O, visto desde un espejo, la mayor parte de fallecimientos están causados por un estilo de vida mejorable.

Tenemos, entonces, que la mayor parte de las enfermedades que se llevan al otro barrio a nuestros semejantes son prevenibles, algo que ni la población ni la política sanitaria puede pasar por alto. Tampoco otros ámbitos como las finanzas, los asuntos exteriores, la educación o la agricultura. Sí, es un asunto complicado, lo reconocemos, pero no cabe duda alguna de que los principales misterios de una buena salud no se esconden en preciosas pastillas de vitaminas, en antioxidantes o quemagrasas envueltos en una caja «guay del Paraguay», en batidos multicolores o en dietas con el apellido de un señor encorbatado o de un lama tibetano. Se esconden en nuestros hábitos cotidianos.

En la gráfica que verás a continuación también se observa que las causas de mortalidad no son tanto los eventos cardiovasculares, el cáncer o la diabetes (eso es «de qué morimos»), sino el tabaquismo, la mala alimentación, la inactividad física, o el alcohol («por qué morimos»). En el estudio en que apa-

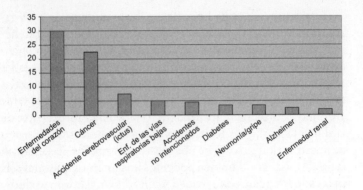

Gráfico 1. Principales causas de muerte (%)(Estados Unidos, 2000).

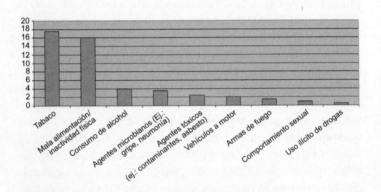

Gráfico 2. Causas reales de mortalidad (%) (Estados Unidos, 2000).
Adaptado de: JAMA. 2004 Mar 10; 291(10): 1238-1245.

reció la gráfica los autores incluyeron esta reflexión: «La mala alimentación y la inactividad física pronto pueden superar al tabaco como principal causa de muerte».

Gráficos 1 y 2. Conviene diferenciar las enfermedades por las que muere la población, encabezadas por las patologías cardiovasculares, el cáncer y los accidentes cerebrovasculares (gráfico 1), de las causas reales de mortalidad (gráfico 2). Las tres primeras «causas reales» son muy modificables: tabaco, mala alimentación, inactividad física y consumo de alcohol.

Es decir, estamos ante elementos modificables, y ello significa que existe la posibilidad de prevenirlos gracias a un cambio de hábitos generalizado. Algo muy necesario e incluso urgente, dado que los estilos de vida insaludables se están globalizando. «El cáncer no es una epidemia. Lo epidémico son sus causas prevenibles, como el tabaquismo, la obesidad o el sedentarismo», según Joan Massagué, uno de los más reputados investigadores en cáncer del mundo. Así que si alguien te dice que «de algo hay que morir», te invitamos a que le contestes que no es lo mismo envejecer con plenas facultades físicas y mentales que hacerlo con una discapacidad ocasionada por enfermedades crónicas y debilitantes.

Es imprescindible mencionar la importancia de cada una de esas «ruedas» o «pilares», y por eso lo haremos a continuación, aunque le dedicaremos más espacio, por deformación profesional y para hacer justicia con el título de este libro, a la alimentación, a la lactancia y al alcohol. Pongámonos cómodos y vayamos, pues, a s.a.l.t.a.r.

Sedentarismo

Si supieras lo peligroso que es tu sofá...

Si tu trabajo consiste en pasarte horas y horas sentado, es posible que después de leer este apartado acudas al responsable de recursos humanos de tu empresa y le pidas, con razón, un plus de peligrosidad. Empecemos con un fragmento del libro *Comer y correr*, que publicamos en esta misma editorial en 2014:

> [...] la inactividad es responsable de una de cada diez muertes prematuras, es decir, de unos 5,3 millones de muertes anuales. ¿Sabes cuántas personas murieron en el año 2012 en acci-

dentes de avión? Trescientas cincuenta y ocho. Sin ningún «mil» o «millones» detrás. [...] Caso aparte es el de los accidentes de tráfico, que se cobran cada año cerca de 1,3 millones de víctimas, según la OMS. Aunque incluso en este caso, como ves, la cifra sigue siendo notablemente inferior a la de las muertes que se estima que causa el sedentarismo.

Esperamos que ahora entiendas frases como esta de Edward Stanley: «Aquellos que piensan que no tienen tiempo para hacer ejercicio, tarde o temprano tendrán que encontrar tiempo para la enfermedad». Resulta curioso cómo nos alarmamos ante riesgos pequeños, como el de contraer enfermedades como el ébola o el zika, y a la vez obviamos otros muchísimo mayores, como el de pasar horas y horas «apalancados». La inactividad física supone hoy el cuarto factor de riesgo de mortalidad, por detrás del tabaquismo, la hipertensión arterial y el exceso de azúcar en la sangre, y está muy alejado, en nuestro medio, de cualquier clase de enfermedad infecciosa.

El sedentarismo tiene muy preocupados a los responsables sanitarios, entre otros motivos porque más del 40 % de la población adulta española (39,0 % en hombres y 49,9 % en mujeres) se declara inactiva en su tiempo libre. Esta constatación es más frecuente en individuos con un menor nivel de estudios. ¿Sabías que ostentamos el dudoso honor de ser uno de los países que más ama el sofá de toda la Unión Europea? Nos acercamos escalofriosamente a lo que ocurre hoy en Estados Unidos: cerca del 75 % de la población americana camina menos de diez minutos por semana. ¡Diez minutos por semana! ¿Hay más? Sí: las personas americanas que padecen obesidad realizan, al cabo del año, menos de cuatro horas de ejercicio intenso.

Sabiendo, como sabemos, que pasar más de tres horas al día sentados disminuye nuestra esperanza y nuestra calidad de vida, entenderás por qué nos horrorizamos con semejantes cifras. Dolencias como la obesidad, la diabetes, la hipertensión, las venas varicosas y un largo etcétera son algunas de las feas repercusiones del sedentarismo. Es un problema de salud tan importante como el tabaquismo.

¡Qué bonito está el comedor con la tele apagada!

El tamaño de nuestras televisiones aumenta de forma paralela a las horas que pasamos ante ellas y a lo mal que nos alimentamos. Es un desastre, porque cada hora que estamos ante la «caja tonta» nuestra esperanza de vida se reduce en 21,8 minutos. De hecho, si comparamos las personas que pasan seis horas diarias frente a la tele con quienes no la ven nunca, veremos que estas últimas vivirán 4,8 años más, de media, a juzgar por un estudio publicado en octubre de 2012 (*Br J Sports Med*). Hay datos que incluso relacionan tanto el sedentarismo como las horas ante la tele con una peor función cognitiva. Es para pensárselo.

Suponemos que no se te escapa que a más televisión, más obesidad. Un motivo obvio que justifica esto último es las (muchísimas) calorías que *no* gastamos por el hecho de estar sentados. Sin embargo, el hecho de no gastar calorías no es la única razón por la que pasar horas con el mando en la mano hace que la báscula suba o que la calidad de nuestra alimentación baje. Hay tres razones más, todas «de peso».

Publicidad

La sempiterna publicidad de alimentos insanos (directa o indirecta —oculta en programas de televisión—) nos rodea como avispas enfurecidas. Está demostrado que cuantos más anuncios vemos de comida «malsana» (así la llama la OMS), más comida malsana tomamos. Es esa «comida» que es tan barata y que está tan a mano. El efecto de esta publicidad sobre la obesidad infantil es, por cierto, demoledor. ¿Sabías que nuestros menores ven, de media, unos 54 anuncios cada día?

La comida insana no solo está en los anuncios, en muchos casos aparece en programas de cocina o en los telediarios, que también ponen su granito de arena. Todo ello muestra que la capacidad que tiene la tele de desequilibrar nuestra dieta o de hacernos ganar peso no solo es directa (por dejar de gastar calorías, o por comer alimentos insanos), sino también indirecta.

Tragar sin pensar

Ver la televisión o exponernos a otras pantallas (ordenadores, videojuegos), incluso sin la presencia de anuncios, aumenta la cantidad de comida que ingerimos. Esto sucede por la confluencia de varios mecanismos:

- Distracción (comemos sin pensar qué y cuánto comemos);
- Se alteran los mecanismos que permiten regular nuestra ingesta;
- Asociamos, inconscientemente, que estar frente a una pantalla es sinónimo de comer (condicionamiento),
- Interrupción de la memoria que nos recuerda que ya hemos comido, o
- En los videojuegos, el estrés que generan se asocia al consumo excesivo de alimentos en ausencia de hambre.

Como ves, hay cosas que no se pueden hacer sin pensar, y comer es una de ellas. Por desgracia, la exposición a las pantallas se asocia a comer «sin darnos cuenta». Así, cuando vemos la tele, además de comer peor, comemos más cantidad, es decir, raciones de alimentos superiores. Numerosas investigaciones muestran esta asociación tanto en adultos como en niños.

Estigmatización de la persona con obesidad

La tele suele tratar de forma discriminatoria e incluso humillante a quien tiene exceso de peso (en series y películas suele ser alguien más mayor, soltero, desempleado, etc.), y se le culpa de forma soterrada o explícita de su dolencia. Eso por no hablar de ciertos *reality shows*, que representan la pérdida de peso como un juego o una competición (incluso diríamos «circo»), y que socavan la complejidad y el alcance del problema. Ponen énfasis en el papel del individuo y simplifican el papel que tienen las causas genéticas, ambientales y sociales en esta patología. Sea como sea, se sabe que esta estigmatización puede promover ganar más peso corporal, porque genera una insatisfacción que dificulta abordar como es debido la obesidad.

Te proponemos no olvidar que:

1) Es desaconsejable tener televisores en las habitaciones (sobre todo en las de los niños);
2) Comer en familia es muy recomendable, pero más aún es hacerlo sin una tele delante, y
3) Si los adultos vemos mucha televisión, nuestros hijos también lo harán. Predicar con el ejemplo, como dice el refrán, es el mejor argumento.

A moverse (aunque sea un poquitito)

Hay tres frases que todo el mundo debería haber leído antes de morir. Aquí las traemos:

> Cada hora de más caminando puede incrementar tu esperanza de vida en dos horas. (Asociación Americana del Corazón)

Los esfuerzos para incentivar incluso pequeños aumentos en la actividad física en individuos sedentarios pueden ser beneficiosos para la salud pública. (*American Journal of Clinical Nutrition*, marzo de 2015)

Correr, incluso 5-10 minutos al día y a bajas velocidades (menos de 9,5 kilómetros por hora) se asocia con una reducción marcada en el riesgo de morir por cualquier causa [...]. Este estudio puede motivar a individuos sedentarios, pero sanos, a empezar a correr y a continuar haciéndolo. (*Journal of the American College of Cardiology*, agosto de 2014)

Añadamos que el ejercicio no solo aumenta la esperanza de vida, sino que también provoca una mayor calidad en la manera de vivir todos esos años de más que ganamos. Existen pruebas para afirmar que el ejercicio físico tiene un valor equivalente al de los fármacos usados para tratar el infarto de miocardio, el ictus, la insuficiencia cardíaca o la diabetes.

Sabemos, por ejemplo, que ser físicamente activos disminuye de forma considerable las posibilidades de padecer tres tipos de cáncer muy frecuentes: de mama, colorrectal y de endometrio. Los motivos se esconden en reacciones hormonales, inmunológicas, digestivas, inflamatorias y relacionadas con el control de peso corporal. De nuevo, podemos observarlo al revés: no es que el ejercicio sea sano, es que el sedentarismo es peligroso. Hay incluso quien opina que la falta de actividad física podría considerarse una patología. Por si no nos crees te invitamos a leer un fragmento de un trabajo publicado en la edición de agosto de 2012 de la revista *The Journal of Physiology*:

Si se reconociera que la mala condición física es un síndrome o se diagnosticara como la hipertensión, la diabetes o el síndrome de taquicardia postural ortostática, sería más fácil educar a la comunidad pública, y médica en general, sobre el tratamiento universalmente eficaz para ella: la práctica de ejercicio.

Como mínimo (no máximo) deberíamos dedicar más de 75 minutos semanales a realizar actividad física vigorosa y más de 30 minutos cada día a la actividad física de intensidad moderada (60 minutos en menores de 18 años). Un ejercicio de intensidad moderada es el que requiere esfuerzo, pero a la vez permitirte que sigamos una conversación mientras lo realizamos. Cuando comenzamos a presentar dificultades para articular palabras, el ejercicio deja de ser moderado.

Estas recomendaciones no son aplicables a personas con sobrepeso u obesidad, a las que se aconseja:

- *Acción preventiva* (para evitar que los sujetos con sobrepeso deriven hacia obesidad): realizar entre 45 y 60 minutos de actividad física diaria (315-420 minutos/semana).
- *Etapas de mantenimiento* (para evitar la recuperación del peso perdido): invertir de 60 a 90 minutos diarios (420-630 minutos/semana) de actividad física de intensidad moderada.

Aunque muchos querríamos tener un entrenador personal, no es imprescindible: el autocontrol del ejercicio físico puede disminuir de forma eficaz el sedentarismo. También resulta de utilidad para el control del peso anotar las horas que pasamos sentados o haciendo ejercicio. Hoy existen interesantes aplicaciones para móviles (apps) que permiten controlar, por ejemplo, las horas que pasamos sentados.

En suma, muchos sanitarios deberían prescribir más a menudo un barato e infravalorado fármaco, prácticamente exento de efectos secundarios, llamado «ejercicio físico». Si has entendido este apartado, es momento de mencionar a Platón, quien declaró que «el que aprende y aprende y no practica lo que sabe, es como el que ara y ara y no siembra». Es decir, creemos que ahora mismo es un buen momento para hacer ejercicio, por lo que te invitamos a que dejes de leer estas líneas y pongas en práctica «lo que sabes».

Alimentación desequilibrada

El ejercicio ni filtra ni purifica ni da esplendor a los malos hábitos alimentarios

Acabamos de ver que el sedentarismo es un importante factor implicado en la obesidad y en las enfermedades crónicas, pero no es el único. Nos vemos obligados a comenzar este apartado mencionando esta obviedad porque ciertos sectores de la industria alimentaria invierten millonadas en hacernos creer que hacer ejercicio es un cedazo que filtra toda impureza existente en nuestras vidas. O, visto de otra manera, que si hacemos deporte podemos comer y beber lo que nos venga en gana. Y no es así ni por asomo: ni en sueños podemos olvidarnos del papel crucial que desempeña la alimentación en nuestra salud.

Hay pruebas de que ciertos sectores de la industria alimentaria fomentan la errónea creencia de que el ejercicio puede contrarrestar el impacto de una alimentación insaludable. ¿Cómo? Con una gran diversidad de estrategias, como por ejemplo conseguir que las celebridades (deportivas o no) promocionen sus productos grasientos, azucarados, salados... o las tres cosas a la vez («grasientoazucaradosalados», palabro que ciertos nutricionistas usan más a menudo de lo que crees). Sus tácticas se pueden comparar a las usadas por las grandes tabacaleras.

Lo único que pretenden los lobbies alimentarios es que sus ventas no disminuyan, sin más. Margaret Chan, directora general de la OMS, denuncia esta situación sin ambages:

Tal y como me han dicho una y otra vez los gobernantes, la presión de los lobbies alimentarios ha socavado sus acciones dirigidas a reducir la obesidad.

La actividad física no es suficiente para poner fin a la epidemia de obesidad. Una fuerza impulsora es la comercialización mundial de alimentos y bebidas insaludables.

Muchos de los factores de riesgo de las enfermedades no transmisibles surgen del comportamiento de las multinacionales.

«Yo como fatal y no me pasa nada.» Nunca es tarde para evitar los riesgos de una mala dieta

Hablamos más a fondo de los alimentos «ultraprocesados», de los derivados cárnicos y de otros alimentos, así como de las características de una dieta más sana, perdón, menos insana, en el próximo capítulo. En él intentamos enmendar las omisiones que aquí existen, como seguro que habrás notado. Sin embargo, queremos insistir en algo: cuando quitas lo malo, como es lógico, lo que nos queda solo puede ser lo bueno. Veamos ahora los riesgos de una mala alimentación.

Ni los beneficios de una buena alimentación se parecen a un prodigioso milagro, de esos que convierten calabazas en carrozas a golpe de varita mágica, ni los perjuicios de una dieta desequilibrada son equiparables a los producidos por un accidente. Pensemos en este segundo caso: si mil personas se caen de un primer piso, el daño se producirá en el acto y será similar en todas ellas (aunque más en niños o personas mayores, como es lógico). Sin embargo, si mil personas se alimentan a base de comida basura, pocas constatarán perjuicios a corto plazo o inmediatos, y las que lo hagan no los sufrirán con la misma intensidad. Pero eso no significa que los riesgos de una mala alimentación no existan, lo que ocurre es que se manifiestan después de años de transitar un camino equivocado. Por desgracia, cuando se manifiestan no solo nos cogen desprevenidos, sino que además no se van de un día para otro, algo resumido en este proverbio africano: «La enfermedad llega cabalgando un corcel y se aleja montada sobre una tortuga».

Malnutrición (por exceso y por defecto)

Por ahora no hemos hablado de los beneficios de una buena alimentación, sino de los riesgos de una mala alimentación. Es lo mismo que hace Tim Lobstein, director de la Federación Mundial de Obesidad: «Una dieta insana es hoy ampliamente reconocida como una de las causas más importantes de mala salud en las economías desarrolladas». En realidad, sus palabras, recogidas en *The Lancet Diabetes & Endocrinology* (2016), coinciden con las que pronuncia hoy cualquier sanitario reputado o cualquier entidad fiable. Cuantos más productos malsanos tomamos, más «malsanos» nos ponemos.

Si nos permites la metáfora, está bien que piropees a tu pareja, pero está mucho mejor que dejes de faltarle al respeto, si es que lo haces. O, aplicado a la alimentación, está bien comer fruta, pero está mejor dejar de lado la comida basura, si la consumes. Sí, ya lo hemos dicho, pero queremos repetirlo para compensar los miles de mensajes que nos rodean afirmando justo lo contrario.

El principal riesgo de una dieta insana es la malnutrición, que se produce tanto por exceso (Ej.: obesidad) como por defecto (Ej.: desnutrición). Las cifras de personas afectadas por distintos tipos de malnutrición no se pueden sumar, porque un individuo puede sufrir más de un tipo de malnutrición, pero sí contamos con estas estimaciones, tomadas del Global Nutrition Report:[2]

2. Informe elaborado por un grupo de expertos independientes coordinados por el Instituto de Investigación Internacional de Política Alimentaria

- 2.000 millones de personas padecen malnutrición por consumir pocos micronutrientes (Ej.: vitamina A).
- 1.900 millones de adultos presentan sobrepeso u obesidad.
- 794 millones de personas no llegan a ingerir suficientes calorías.
- 161 millones de niños menores de 5 años padecen un retraso del crecimiento; 51 millones no pesan lo suficiente para su altura, y 42 millones tienen exceso de peso. «Ninguno de estos niños está creciendo de forma saludable», según el informe.
- Uno de cada doce adultos en todo el mundo padece diabetes tipo 2.
- Las cifras de obesidad no solo son altas, sino que están aumentando en 127 países.
- Ningún país del mundo ha revertido sus cifras de obesidad.

Nos encantaría que las generaciones futuras tuvieran que buscar la palabra «malnutrición» en los libros de historia, y no la vieran en los diarios, como la vemos nosotros. Si te interesa el tema, no dejes de leer el libro *El Hambre* de Martín Caparrós. Rubén A. Arribas hizo una excelente reseña en su blog (<http://goo.gl/YBCjSZ y http://goo.gl/B8pueY>).

En los países occidentales la malnutrición es casi siempre por exceso. Esto guarda relación, entre otros aspectos, con la gran abundancia y variedad de alimentos que tenemos a todas horas a nuestro alcance. Ello evita la desnutrición, pero «contribuye a generar dietas insaludables, cada vez más frecuentes», tal y como leemos en el informe. Y resulta que tales dietas nos predisponen a padecer enfermedades crónicas, que en España no son raras, sino lo contrario. Una de ellas es la obesidad.

(International Food Policy Research Institute —IFPRI—) y en el que ha colaborado la Comisión Europea (<http://globalnutritionreport.org/the-report>).

Obesidad

El informe detalla que el 58 % de los adultos españoles presentan sobrepeso, mientras que el 24 % padece obesidad. ¿La obesidad es culpa de la genética? En muy pocos casos, que rondan entre un 1 % y un 5 %. Seguro que has escuchado la conocida frase «los genes cargan el arma, pero el estilo de vida y el ambiente aprietan el gatillo». Al apretar dicho gatillo puede salir disparada la diabetes tipo 2, algunos tipos de cáncer o la «preocupante» obesidad. Como esperamos que sepas, la obesidad está muy relacionada con la alimentación a lo largo de la vida. Eso incluye, sobre todo, la infancia, en la que suele gestarse nuestro riesgo de obesidad aunque no seamos conscientes de ello. Adultos y niños no somos más que víctimas del entorno «obesogénico» en el que nadamos. «Obesogénico» significa que fomenta la obesidad, como la dificultad que nos pone la sociedad para instaurar una lactancia materna exitosa, la publicidad, la discriminación, el fomento de la culpa, la insistencia para que el niño coma (en casa o en la escuela), un entorno que favorece el sedentarismo, el bajo precio de los productos insanos, el elevado precio de los alimentos saludables, etc. Opinamos, como Chandon y Wansink, que la obesidad «no es una debilidad moral, sino una respuesta normal a los cambios del entorno». En los gráficos 3 y 4 tienes qué camino llevamos en España con respecto al peso de nuestros hijos.

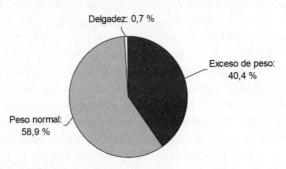

Gráfico 3. Peso en niñas en España de entre 7 y 8 años.

Adaptado de AECOSAN, 2014 (Estudio Aladino).

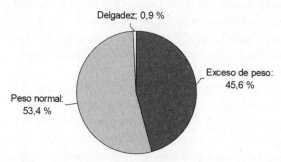

Delgadez; 0,9 %

Exceso de peso:
45,6 %

Peso normal:
53,4 %

Gráfico 4. Peso en niños en España de entre 7 y 8 años.
Adaptado de AECOSAN, 2014 (Estudio Aladino).

Se estima que al menos una de cada trece muertes podría estar asociada con el exceso de peso, de ahí que hayamos dicho en el anterior párrafo que la obesidad es «preocupante». La obesidad es responsable del 80 % de los casos de diabetes, del 55 % de los casos de hipertensión arterial y del 35 % de los casos de enfermedad coronaria. No es para tomárselo a la ligera. Máxime si sabemos que el gasto que supone abordar la obesidad asciende a entre un 2 y un 20 % del presupuesto sanitario. En todo caso, si la persona con obesidad se dedica a s.a.l.t.a.r., su estado de salud será mejor que el de una persona con normopeso que no lo haga.

Otras enfermedades crónicas

Además de la obesidad, hay muchas más dolencias relacionadas con una dieta malsana que también pueden salir del «arma» antes citada, como hiperglucemia, hipertensión e hipercolesterolemia. El 10 % de la población adulta española tiene elevadas las cifras de glucosa sanguínea (hiperglucemia), el 37 % tiene demasiado alta la tensión arterial (hipertensión) y el 56 % presenta niveles de colesterol por encima de lo normal (hipercolesterolemia).

77

¿No te convence? Anota esto: en el texto de *Lancet Global Health*, que hemos citado antes, se calculó que en el año 2020 (que está al caer) casi el 75 % de las muertes serán atribuibles a enfermedades no transmisibles cuya relación con la dieta es incuestionable.

Por eso hemos entrecomillado más arriba la frase «Yo como fatal y no me pasa nada»: las enfermedades crónicas se llaman así porque su aparición es insidiosa, a diferencia de lo que ocurre con las agudas, pero cuyo efecto a largo plazo es terrible. Por si no lo sabes, a partir de aproximadamente los 60 años, la mayoría de los europeos nos vemos obligados a limitar nuestras actividades diarias a causa de enfermedades crónicas y debilitantes. Como el promedio de nuestra esperanza de vida es hoy de unos 83 años, eso significa que pasaremos veintitrés largos años de nuestra vida encerrados en un cuerpo achacoso.

Estás a tiempo

¿Tienes más de 60 años? Pues que sepas que también estás a tiempo de mejorar tu calidad y tu esperanza de vida. Un análisis siguió durante quince años a 10.670 mujeres cuya media de edad era 59 años, y constató que un mayor consumo de verduras, hortalizas, fruta fresca, frutos secos, cereales integrales (pan integral, pasta integral, arroz integral, etc.), y legumbres, se asoció a mejores beneficios para la salud. Y ocurrió lo contrario si existía una elevada ingesta de bebidas azucaradas, carnes rojas o procesadas o alimentos ricos en sal. Así, la investigación aporta evidencias a favor de evitar los malos hábitos dietéticos, aunque ello comience en la mediana edad. La doctora Cécilia Samieri, primera firmante de la investigación, realizó las siguientes declaraciones: «En este estudio, las mujeres con patrones dietéticos más saludables en la mediana edad tenían un 40 % más de probabilidades de sobrevivir hasta los 70 años sin las principales enfermedades crónicas y sin deterioro de las funciones físicas, cognitivas o mentales».

Además de porque somos mamíferos, las mujeres dan el pecho a sus hijos porque es una experiencia maravillosa. Algunas lo hacen también por salud, por la suya propia, como reducir el riesgo de cáncer de mama u ovario, o para proteger al niño de diarreas, de infecciones o de otros males, como la muerte súbita del lactante.[3] Pero la mayoría lo hace por el placer y la satisfacción de alimentar a su hijo, de igual manera que cuando hacemos el amor con nuestra pareja no pensamos, en general, en reproducirnos, sino simplemente en disfrutar. Sí, hacer el amor es comparable a la lactancia materna: ambas cosas dan placer, y ambas cosas tienen, en el ser humano, una finalidad que va más allá del puro disfrute: perpetuar la especie.

Dicho esto, lo que recomienda cualquier entidad sanitaria reputada con respecto a la lactancia es lo siguiente: todos los bebés deberían ser amamantados por su madre desde que nacen[4] hasta aproximadamente los seis meses de edad, de forma exclusiva y a demanda. A partir de entonces es muy aconsejable seguir amamantando todo el tiempo que madre e hijo quieran, también a demanda, pero combinándolo con «alimentos complementarios». Complementario significa que complementa, no que sustituye. La ropa te viste, mientras que los complementos (pendientes, collares, un bolso...) adornan. No iríamos por la calle solo con complementos (nos acusarían de escándalo público), ni un menor de 1 año debe alimentarse solo de alimentos distintos a la leche materna o en su defecto, artificial. La lactancia materna, que debería prolongarse más allá de los 2 años, no solo es fuente de afecto e inmunidad,

---

3. La lactancia disminuye el riesgo de muerte súbita del lactante en más de un tercio de los casos, y esto ocurre tanto en países de altos ingresos como en países empobrecidos.

4. Lo ideal y recomendable es que el bebé esté al pecho antes de que haya pasado una hora tras el parto.

también alimenta, no lo olviden quienes dicen «mi hijo no come nada». Tienes más información sobre lactancia materna y alimentación complementaria en el libro *Se me hace bola* y, sobre todo, en dos libros que deberían estar en todos los hogares con niños: *Mi niño no me come* y *Un regalo para toda la vida*, del pediatra Carlos González.

En cuanto a la lactancia artificial, es arriesgada desde el momento en el que sustituye de forma injustificada, parcial o totalmente, a la lactancia materna, que es la forma natural, deseable, recomendable y recomendada de alimentar a los bebés.

Amamantar: tan normal y natural como estar pegados al suelo

Acabamos de hablar del marketing de alimentos y de las malas artes de ciertos sectores de la industria alimentaria, y queremos empezar este apartado detallando que muchas compañías que venden sustitutos de la leche materna nos atacan por tierra, mar y aire para convencernos de que dar un biberón es casi lo mismo que amamantar. La leche materna y la artificial se parecen tanto como una farola al sol. Los dos iluminan, sí, pero sin el sol siempre sería de noche.

Además, tales compañías «continúan violando el Código Internacional de Comercialización de Sucedáneos de Leche Materna de diversas maneras, incluso en los países en los que existe una legislación nacional al respecto». La frase pertenece al Global Nutrition Report, del que ya hemos hablado. Tanto el citado código como otras normas lo único que pretenden es protegernos del implacable poder del marketing agresivo, que es más norma que excepción. La débil aplicación del código unida al dineral que invierten los vendedores de sucedáneos de la leche materna en primorosamente diseñadas campañas de marketing hunde cualquier esfuerzo de mejorar las tasas de lactancia materna. Y decimos dineral porque su inversión superará los 65.000 millones de euros en 2019. Equivale, euro arriba euro abajo, al gasto sanitario anual de las administraciones públicas en España.

De entre las muchas y muy sutiles estrategias utilizadas por los fabricantes de fórmulas infantiles está la de indicar que amamantar es lo mejor (así, en genérico, sin concretar en qué es exactamente mejor), pero no se olvidan de ponernos delante suavemente, como el que no quiere la cosa, una larga lista de incomodidades asociadas a la lactancia materna, siempre omitiendo los riesgos de la lactancia artificial.

Otra táctica muy utilizada es afirmar fervorosamente no ya que la lactancia materna es lo mejor, sino que incluso es lo óptimo o lo ideal, para, a renglón seguido, detallar que la alimentación con leches de fórmula es «normal» o «buena». Seguro que entiendes mejor la treta si piensas en alguien que te indica que tener un Ferrari (solo al alcance de unos pocos) es lo ideal, pero que tener un Seat es la mar de normal. Pues no, no funciona así, funciona más bien como decir que caminar con las piernas es lo óptimo y, si no puedes, pues tienes nuestra silla de ruedas. ¿Qué te parecería si los vendedores de sillas de ruedas estuvieran haciendo su agosto mediante carísimas y muy bien diseñadas campañas publicitarias que persiguieran convencernos (explícita o subliminalmente) de que utilizar sus productos para desplazarnos es casi igual de bueno para la salud que utilizar nuestras piernas? La obligación de los profesionales sanitarios sería intentar compensar la situación haciendo saber a la población que el sedentarismo es peligroso. Y la obligación de las autoridades sanitarias sería poner coto legislativo para frenar la situación. Sobre todo si el porcentaje de personas que utiliza las piernas fuera menor que el que utiliza las sillas de ruedas. Eso no significa, en absoluto, que pretendamos hacer sentir culpable a quien no tiene otro remedio que utilizar la silla de ruedas. Es un ejemplo del todo extrapolable a lo que ocurre con las leches artificiales y sus (poderosos) fabricantes.

Por eso, pese a que es cierto que amamantar es lo mejor

para el bebé (más inmunidad e inteligencia, menos enfermedades agudas y crónicas), para la madre (menos riesgo de padecer diabetes tipo 2, enfermedades cardiovasculares o cánceres de ovario o mama) e incluso para el medio ambiente y la economía, tiene más sentido contemplar la lactancia materna no como algo positivo, sino la artificial como algo arriesgado, de igual manera que no tenemos que pensar que caminar es sano, sino más bien que el sedentarismo es peligroso.

En 2006, un texto refrendado por la Comisión Europea y la Organización Mundial de la Salud[5] no incluyó los beneficios del amamantamiento por esta razón: «Porque el amamantamiento es la manera natural (y específica de la especie) para alimentar a las crías humanas y, por lo tanto, no se requieren pruebas que lo apoyen». De hecho, cada vez más expertos o colectivos sanitarios defienden que no debemos considerar la lactancia materna como una herramienta de protección, sino la lactancia artificial como un factor de riesgo de diversas enfermedades agudas y crónicas. En 2008, uno de los adalides de este punto de vista, el epidemiólogo Adriano Cattaneo, formuló (*J Paediatr Child Health*) tres inteligentes preguntas, que desmontan el castillo de naipes de los fabricantes de fórmulas infantiles:

- ¿Mi madre me amamantó para protegerme de la enfermedad atópica? ¿Los seres humanos amamantan a sus hijos por ser conscientes de los beneficios de la leche materna, o porque son mamíferos?
- Los defensores de la lactancia materna ¿deben aportar pruebas sobre sus beneficios, o más bien quienes proponen formas alternativas de alimentación (y ganan vertiginosos montantes de dinero con ello) están obligados a demostrar que su opción es superior o como mínimo equivalente?

5. *Infant and young child feeding: standard recommendations for the European Union.*

- Teniendo en cuenta nuestros limitados recursos, ¿debemos invertir tiempo y dinero para investigar sobre los beneficios de la lactancia materna, en detrimento de la investigación sobre intervenciones eficaces para protegerla, promoverla y apoyarla?

Sus preguntas dan para un libro, pero nos centraremos en la primera, porque nos lleva a preguntarnos: ¿cómo puede ser que algo tan natural como la lactancia solo sea practicado por una minoría? Pensemos en la gravedad de la tierra, que nos obliga a estar pegados a ella. Eso es lo normal, y lo artificial es volar. Ahora imaginemos que un ventilador nos obliga a flotar. Para volver a pisar el suelo, ¿educamos a la población sobre los beneficios de caminar, o intentamos apagar el ventilador? El «ventilador» responsable de las bajas tasas de lactancia materna, como habrás imaginado, es el agresivo y poderoso marketing que utilizan habilidosamente los vendedores de fórmulas infantiles. También podemos pensar en el marketing como un río caudaloso cuya fuerza nos arrastra. En tal caso, ¿damos clases de natación a quienes intenten cruzar a la otra orilla, o más bien el gobierno debería construir una presa que frene la inercia del río?

Riesgos de la lactancia artificial

La ciencia no deja de dar la razón a Cattaneo: un estudio publicado en 2015 en *Acta Paediatrica. Supplementum* evaluó el papel de la lactancia en bebés de hasta 23 meses de edad, para concluir que no amamantar, tanto antes como después de los 6 meses, aumenta el riesgo de mortalidad en bebés por todas las causas. El resto de riesgos bien documentados de la lactancia artificial los ha detallado en más de una ocasión el Comité de Lactancia de la Asociación Española de Pediatría. A corto plazo, la «alimentación con sucedáneos» incrementa el riesgo de:

- Dermatitis atópica, problemas respiratorios y asma, si dichos bebés pertenecen a una familia de riesgo alérgico
- Enterocolitis necrosante (el 83 % de los casos se debe a la alimentación neonatal con sucedáneos de leche materna)
- Mortalidad infantil en menores de 3 años
- Mortalidad posneonatal durante el primer año de vida (en países desarrollados)
- Muerte súbita del lactante
- Procesos infecciosos (gastroenteritis, infecciones respiratorias e infecciones de orina). Cuando se producen, además, son más graves y generan más hospitalizaciones

A largo plazo, aumenta el riesgo de sufrir:

- Cáncer de mama premenopáusico o posmenopáusico en la edad adulta
- Caries, peor desarrollo orofacial y mandibular y una mayor necesidad de correcciones ortodónticas
- Enfermedad celíaca, enfermedades autoinmunes, enfermedad inflamatoria intestinal, diabetes mellitus y algunos tipos de cáncer como leucemias, o esclerosis múltiple en la edad adulta
- Hernias inguinales
- Inferiores puntuaciones en los tests cognitivos y de coeficiente intelectual y peores resultados en matemáticas
- Menor agudeza visual en la etapa escolar
- Menor respuesta inmunitaria a las vacunas
- Peor desarrollo psicomotor y social durante el primer año de vida

También hay riesgos para la madre (hemorragia posparto, fracturas en la edad posmenopáusica, cáncer de ovario o de útero, artritis reumatoide, enfermedad cardiovascular, etc.) y para el medio ambiente (más gasto en electricidad y agua, y producción de contaminantes durante la fabricación, el transporte y la distribución de los sucedáneos de la leche materna). Pese a que a título individual no habrá grandes diferencias (es decir, al comparar la salud de un bebé amamantado con la de un bebé no amamantado), tales diferencias son enormes cuando ampliamos la escala y contrastamos la salud de una gran población de niños amamantados con la de otra gran muestra de niños no amamantados. Una posible metáfora para entenderlo es imaginar qué ocurriría si a todos los barcos les quitáramos unos cuantos tornillos. La mayoría seguiría navegando sin problemas, pero bastantes de ellos «harían aguas» e incluso alguno se iría a pique.

En algunos casos (muy pocos, poquísimos) es imprescindible recurrir a las leches artificiales, y en dichas situaciones nadie duda de su utilidad y necesidad. Si de verdad está justificado que el bebé no mame del pecho de su madre, o si bien la madre decide no dar el pecho a su hijo (tras recibir un correcto asesoramiento que le permita sopesar de manera objetiva pros y contras), nada de leches «naturales» como leche de almendras, leche de cabra rebajada con agua o inventos similares: los bebés no amamantados deben consumir leches artificiales para lactantes que cumplan la estricta legislación que se les aplica. No hacerlo supone exponer al niño a un grave riesgo para su salud, como severas deshidrataciones o desnutrición. Muchos bebés no amamantados mueren cada año porque sus cuidadores pensaban que las fórmulas infantiles eran la ventana del mal. No dar el pecho a menores de 1 año y darles una fórmula infantil supone, insistimos, un pequeño riesgo a nivel individual pero un gran riesgo a nivel poblacional. Si no les damos el pecho ni tampoco una fórmula infantil estamos ante un gran riesgo a todos los niveles.

Tasas de lactancia materna: problema de Estado

Como con cualquier peligro a gran escala, cuanta más gente esté expuesta al riesgo, mayores serán sus efectos perjudiciales. Así, unas tasas subóptimas de lactancia materna en una población pondrán en riesgo a una alta cifra de sus habitantes. ¿Son «subóptimas» nuestras tasas de lactancia materna?

En Europa, y en España, menos de uno de cada tres niños es amamantado de forma exclusiva[6] hasta los 6 meses. Una pena, porque dar el pecho de forma exclusiva durante más de cuatro meses puede disminuir en un 72 % en el riesgo de hospitalización por infecciones de las vías respiratorias inferiores durante el primer año de vida del bebé. Un bebé amamantado de forma exclusiva hasta los 6 meses presenta, además, un riesgo cuatro veces menor de sufrir neumonía en comparación con otro que reciba lactancia materna exclusiva solo hasta los 4 meses. Al llegar al año de edad (momento en el que la lactancia materna debería seguir teniendo un importante protagonismo, combinada con la alimentación complementaria), solo el 28 % de los bebés europeos son amamantados, de media. Estamos muy, pero que muy lejos de acercarnos a una situación ideal.

¿Por qué pasa esto? Ya hemos hablado del poder del marketing, a lo que podemos sumar la gran cantidad de entidades financiadas por la industria de las fórmulas infantiles, que no son ni pocas ni cobardes. Lo denunció en octubre de 2015 la organización First Steps Nutrition Trust (<http://goo.gl/pqznfz>). Por eso Cattaneo hablaba de no investigar tanto los beneficios de la lactancia materna y dedicarse más a protegerla.

Los estudios que hemos revisado añaden que va en aumento la cantidad de gente que cree que las fórmulas infantiles son tan buenas como la leche materna, y que hay bastantes profesionales sanitarios (no son mayoría, por suerte) con opiniones y actitudes negativas en relación a la lactancia. Uno de los peligros de los profesionales sanitarios que menosprecian la lactancia materna es que se desacreditan, por lo que sus pa-

6. La lactancia materna exclusiva es aquella en la que no se incorporan en la dieta del bebé alimentos sólidos o líquidos diferentes a la leche materna.

cientes acaban por desatender el resto de sus consejos, algunos de los cuales son importantes (Ej.: la vacunación).

Sumemos también la casi nula conciliación de la vida laboral y familiar en España. Miles de mujeres tienen que empezar a trabajar en una empresa temporal a las dieciséis semanas de haber nacido su hijo, cobrando un sueldo miserable y teniendo que hacer magia para conseguir un permiso para la lactancia. Y que conste que pensamos que el permiso de maternidad habría que ampliarlo en todas las mujeres, den o no den el pecho a sus hijos.

Por todo lo anterior es imprescindible que tomen cartas en el asunto las autoridades sanitarias, algo que no parece materializarse. Una prueba la tenemos en el hecho de que solo el 5,7 % de nuestros hospitales sean «baby-friendly» (amigos de los niños). Esta acreditación la otorga la Iniciativa para la Humanización de la Asistencia al Nacimiento y la Lactancia (IHAN)[7] cuando el hospital no acepta sucedáneos de leche materna gratuitos o a bajo costo, ni tampoco biberones o pezoneras, y ha puesto en marcha diez medidas concretas para apoyar la lactancia exitosa, disponibles en la página web de la OMS. Es posible que haya hospitales que aun no cumpliendo sus exigencias, estén cerca de hacerlo, porque los requisitos de IHAN son estrictos, y su proceso de evaluación es largo y costoso. También es cierto que gracias a IHAN muchos hospitales, incluso sin su acreditación, han mejorado mucho su atención. Pero que menos del 10 % de los hospitales españoles tengan la acreditación de IHAN muestra que nuestra calidad asistencial con respecto a la lactancia materna va por mal camino.

La promoción de la lactancia y la insoportable susceptibilidad del ser

A una madre que quiere dar el pecho a su hijo, un buen profesional sanitario le debería advertir que como la sociedad no se lo va

7. Hasta 2009 se denominó «Iniciativa Hospital Amigo de los Niños».

a poner fácil, conviene que tenga cerca apoyo e información fidedigna. La información relativa a la lactancia materna es poco accesible y suele estar sesgada por intereses ajenos a la salud pública, y el apoyo no siempre existe o incluso es contraproducente. Por fortuna ambas cosas las aportan en España, además de los profesionales sanitarios bien formados, los grupos de apoyo a la lactancia materna, coordinados por la Federación Española de Asociaciones Pro-Lactancia Materna (<www.fedalma.org>).

En cuanto a una madre que no quiere dar el pecho a su hijo, debemos respetar su decisión, faltaría más, pero también debemos preguntarle si podemos ayudarle en algo y debemos explicarle que existen opciones como dar la leche de la madre mediante un vaso o biberón o alimentar al bebé con leche materna de un banco de leche o de una nodriza, tal y como recomienda la OMS. Pero también es la obligación de todo profesional sanitario decirle que la lactancia artificial expone a su hijo a ciertos riesgos, como más posibilidades de hospitalización por diarrea e infección del tracto respiratorio inferior, entre otras patologías ya mencionadas anteriormente. Si escogemos un camino tenemos derecho a saber las características de dicho camino. Un caminante que solo ha recibido información manipulada y tendenciosa a favor de uno de los caminos, y decide viajar por él, no está escogiendo libremente.

Es exactamente lo que sucede con millones de mujeres que escogieron dar el biberón a sus hijos: recibieron un bombardeo de información sobre leches artificiales (y alguna que otra «canastilla» con muestras), y solo tímidos comentarios en relación a la lactancia, algunos flagrantemente torticeros. Los fabricantes de leche artificial para bebés invierten 150 veces más dinero en publicidad, y en muestras para regalar, de lo que los gobiernos invierten en la promoción de la lactancia materna. ¿Escogen hoy las mujeres libremente su camino? Muchísimas madres, al conocer a posteriori las características de un camino rotulado con el cartel «lactancia materna» (placer, comodidad, complicidad, contacto, cariño, consuelo, seguridad y, además, salud) se sienten no solo molestas, también engañadas y traicionadas.

Numerosos sanitarios, sin embargo, se resisten a enfocar así esta cuestión, por miedo a herir la sensibilidad o la susceptibilidad de las madres que no han amamantado a sus hijos. A nosotros mismos nos pasa que cada vez que hablamos de lactancia en las redes sociales, aparece algún comentario como «¿Me estáis acusando de mala madre por no haber dado el pecho a mi hijo?». Jamás hemos insinuado o pensado que una mujer que no da el pecho es peor que otra que sí lo da, como tampoco es cierto que detallar que el sedentarismo es peligroso significa acusar a quien no hace ejercicio (o no puede hacerlo) de ser mala persona. Ni es cierto que cuando alguien señala que tener una mascota es bueno para el estrés, esté declarando que quien no tiene mascota sea un insensible. Ni tampoco es verdad que quien afirme que la alfabetización es importante esté tratando de estúpidos a quienes no saben leer o escribir. La dietista-nutricionista Olga Ayllón compartió en internet la siguiente reflexión:

> Definir la bondad de una madre en función de si ha dado o no el pecho a sus hijos es tan absurdo e inadmisible como valorar la inteligencia de un niño según las notas que saca en la escuela. Ni la escuela mide la inteligencia de un niño, ni la lactancia calibra la bondad de una mujer.

Estamos defendiendo algo tan normal y deseable como pisar el suelo, como dormir, como respirar, como hablar, algo que nos define como especie, así que lo lógico es utilizar argumentos firmes para defenderlo. Que quede claro: los únicos que se deberían sentir culpables en esta película son los parlamentarios, los políticos, los responsables de los sistemas de salud y, por supuesto, quienes financian y dan vida a las campañas de marketing de fórmulas infantiles.

Para el título de este apartado, como ya sabrás, nos hemos inspirado en el libro *La insoportable levedad del ser* de Milan

Kundera. Y de Milan Kundera es también este precioso párrafo relacionado con la lactancia, tomado de su novela *La vida está en otra parte*:

> La gota de leche que de vez en cuando se depositaba en la piel rugosa del pezón [de la madre] tenía para ella tanta poesía como una gota de rocío; con frecuencia se cogía un pecho y lo apretaba suavemente para contemplar esa gota milagrosa; tomaba la gotita con el índice y la probaba; se decía a sí misma que lo que pretendía era probar el gusto de la bebida con la que se alimentaba su hijo, pero más bien quería saborear su propio cuerpo, y si el gusto de la leche era dulce, aquel sabor la reconciliaba con todos sus otros jugos y secreciones, empezaba a verse sabrosa, su cuerpo le era agradable, positivo y natural como todas las cosas de la naturaleza, como los árboles, como las plantas, como el agua.

TABAQUISMO (¡PIDE AYUDA PARA DEJAR DE FUMAR!)

Si cada día hubiera en España una catástrofe aérea en la que murieran los cien pasajeros del avión estrellado (36.500 muertes anuales), ¿escogerías el avión como medio de transporte en tu próximo viaje? El consumo de tabaco ocasiona en nuestro país unas 137 muertes cada día, 50.000 al cabo del año, más que las generadas por 365 hipotéticos accidentes de avión en los que no hubiera supervivientes.

Los cálculos anteriores son la prueba de que hoy nadie duda sobre cómo enfocar esta cuestión: no se trata de resaltar los beneficios de respirar aire puro, sino de detallar los riesgos del tabaquismo (para el fumador o para el que convive con él, sobre todo si es un niño) y de tomar medidas legislativas para proteger a los no fumadores y para que la promoción directa, indirecta o encubierta del tabaco pase a la historia. Ha quedado demostrado que dicho enfoque es el adecuado para que disminuyan las tasas de tabaquismo y las muertes en fumadores activos y pasivos. Como muestra, un botón: la aplicación de la ley antitabaco ha reducido en un 10 % las hospitalizaciones de niños por asma. El siguiente dato te hará entender por qué: en los hogares en los que hay adultos fumadores, los niños inhalan al cabo del año el humo equivalente a si los propios niños fumaran entre sesenta y ciento cincuenta cigarrillos.

Otro dato a tener en cuenta es que aunque la proporción de fumadores en España sigue siendo alta, ha disminuido tanto en hombres como en mujeres: mientras que en 2001 había un 34,5 % de fumadores, en 2011/12 la cifra era de un 27,1 %. Por desgracia, en el grupo de mujeres de entre 45 y 64 años la tendencia fue ascendente. También disminuyó el porcentaje de grandes fumadores (20 o más cigarrillos al día), que pasó de un 11 % a un 8,3 %. O sea, una cuarta parte de los adultos españoles todavía fuma.

Opinamos que conseguir que disminuyan estas cifras pasa por conocer:

1. El gran riesgo al que nos expone el tabaco;
2. Los formidables beneficios que aporta dejar de fumar, incluso en personas mayores (nunca es tarde);
3. La gran dificultad que supone deshabituarse, y, por último, pero no menos importante,
4. La importancia de pedir ayuda para lograrlo.

Problemas de erección en varones, caída del cabello en mujeres, engordar... y otros riesgos del tabaquismo

De entre los peligros de fumar tenemos la aparición precoz de arrugas en la piel, problemas de erección en varones o la caída prematura del cabello tanto en hombres como en mujeres. También el peligro de engordar.

Aunque no te lo creas, muchas personas o bien fuman para mantener su figura, o bien no abandonan el tabaco por miedo a engordar. Se trata de una actitud contraproducente porque probablemente tarde o temprano se dejará de fumar y ello se puede acompañar de un aumento (de media) de unos 5 kilos. Por eso solemos decir que fumar engorda. Empezar a fumar es tomar un camino equivocado. Al desandarlo es posible que tengamos que pagar ciertos «tributos» llamados «kilos de más». Por suerte, el precio de dicho impuesto no solo es pequeñísimo en relación a los beneficios obtenidos, sino que además es negociable: si seguimos unos buenos hábitos, detallados ampliamente en este libro, la ganancia de peso será mínima, en su caso. No todo el mundo gana peso, por cierto: entre el 16 % y el 21 % de los ex fumadores no lo hace.

Sea como fuere, cuanto antes se deje de fumar, menores serán las posibilidades de llevarse de premio unos kilos de más. Y si nunca se empieza a fumar, mucho mejor, porque no tendremos que pagar ese y otros «tributos» con nuestro propio cuerpo. Veamos esos tributos.

Los fumadores, la mitad de los cuales morirá a causa del tabaco, aumentan con cada calada el riesgo de padecer ataques cardíacos, accidentes cerebrovasculares y cáncer, entre otras muchas patologías. Según la OMS, fumar «es una de las mayores amenazas para la salud pública que ha tenido que afrontar el mundo». Cada año mueren casi seis millones de personas por su culpa, de los cuales 600.000 son fumadores pasivos. Hay cálculos que revelan que el tabaquismo mata a una persona cada hora y que es la principal causa aislada de enfermedad evitable, invalidez y muerte prematura, por encima de la suma de muertes por sida, alcohol, drogas ilegales y accidentes de tráfico. Dicho queda. Piensa ahora mismo, amigo lector, en las vidas cercenadas por esta mortal e insalubre adicción, en tu entorno familiar, social y laboral. Te aseguramos que es muy probable, sobre todo si tienes más de 40-50 años, que no tengas bastante con los dedos de una mano.

Beneficios

A continuación listamos siete beneficios de dejar de fumar:

1. Vivir más años y vivirlos con más calidad de vida.
2. Respirar mejor, dejar de toser, cansarte menos.
3. Recuperar el buen aliento y lucir una dentadura más blanca y limpia.
4. Reducir las posibilidades de padecer una disfunción eréctil.
5. Respetar el derecho a la salud de quien nos rodea, sobre todo niños, ancianos o personas con problemas de salud.
6. Padecer menos complicaciones durante el embarazo y el parto y aumentar las posibilidades de dar a luz a un hijo sano.
7. Ser un buen ejemplo para nuestros hijos.

Este último punto nos parece crucial: los hijos de padres fumadores suelen ser más proclives a fumar y a mostrar actitudes más positivas con respecto al tabaco.

Nunca es tarde si la dicha es buena

Por si piensas que los beneficios antes citados no se aplican en quien lleva muchos años fumando, debes saber que los mayores de 60 años que dejan de fumar también obtienen importantes beneficios para su salud. Ello ocurre a los pocos años de abandonar el tabaco, según cálculos basados en un análisis de más de medio millón de personas de Europa y Estados Unidos (*BMJ*. 2015 Apr 20; 350: h1551).

Cuanto más tiempo haya pasado desde que se ha dejado de fumar, más considerable será la disminución del riesgo de morir de forma prematura. Cuanto antes se deje de fumar, mejor, desde luego, pero como ves, nunca es demasiado tarde para tomar decisiones acertadas.

Sobre la gran dificultad que supone dejar de fumar

Cuando la dificultad para cumplir un objetivo es enorme, es muy probable que nuestra fuerza de voluntad se quede corta. ¿Por qué es tan fieramente difícil dejar de fumar con éxito? En gran medida porque hoy por hoy los cigarrillos traen muchas más sustancias adictivas que hace cuarenta años. Concretamente entre cuatrocientas y seiscientas sustancias más. ¿Por qué? Muy sencillo, para «enganchar aún más a los consumidores», según el Comité Nacional para la Prevención del Tabaquismo.

Así las cosas, no va a ser precisamente fácil deshabituarse de algo tan adictivo como los actuales cigarrillos. Por ello es tan importante pedir ayuda.

Salir del laberinto pidiendo ayuda

Pedir ayuda para dejar de fumar es tan inteligente como hacerlo para salir de un laberinto en el que llevamos meses encerrados. No es una deshonra reconocer que necesitamos al prójimo, es una muestra de inteligencia, de cordura, de madurez y de sensatez. Si no ignoras o desprecias a quien requiere tu apoyo, sino que le respondes de forma compasiva y considerada (o eso esperamos), nadie se burlará de ti cuando pidas su ayuda.

Cuando ya se ha tomado la decisión de dejar de fumar, un programa de ayuda específica y personalizada para hacer frente al complejo proceso de abandono (control de los síntomas de abstinencia, técnicas de control del estrés, habilidades para prevenir recaídas, etc.) es muy exitoso. El apoyo profesional puede multiplicar por diez las posibilidades de dejar de fumar, algo a no olvidar.

Además de pedir ayuda sanitaria en tu centro de salud para dejar de fumar (sea de un médico o de un psicoterapeuta) tenemos información gratuita y de calidad en este enlace del

Ministerio de Sanidad y Política Social: <www.msps.es/ciu-dadanos/proteccionSalud/tabaco>.

La AECC ofrece información sin coste alguno sobre sus programas en las diferentes sedes provinciales de su asociación, que se pueden consultar en este enlace: <https://www.aecc.es/Nosotros/Dondeestamos>.

ALCOHOL, ¡ABRAMOS LOS OJOS!

¡Ahorra casi 600 euros al año!

De entre los beneficios de dejar de fumar nos hemos olvidado de citar el ahorro en euros, contantes y sonantes, que podremos gastar en cosas más gratificantes: música, libros, cine, teatro, ropa de deporte, viajes, etc. Ocurre de igual manera con las bebidas alcohólicas, tan innecesarias y arriesgadas como el tabaco, hasta el punto de que cálculos incluidos en la última encuesta de presupuestos familiares del Instituto Nacional de Estadística apuntan que cada hogar invierte nada menos que 534 euros en alcohol y tabaco. Curiosamente, cada hogar también gastó bastantes euros en salud, concretamente 870. Así, el ahorro que se produce al dejar de fumar y de beber es doble: dejamos de gastar dinero en estas dos sustancias adictivas y también en los tratamientos médicos necesarios para las enfermedades que generan.

¿Por qué somos tan categóricos con el alcohol? Porque la mayoría de la población consume bebidas alcohólicas de forma habitual. El 90 %, para ser exactos. Un español medio podría estar unos dieciocho días sin comer nada solo con las calorías que le aporta el alcohol al cabo del año (tomamos 149 kilocalorías diarias a partir del alcohol). Esto influye en nuestras tasas de obesidad, pero lo hace en algo más. En general no concebimos el consumo de alcohol como un hábito pernicioso o a corregir, así que a continuación intentaremos mostrar que sí es pernicioso y que sí debe corregirse.

Alcohol, la droga más dañina

Alcohol y tabaco encabezan la lista de las causas prevenibles de mortalidad. Hoy por hoy, nadie duda de que el tabaco «mata», como bien indican los mensajes que aparecen en letras mayúsculas (o muy resaltadas) en las cajetillas. Sin embargo, todavía hay muchas personas que creen que una copita de vino al día es sinónimo de «dieta mediterránea» y, por lo tanto, de salud colosal. Pues no, señor: una de cada ocho muertes de adultos está relacionada con el alcohol.

Fíjate en el gráfico 5. Aunque parece contradecir los datos que hemos dado antes en relación a la mortalidad ocasionada por el alcohol, o al gráfico que aparece en la página 64 («Causas reales de mortalidad»), en realidad no lo hace. En este nuevo gráfico se comparan los daños de diferentes drogas (de entre los que está la mortalidad) que ocasiona al individuo pero también los daños que ocasiona a terceros (Ej.: por problemas pulmonares en fumadores pasivos o por accidentes de tráfico a causa del alcohol) y otros daños producidos tanto al que consume la droga (dependencia, problemas mentales, pérdidas económicas, pérdidas de relaciones humanas, etc.) como a terceros (accidentes, lesiones, crímenes, daños medioambientales, adversidades familiares, etc.).

Buena parte de la población no es consciente de que el alcohol ejerce más daños en la salud de la sociedad que el tabaco. Ambas sustancias dañan tanto a quien lo consume como a otras personas, pero en el caso del alcohol la situación es más dramática, porque su ingesta se asocia a violaciones, crímenes, agresiones, accidentes de tráfico, abortos y un deprimente etcétera.

Los riesgos del consumo de alcohol son:

1. Cánceres malignos (gastrointestinales, de hígado o mama)
2. Enfermedades gastrointestinales, metabólicas y endo-

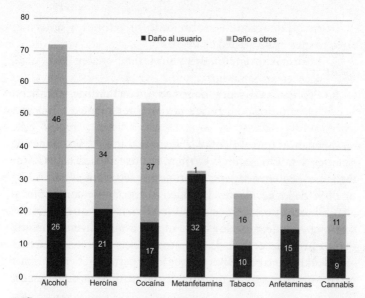

Gráfico 5. Siete drogas muy consumidas, ordenadas en función del daño que ocasionan al individuo y a otros. Por debajo del cannabis aparecen otras drogas como las benzodiazepinas, la metadona, los esteroides anabólicos o el LSD.

Adaptado de: *Lancet* 2010; 376: 1559-1565.

crinas (cirrosis, pancreatitis, diabetes tipo 2, sobrepeso y obesidad, malnutrición, gota)
3. Enfermedades cardiovasculares (hipertensión, accidentes cerebrovasculares, enfermedad coronaria, arritmias cardíacas, cardiomiopatías)
4. Enfermedades neuropsiquiátricas (ansiedad y alteraciones del sueño, epilepsia, depresión, dependencia del alcohol, daños en el sistema nervioso, daño cerebral, disminución de la función cognitiva y demencia)
5. Afectación del sistema inmune (aumento de la susceptibilidad a enfermedades infecciosas como neumonía, tuberculosis y posiblemente sida)
6. Enfermedades del sistema musculoesquelético (más

riesgo de fracturas, sobre todo en varones, y enfermedades musculares)
7. Lesiones intencionales y no intencionales (violencia,
accidentes, suicidio)
8. Problemas sociales (daños en la vida familiar, el trabajo,
los estudios o las relaciones interpersonales)

Añadamos que el alcohol es responsable de 2,5 millones de
muertes cada año, según la OMS, y está relacionado con 130 categorías de enfermedades. Es posible que sepas que entre un 30 y
un 50 % de los accidentes de tráfico en España son atribuibles al
alcohol, pero no sabemos si serás consciente de que incluso el
consumo «moderado» de alcohol supone asumir diversos riesgos,
como el de padecer un nada glamuroso cáncer de colon. Ponemos
«moderado» entre comillas porque los expertos prefieren utilizar
la frase «de bajo riesgo», que no es lo mismo que «de nulo riesgo».

¿La copita de vino es sana? No

¿Te han dicho que los abstemios tienen más riesgo cardiovascular o de mortalidad prematura que los bebedores «mo-
derados»? Te han engañado. Lo que deberían haberte dicho
es: los abstemios que lo son porque antes eran alcohólicos o
porque padecen una enfermedad incompatible con tomar alcohol, tienen más riesgo de mortalidad que quien toma poco
alcohol. Es decir, si evaluamos la salud del grupo de abstemios que lo son «motu proprio» (no para superar el alcoholismo o porque tienen un problema de salud que les obliga a
no beber) no observaremos ningún riesgo atribuible a su abstinencia, algo que puedes comprobar en el estudio de Stockwell y colaboradores que encontrarás en la bibliografía de
este libro. Piensa, además, que si fuera legal atribuir beneficios al consumo de bebidas alcohólicas ya estarías leyéndolo
en su etiqueta en letras mayúsculas. Pero, por suerte, es ilegal.

Entonces ¿cómo es que todos tenemos tan interiorizado el (falso) mensaje de que una copita de vino es saludable? Algo de negligencia hay, pero se explica más, según la OMS, por el grandísimo poder de los fabricantes de bebidas alcohólicas, que puede comprar a periodistas o, peor aún, a profesionales sanitarios e investigadores. El doctor Naimi coordinó una investigación en 2013 en la revista *Addiction* en la que leemos:

> El debate sobre el consumo «moderado» [de alcohol] está siendo explotado por algunos, y está socavando los esfuerzos para poner en práctica políticas eficaces para combatir el consumo de riesgo[8] de alcohol en todo el mundo.

A quien te diga que una copita de vino es buena para el corazón dile que la OMS opina que el alcohol «es tóxico para el sistema cardiovascular». La frase aparece en su documento «Alcohol en la Unión Europea», publicado en 2012. ¿Crees que está obsoleto? Avancemos dos años, momento en que se publicó una extensa revisión de la literatura científica (*BMJ* 2014; 349: g4164), que concluyó lo siguiente:

> Reducir el consumo de alcohol, incluso en bebedores que consumen alcohol en cantidades bajas o «moderadas», resulta beneficioso para la salud cardiovascular.

Los supuestos beneficios cardiovasculares del consumo «moderado» de alcohol quedaron K.O. en febrero de 2015 en una fiable revisión científica aparecida en la revista *BMJ*.

Y a quien te hable del «consumo responsable» (suelen hacerlo los fabricantes de bebidas alcohólicas), te sugerimos que le

---

8. Se entiende como «consumo de riesgo» una ingesta semanal igual o superior a quince bebidas, en varones, o a ocho bebidas, en mujeres, o bien el consumo, en una misma ocasión, de cinco o más bebidas, en hombres, o cuatro o más en mujeres (en un intervalo de unas dos horas).

respondas con estas palabras pronunciadas por las doctoras Alicia Rodríguez-Martos y Beatriz Rosón, y recogidas en el documento «Prevención de los problemas derivados del alcohol», publicado en 2008 por el Ministerio de Sanidad y Consumo:

> Es absurdo hablar de consumo responsable de sustancias adictivas, poniendo dicha capacidad adictiva a prueba el ejercicio de la responsabilidad.

Sí, aquí hablamos también del vino y de la cerveza. Un amplio grupo de población piensa que no toma alcohol porque no bebe orujo, coñac, ginebra u otras «bebidas espirituosas», lo que nos obliga a pronunciar una obviedad palmaria: el vino y la cerveza tienen alcohol. La graduación de la cerveza oscila entre el 2,5 y el 11,5 % y la del vino entre 5,5 y 19 %. Por eso están dentro del grupo de bebidas alcohólicas. Lo que nos lleva al cáncer, porque en 2007, el Fondo Mundial para la Investigación del Cáncer, en el monográfico que dedicó a la prevención de esta enfermedad, declaró que:

> Las evidencias científicas relacionadas con el cáncer justifican la recomendación de no ingerir bebidas alcohólicas [...]. Esto significa que, teniendo en cuenta las evidencias relacionadas con el cáncer, deben evitarse incluso pequeñas cantidades de bebidas alcohólicas [...] las evidencias muestran que todas las bebidas alcohólicas tienen el mismo efecto. Los datos no sugieren diferencias significativas en función del tipo de bebida. Por lo tanto, esta recomendación cubre a todas las bebidas alcohólicas, sean cervezas, vinos, licores u otras bebidas alcohólicas.

Cinco años después, en 2012, la Sociedad Americana del Cáncer publicaba una imprescindible guía para la prevención del cáncer en la que leemos: «El consumo total de alcohol es el factor importante, no el tipo de bebida alcohólica consumida». Y en 2015, la OMS, en su «Informe Mundial de Situación sobre Alcohol y Salud», concreta que «Un consumo tan bajo como una bebida diaria causa un aumento significativo del riesgo de algunos tipos de cáncer».

Resulta que cada bebida alcohólica diaria puede aumentar de un 10 a un 12 % el riesgo de padecer cáncer de mama, que es el tumor maligno más frecuente entre las mujeres, por lo que no estamos ante una cuestión de poca importancia. Otros cánceres relacionados con las bebidas alcohólicas son los de boca, orofaringe, esófago, laringe, colon, recto e hígado. En España el 3 % de las muertes por cáncer están relacionadas con el alcohol.

En resumen: no hay una cantidad segura de alcohol. No olvidemos, por cierto, que el alcohol es una sustancia adictiva. Hay datos que apuntan que el 20 % de las personas con dependencia del alcohol eran capaces de beber con moderación sin problemas en el año previo y que el 76 % de los bebedores de riesgo no percibe que toma demasiado alcohol.

Aquí tienes el mensaje que nos envía hoy cualquier entidad preocupada por el bienestar de la población: «Cuanto menos alcohol, mejor». Si no tomas alcohol, no empieces a tomar, y si tomas, conviene que disminuyas tu consumo. En el embarazo, en menores de 18 años, en personas con dificultades para moderar su consumo de alcohol, en quien vaya a conducir y en muchas otras situaciones (ciertas enfermedades, consumo de algunos fármacos, etc.), dicho mensaje debe cambiarse por «Si no bebes alcohol, mejor».

Las políticas deberían vacunarnos contra la publicidad del alcohol

Si el alcohol es una droga, y lo es con todas las letras, no es tolerable que se permita promover o publicitar su consumo, máxime si sabemos que donde las políticas son más débiles hay cuatro veces más posibilidades de que se produzca un consumo intensivo de alcohol. Que nuestras políticas son mejorables lo podemos comprobar en los centenares de festivales de música patrocinados por fabricantes de bebidas alcohólicas, muchas veces en connivencia con ayuntamientos. O en las botellas de vino en cuyo envase vemos las caras de los miembros de Coldplay, de Penélope Cruz o de Pierce Brosnan. O en el anuncio del whisky Dewar's por parte de Alex Honnold, escalador de fama mundial. Si eso no es asociar el alcohol con la cultura, con el éxito social, con los triunfos deportivos, con el poder económico o con la fama, que baje Dios y lo vea.

Nos vienen a la cabeza decenas de ejemplos, pero relataremos el más reciente que hemos presenciado: paseando en enero de 2016 por Barcelona hemos visto a un famosísimo cocinero llamado David Muñoz en un anuncio gigante. Su rostro ocupaba dos metros del cartel. A su izquierda tenía, ocupando unos tres metros más, la palabra Beefeater, la conocidísima marca de ginebra. Y debajo, la excusa para saltarse la legislación que prohíbe publicitar bebidas alcohólicas: la marca patrocina un festival de cine. ¿Eres un adolescente que quieres parecerte al famoso de turno? Pues nada, ya sabes que le encanta asociar su cara a la ginebra en letras mayúsculas, y al cine en letras minúsculas.

Hablando de cine, ¿crees que es casualidad que los protagonistas de cientos de películas beban como cosacos? No, no es ninguna casualidad, es un hilo más movido por una poderosa industria que nos manipula a su antojo. Esto solo se soluciona con una vacuna, como bien opina el doctor Naimi, antes citado:

> Si las políticas del alcohol fueran un gen recientemente descubierto, una pastilla o una vacuna, estaríamos invirtiendo miles de millones de dólares para llevarlos al mercado [...] las políticas del alcohol son importantes, y mucho, para reducir y prevenir el bloque principal de los problemas relacionados con el alcohol.

Podríamos mencionar los patrocinios de partidos de fútbol por parte de marcas de cerveza, ciertos medios de comunicación comprados para que aparezcan titulares que promueven el alcoholismo, los esfuerzos de los fabricantes de bebidas alcohólicas para que los jóvenes aumenten su consumo de alcohol... pero, en fin, dejémoslo estar.

Descubre si tienes problemas con el alcohol

El Consejo Nacional sobre Alcoholismo y Drogodependencia de Estados Unidos (NCADD) ofrece un sencillo test que permite valorar nuestro riesgo de alcoholismo. Te invitamos a que respondas con sinceridad:

1. ¿Tratas de evitar a la familia o amigos cercanos mientras bebes?
2. ¿Bebes en exceso cuando estás decepcionado, bajo presión o te has peleado con alguien?
3. ¿Toleras ahora más alcohol que cuando empezaste a beber?
4. ¿Alguna vez has sido incapaz de recordar parte de la noche anterior, a pesar de que tus amigos te aseguraron que no te desmayaste?
5. Al beber junto a otras personas, ¿intentas tomar unas copas de más cuando nadie te mira?
6. ¿A veces te sientes incómodo si no hay alcohol a mano?
7. ¿Te das más prisa de lo habitual para conseguir tu primera bebida del día?
8. ¿A veces te sientes un poco culpable por beber?
9. ¿Algún familiar o amigo cercano te ha expresado su preocupación o se ha quejado sobre tu consumo de alcohol?
10. ¿Estás teniendo últimamente más pérdidas de memoria?
11. ¿A menudo quieres seguir bebiendo después de que tus amigos hayan dicho que has tenido suficiente?
12. ¿Sueles encontrar motivos para beber en exceso?
13. Cuando estás sobrio, ¿te arrepientes a veces de cosas que hiciste mientras bebías?

14. ¿Has intentado cambiar de marca o de tipo de bebida alcohólica, o has probado distintas maneras de controlar tu forma de beber?

15. ¿Fallas en ocasiones en el intento de mantener las promesas que te has hecho a ti mismo para controlar o reducir tu consumo de alcohol?

16. ¿Te han multado por conducir borracho o bajo los efectos del alcohol, o has tenido cualquier otra clase de problema legal a causa de tu forma de beber?

17. ¿Estás teniendo más problemas financieros, laborales, escolares o familiares como resultado de tu forma de beber?

18. ¿Tu médico te ha aconsejado que reduzcas tu consumo de alcohol?

19. ¿Comes muy poco, o de forma irregular, durante los períodos en que bebes alcohol?

20. ¿A veces tienes temblores por las mañanas y sientes que te ayuda a controlarlos beber un poco o tomarte un tranquilizante o alguna clase de medicación?

21. ¿Has notado últimamente que no puedes beber tanto como antes?

22. ¿A veces pasas borracho varios días seguidos?

23. Tras pasar períodos bebiendo, ¿ves o escuchas cosas que en realidad no están allí?

24. ¿Alguna vez has pedido ayuda para controlar tu consumo de alcohol?

25. ¿Alguna vez te sientes deprimido o ansioso antes, durante o después de pasar períodos en los que has realizado un consumo excesivo de alcohol?

26. ¿Alguno de tus parientes consanguíneos ha tenido alguna vez problemas con el alcohol?

Si has respondido que sí a dos preguntas, presentas riesgo de alcoholismo. Si has marcado entre dos y ocho respuestas afirmativas conviene que pidas hora con un médico para que evalúe tu caso. Y si has contestado que sí a más de ocho preguntas es muy posible que tengas un problema con el alcohol, por lo que conviene que pidas hora de inmediato con un médico. En todo caso, el NCADD advierte que estos resultados no sustituyen una valoración médica y no permiten diagnosticar el alcoholismo, son solo una guía para ser conscientes de nuestro consumo de alcohol y de los problemas potenciales de salud que puede generar.

Esto nos recuerda al ex presidente de Uruguay, José Mujica, que opina que «ninguna adicción, salvo la del amor, es recomendable». Y el amor nos conduce a las relaciones dañinas.

RELACIONES DAÑINAS

Desde pequeños nos enseñan a tratar bien a los demás, y no tanto a no permitir que los demás nos traten mal. A obedecer, y no tanto a desobedecer. Sin embargo, aunque está bien rodearse de gente amable, está mucho mejor huir lo antes posible de quien nos haga sufrir, sea o no preciso recurrir a la desobediencia. O, dicho de otro modo, de igual manera que un hogar no conserva el calor si hay un ventanal abierto, una persona no conserva la alegría si no se aparta mental y físicamente de la infelicidad. ¿Te has fijado en que cuanto más nos alejamos de los ambientes cargados de agresividad, y por tanto de agresores, más intolerables nos parecen? Sucede como con el humo de tabaco en los bares: antes de la prohibición de fumar en los locales cerrados aceptábamos con más o menos resignación la molestia del ambiente cargadísimo. Si ahora entráramos a un recinto en el que hubiera diez personas fumando nos parecería insoportable.

Que conste que no pensamos en términos negativos, lo que pasa es que sabemos que desviarse del camino repleto de zarzales es más fructífero que ofuscarse en fingir que no nos duelen las heridas que nos causan las espinas. Otra manera de verlo sería pensar en cómo guardar un buen libro en una estantería repleta de malos libros: ¿no sería más lógico deshacernos de los segundos en vez de gastar dinero y espacio en una nueva estantería para colocar el primero? La salud, como el amor, surge no tanto de lo que hacemos bien, sino más bien de lo que no hacemos mal.

Estamos convencidos de que estar lo más lejos posible de un entorno hostil aumenta las posibilidades de que aparezcan en nuestra vida unas buenas relaciones sociales y de que sonriamos. Recuerda que, como decía Tomás de Iriarte, «la sonrisa es el idioma universal de las personas inteligentes». Todo ello nos hace proclives a tener más salud. ¿Por qué? Porque en un medio favorable es mucho más probable que pidamos ayuda para dejar de fumar, que huyamos a la carrera del tentador sedentarismo, que nos vacunemos contra el infeccioso marketing del alcohol, que desoigamos los cantos de sirena de los vendedores de biberones o que rechacemos el potente sabor que la industria alimentaria inocula en muchos alimentos malsanos. ¿Quién es el guapo que tiene la energía vital suficiente para comer bien, para hacer deporte o para dejar de fumar o beber si vive a diario en una lucha constante con quienes le rodean?

Las investigaciones sobre esta cuestión muestran, en el caso de la nutrición, que tendemos a seleccionar alimentos saludables en respuesta a las emociones positivas mientras que cuando somos víctimas de emociones negativas solemos comer más alimentos superfluos. De hecho, la exposición frecuente a emociones negativas se relaciona con una ganancia de peso en personas con exceso de peso, y en una pérdida de peso en individuos con bajo peso.

Las relaciones dañinas con nosotros mismos y con el mundo también van a influir, sin lugar a dudas, pero insistimos: pensamos que es necesario rodearse de gente sonriente, cariñosa y positiva (a la que preguntaremos a menudo «¿Qué puedo hacer por ti?», sin darlo por supuesto), y también pensamos que es imprescindible alejarse de personas maliciosas, agresivas y peligrosas, sin esperar al «Ya cambiarán».

Esto también funciona al revés: una buena salud (sobre la que influyen sobremanera nuestros hábitos) mejora nuestra alegría y positiviza nuestro entorno. Quien padezca cáncer, por poner un ejemplo de una enfermedad muy relacionada con nuestros hábitos de vida,[9] tendrá serias dificultades para cultivar y ampliar su círculo de relaciones. No es imposible, claro, pero sí más arduo. Por eso es que la poetisa Gloria Fuertes opinó que «del tumor nace el mal humor, del mal humor nace el desamor».[10] A lo que añadiríamos que el daño que nuestro mal humor ejerce en los demás en realidad se queda en nosotros, entre otros motivos porque todos somos «los demás». Sucede lo mismo al repartir amor.

Una pregunta más: ¿cómo irá nuestra vida sexual, fundamental para la salud, si padecemos una enfermedad crónica? Sabes la respuesta: mal. Está bien documentado, por ejemplo, que la diabetes tipo 2 (prevenible en la inmensa mayoría de casos con un buen estilo de vida) incrementa el riesgo de problemas sexuales, lo que incluye una reducción de la libido. Toma nota: las personas con buena salud tienen casi el doble de posibilidades de estar interesadas en el sexo que aquellas con mala salud. Es un buen argumento más para fomentar un estilo de vida saludable que, por cierto, es un pez que se muerde la cola: un incremento en nuestras relaciones sexuales significará necesariamente hacer más ejercicio físico. Todo ventajas. Lo decimos, además de porque es verdad, porque sabemos que el aliciente sexual es un estímulo nada despreciable para mejorar nuestro estilo de vida.

LA SALUD NO PREFIERE LOS «SOLOS»

Ya hemos revisado los elementos que nos permiten s.a.l.t.a.r., ahora nos falta añadir que en el ámbito de la salud el todo es más que la suma de sus partes. Es decir, la mejora de uno de los ci-

---

9. Siete de cada diez muertes por cáncer guardan relación con tabaquismo, sedentarismo y alimentación (CA Cancer J Clin. 2012; 62(1): 30-67).

10. Fragmento del poema «Peligroso enfermo». Fuertes, G., *Mujer de verso en pecho*, Ediciones Cátedra, 1995.

tados elementos puede traducirse en la mejora de los demás, porque están interconectados. Varios estudios detallan que el ejercicio físico se asocia a un mejor patrón de alimentación, a un menor consumo de bebidas alcohólicas y a menores tasas de tabaquismo. Y viceversa, seguir una dieta sana, beber menos alcohol y dejar de fumar nos predispone a hacer más ejercicio. Muchas investigaciones han constatado, además, que la actividad física se relaciona con una mayor satisfacción con la vida, lo que cierra el círculo.

No sabemos a ciencia cierta si la actividad física es la que predispone a seguir un mejor patrón de alimentación o, por el contrario, si la dieta sana es la que genera una mayor propensión a realizar ejercicio. Tampoco podemos estar seguros de si el sedentarismo conduce a la obesidad, al consumo de tabaco y alcohol y a una menor satisfacción con la vida, o si sucede al revés (Ej.: es la obesidad la que ocasiona el sedentarismo). Incluso es posible que estemos ante características que ocurren por influencia de un tercer factor no controlado. ¿Es acaso un efecto sinérgico, en el que cada uno de los componentes ejerce beneficios inesperados gracias a nuevos efectos que surgen de la combinación entre ellos? No son preguntas absurdas, sino auténticas vías de investigación.

En nuestra opinión, sucede como con una sinfonía formada por varios instrumentos: las voces de cada instrumento tienen sentido musical de manera aislada, pero cuando todos suenan a la vez y de forma coordinada nace una pieza armónicamente más plena, con más «colores» y matices y, sin duda, más satisfactoria. Y es que en el terreno de la salud es mejor confiar en «sinfonías» que en «solistas».

Las causas de las causas

No nos gustaría que las páginas anteriores escondieran el encriptado mensaje «tú has escogido tu estilo de vida, paga por ello».

Nada más lejos de nuestra intención que poner estigmas. Los hábitos poblacionales no son, en general, fruto de decisiones personales. Es cierto que podemos cambiarlos y que conviene ser conscientes de los problemas que sufrimos como individuos y como sociedad, pero no es cierto que sea fácil hacerlo ni tampoco que esos hábitos y esos problemas se hayan generado por nuestra mala cabeza. Y es que no es solo cuestión de preferencias personales, porque un tsunami de complejos factores determina nuestras decisiones. La educación, la discriminación, el bajo apoyo social, la economía, la presión social, el entorno socioeconómico y cultural, así como las políticas de nuestros gobernantes, influyen, sin que nos demos ni cuenta, en nuestros comportamientos relacionados con la salud. Esto queda reflejado en el gráfico 6. Aunque los datos corresponden a Estados Unidos (no hemos hallado datos similares en España), pensamos que son bastante ilustrativos. La hemos titulado «Las causas de las causas» porque estos factores (baja educación, pobreza, etc.) son, en buena medida, causantes de las altas tasas de los verdaderos causantes de la mortalidad (tabaquismo, sedentarismo, mala alimentación, etc.) que hemos detallado en el gráfico 2 (pág. 64).

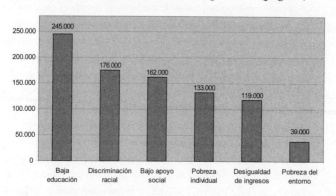

Gráfico 6. «Las causas de las causas» (Mortalidad anual atribuible a causas sociales en Estados Unidos).

Adaptado de: *Am J Public Health*. 2011; 101(8): 1456-1465.

En una entrevista, Ildefonso Hernández, catedrático de Medicina Preventiva y Salud Pública, declaró algo con lo que no podemos estar más de acuerdo:

> El nivel educativo que una persona alcanza se relaciona con su nivel de alfabetización y su nivel de conocimiento de la salud, y eso está vinculado con sus conductas: a mayor nivel educativo, mejor nutrición, se hace más ejercicio y se consumen menos drogas.

A lo anterior hay que sumar, sin lugar a dudas, una «conspiración» más: «los intereses comerciales de poderosos agentes económicos», en palabras de la directora de la OMS, Margaret Chan (discurso de apertura de la 8.ª Conferencia Mundial de Promoción de la Salud):

> [...] que las personas sigan estilos de vida saludables y adopten comportamientos saludables se enfrenta a la oposición de fuerzas que no son amables. De ningún modo. Los esfuerzos para prevenir las enfermedades no transmisibles van en contra de los intereses comerciales de poderosos agentes económicos. En mi opinión, este es uno de los mayores desafíos a los que se enfrenta la promoción de la salud [...]. Ya no son solo las grandes tabacaleras. La salud pública también debe lidiar con la gran industria de alimentos, de bebidas y del alcohol: «Big Food», «Big Soda» y «Big Alcohol». Todas estas industrias temen la regulación y se protegen mediante el uso de las mismas tácticas que usaron las grandes tabacaleras. Las investigaciones han documentado estas tácticas. Incluyen la creación de organizaciones «fachada», el cabildeo, las promesas de autorregulación, las demandas legales y las investigaciones financiadas por la industria. Todo ello genera confusión en relación a las evidencias sobre sus productos y mantienen al público en duda. Las tácticas también incluyen regalos, subvenciones y contribuciones a causas nobles que hacen ver a estas industrias

como ciudadanos corporativos respetables ante los ojos de los políticos y del público. Sus tácticas incluyen argumentos que colocan la responsabilidad de los daños a la salud sobre las personas, y presentan las acciones que realizan los gobiernos como injerencias en las libertades personales y en la libre elección. Esto supone una oposición formidable.

Informar y educar a la población para confiar a continuación en su buena fe y en su fuerza de voluntad no es tanto ingenuidad o candidez, sino más bien irresponsabilidad. Dejar de fumar, ya lo hemos visto, reviste una gran dificultad, y algo similar ocurre con el alcoholismo, la obesidad, la mala alimentación o el sedentarismo. Los gobiernos deben crear entornos que inviten a realizar actividad física y a comer saludablemente, pero sobre todo deben poner coto al marketing directo, indirecto o encubierto de fórmulas infantiles para bebés, de alimentos insanos, de alcohol y de tabaco. Varios informes de la OMS detallan propuestas concretas y viables para conseguirlo, que deben implementarse urgentemente y no confiar en que los ciudadanos tengan que idear cada día un «change. org» para promover campañas colectivas que mejoren nuestra salud.

VACÚNATE CONTRA LAS ENFERMEDADES CRÓNICAS

El estilo de vida es como una vacuna contra las enfermedades crónicas. Estaría muy bien que no tuviéramos que pagar de nuestro bolsillo esta vacuna, como hemos justificado en el apartado anterior, pero mientras que los gobiernos resuelven sus propios conflictos (de interés) es necesario que seamos conscientes de que la inmensa mayoría de muertes son muy prevenibles mediante nuestros hábitos diarios.

Las vacunas han evitado (y siguen haciéndolo) miles de millones de muertes por enfermedades infecciosas, y gracias a ellas nuestra esperanza de vida ha aumentado en varias décadas. La viruela, por ejemplo, mató de trescientos a quinientos millones de personas en el siglo pasado, hasta que en 1979 se declaró erradicada por el uso continuado —y progresivamente más generalizado— durante más de cien años de la primera vacuna de la historia ideada por el médico inglés Edward Jenner. Los avances en el terreno de la vacunación dan todavía jugosos frutos (como la recién aprobada vacuna contra la malaria), pero la ciencia no es capaz de frenar un tipo de enfermedades no infecciosas ni contagiosas, pero muy mortíferas: las llamadas «enfermedades no transmisibles», de las que ya hemos hablado.

Por tanto, además de vacunarnos contra agentes infecciosos, conviene tener presente una «vacuna» autoadministrable, barata y sin fecha de caducidad llamada «estilo de vida». ¿Cómo nos la inyectamos? Incluso podemos preguntarnos si tiene sentido, para ayudarnos a decidir si nos «vacunamos» o no, acudir a un test genético que evalúe nuestro riesgo de cáncer, diabetes, hipertensión o enfermedades cardiovasculares. La respuesta es que no, tal y como supimos en marzo de 2016, tanto a través de una investigación publicada en la revista *BMJ*, como mediante estas declaraciones del doctor José María Ordovás, uno de los padres de la nutrigenómica, la ciencia que estudia las relaciones que existen entre alimentación y genética: «La dieta puede cancelar los efectos dañinos de la genética». Pero nos gustan más todavía estas declaraciones de la doctora Amelia Carro, especialista en cardiología y deporte: «El riesgo de sufrir un infarto no está en los genes, sino en las neveras». A continuación te sugerimos algunas ideas cuya eficacia es sin duda peor que la de una vacuna, pero más confiables que las muchas promesas de «sanación sin esfuerzo» que pululan a nuestro alrededor.

— Proponte objetivos en base al acrónimo REMAR. Es decir, deben ser Realizables, Específicos, Medibles, Acotados en el tiempo y Relevantes. Los tienes ampliados en el libro *Secretos de la gente sana*, pero te traemos un ejemplo: si afirmas que «un día comeré más saludablemente» estás planteándote un objetivo que, aunque es relevante, no es específico, ni medible, ni acotado en el tiempo y por lo tanto es difícilmente realizable. Sin embargo, «Esta semana comeré una pieza de fruta más cada día» cumple todos los requisitos anteriores.

— Automonitorízate. Apunta lo que comes y bebes, el ejercicio que realizas, la evolución de tu peso, el número de cigarrillos que fumas, etc.

— Cuenta con un seguimiento. Si un profesional sanitario puede realizar un seguimiento periódico de tu proceso de cambio, y aumentar tu percepción de que puedes conseguir realizarlo, todo irá mucho mejor. Su refuerzo te ayudará a establecer nuevos retos. No descartes el apoyo de tu familia, amigos, compañeros de trabajo o incluso vecinos. Todo suma.

¿Nada de lo anterior te motiva? Quizá lo haga saber que un buen estilo de vida ejerce un importante papel para prevenir disfunciones sexuales. Lo decimos porque la motivación es el primer soplo que permite que despeguen los cambios, así que esperamos que algo de todo lo descrito en las anteriores páginas te haya motivado a mejorar tus hábitos. En el siguiente capítulo nos adentraremos en los entresijos y debates de toda dieta saludable, pero antes te invitamos a tomar conciencia de que podemos hacer algo por nuestra salud a largo plazo y que recuerdes que nunca es tarde para ello. Si te fijas bien, los conceptos felicidad, amistad, amor, paz y salud tienen en común que debemos pensarlos, quererlos y buscarlos, pero también que conviene hacer lo posible por planificarlos, sentirlos e intentar conservarlos.

- La mayor parte de los casos de enfermedades responsables de las enormes tasas de mortalidad prematura (diabetes, cáncer, enfermedades crónicas pulmonares y enfermedades cardiovasculares) no se deben al azar o a la mala suerte, sino que guardan una estrecha relación con nuestro estilo de vida.
- Los principales determinantes de la salud pueden resumirse en el acrónimo s.a.l.t.a.r. (sedentarismo, alimentación desequilibrada, lactancia artificial, tabaquismo, alcoholismo y relaciones dañinas).
- Huir del sedentarismo pasa necesariamente por ver menos televisión (lo que nos alejará también de la publicidad, que sabemos que puede contribuir a nuestras tasas de obesidad), y utilizar menos a menudo cualquier dispositivo electrónico que nos obligue a estar sentados.
- Como mínimo (no máximo) deberíamos realizar más de 75 minutos semanales de actividad física vigorosa y más de 30 minutos diarios de actividad física de intensidad moderada (60 minutos en menores de 18 años).
- Aunque nunca es tarde para evitar los riesgos de una dieta desequilibrada, ahora mismo es un muy buen momento para dejar de tomar alimentos insanos a menudo. Una mala alimentación influye mucho en la obesidad (sobre todo en la obesidad infantil) y en las actuales cifras de enfermedades crónicas.
- Las bajas tasas de lactancia materna en España son un auténtico problema de Estado. Pensamos que de igual manera que no tenemos que pensar que caminar es sano, sino más bien que el sedentarismo es peligroso, tiene más sentido contemplar la lactancia materna no como algo positivo, sino la artificial como algo arriesgado (a escala poblacional, claro, no tienen por qué existir dife-

rencias entre un niño concreto amamantado y un niño que ha recibido leche de fórmula).

- Los fumadores son víctimas de una sustancia que no solo es muy adictiva, sino que es probable que cada vez lo sea más. Por ello creemos que es prioritario pedir ayuda sanitaria, cuanto antes, para dejar de fumar (que multiplica por diez las posibilidades de conseguirlo).

- El consumo de alcohol es una de las principales causas de mortalidad prevenible, y el objetivo de cualquier profesional sanitario debe ser conseguir disminuir el consumo de bebidas alcohólicas en la población.

- Por desgracia, muchos intereses conspiran para que nos llegue desde todos los puntos cardinales el (falso) mensaje «Una copita al día es saludable».

- Huir de relaciones dañinas es fundamental. En un entorno favorable seremos mucho más proclives a instaurar en nuestra vida unos buenos hábitos de salud.

- Podemos cambiar nuestros hábitos, pero eso no significa que seamos culpables de ellos: una compleja mezcla de factores pesa en nuestras decisiones (educación, discriminación, bajo apoyo social, economía, presión social, entorno socioeconómico y cultural o la política).

- Una buena planificación y automonitorizar nuestros progresos es determinante para mejorar nuestro estilo de vida.

3

Nada o casi nada de alimentos superfluos y carnes procesadas

Uno de los problemas es que la población consume ciertos productos de manera abusiva, en el convencimiento de que son inocuos. Lo preocupante, incluso lo perverso, de esta situación es que la falta de información perjudica también a quienes buenamente se esfuerzan por alimentarse bien. Estas personas no saben que en lugar de cuidarse *en* las comidas deberían cuidarse *de* ciertas comidas, en especial de aquellas a las que erróneamente consideran buenas y adecuadas para mejorar su salud.

Laura Caorsi, periodista

Comer más sano está bien. Comer menos insano está mejor

No basta con escoger a diario alimentos saludables, es muy necesario consumir la menor cantidad posible de productos superfluos. He ahí uno de los dogmas de este libro. Es cierto que una dieta saludable previene numerosas enfermedades, pero es más cierto que una alimentación desequilibrada puede empeorar la salud. La nutrición no funciona como una operación matemática simple, en la que un signo negativo se anula con uno positivo («Si me tomo un plato de espinacas puedo acompañarlo con un refresco»). Debemos saber que de igual manera que una gran herida no se sana al instante con una pomada milagrosa, el daño que infligimos a nuestra salud con una dieta malsana no se remedia a base de añadir verdura al vapor o fruta fresca, y mucho menos siguiendo «dietas milagro», que son esas que tienen apellido (la dieta de...) y que prometen éxitos garantizados, rápidos y sin esfuerzo.

Puede que no sepas que la OMS, en su libro *Food and health in Europe: a new basis for action*, detalló que ocho de cada diez enfermedades que hacen que perdamos «años de vida saludable» tienen un componente nutricional acusado o «muy acusado». Lo decimos porque aunque no es nuestra intención que nadie viva 100 años, sí que pretendemos que no pierdas salud por el camino. Para ello, creemos que lo primero que tenemos que explicar es en qué consiste una alimentación desequilibrada. Y es que no hay mejor manera de enfrentarse a un rival (y aquí hay dos, la mala salud y los productos que la «alimentan») que conociéndolo a fondo, y, si puede ser, desnudo. Para lo que es preciso empezar, sin duda, por los alimentos superfluos.

Un estudio que evaluó los patrones de alimentación de casi 4.500 millones de adultos (no, no nos hemos equivocado en la cifra) observó que nuestro consumo de alimentos y de nutrientes saludables ha aumentado de forma modesta durante las dos últimas décadas, pero que la ingesta de alimentos y nutrientes «insanos» ha aumentado en una proporción mayor. Así, la investigación, recogida en la revista *Lancet Global Health* en febrero de 2015, constató que la mala alimentación eclipsa nuestro consumo de alimentos sanos. O sea, nos enfrentamos hoy a una paradoja dietética: existe una pequeña tendencia positiva en la ingesta de alimentos saludables, que podría ser motivo de alegría, pero dicha tendencia se ve superada por un cada vez mayor consumo de productos superfluos, por lo que no queda más que exclamar «mi gozo en un pozo».

En una entrevista, los investigadores indicaron que el hecho de que la alimentación malsana esté aumentando con una mayor rapidez que la alimentación saludable es muy preocupante, por lo que «se deben tomar medidas para revertir esa tendencia». Tristemente, la mayoría de nuestros parlamentarios no está por la labor, y ese es otro de los motivos por el que hemos escrito este libro. De entre los «ítems insaludables» que deberíamos disminuir, los autores citan los alimentos muy procesados, como las bebidas azucaradas o los cárnicos procesados. Pero hay más, claro.

Te adelantamos que no basta con quitar el azucarero o el salero de casa. Ah, no hablaremos del alcohol en este capítulo, titulado «Nada o casi nada de alimentos superfluos y carnes procesadas», además de porque ya lo hemos hecho en el capítulo anterior... porque en realidad no es un alimento, ni superfluo ni de ningún tipo.

Azúcar, alimentos azucarados y (sobre todo) bebidas azucaradas

El escritor italiano Carlo Dossi afirmó que «No se llega a ser verdaderamente un gran hombre si no se tiene el valor de ignorar una infinidad de cosas inútiles». Pensamos que el pensamiento puede extrapolarse a la nutrición: no llegaremos verdaderamente a seguir una dieta saludable si no tenemos el valor de ignorar una infinidad de productos alimenticios superfluos. Muchos de ellos, como ya sabrás, son ricos en azúcar. Veámoslos.

En algo están de acuerdo los nutricionistas: tome menos azúcar

«Con un poco de azúcar, esa píldora que os dan pasará mejor», decía Mary Poppins. Todos de acuerdo. Pero no tomamos «un poco de azúcar», tomamos una barbaridad de azúcar, concretamente 111,2 gramos diarios, unos veintidós terrones de azúcar. Al cabo del año suman más de 40 kilos. Tanto es así que muchos niños toman al cabo del año su peso en azúcar. Sabiendo la influencia del azúcar (sobre todo las bebidas azucaradas) en la promoción de enfermedades, podríamos cambiar la frase de Mary Poppins por «Con menos azúcar, esa píldora que os

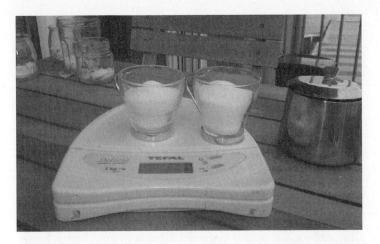

Figura 1. 111,2 gramos de azúcar, es decir, el consumo diario de azúcar por individuo.

Fuente del dato del consumo de azúcar: Comité Científico de la Agencia Española de Seguridad Alimentaria y Nutrición, 2011 —ver bibliografía—).

dan sería innecesaria». Hemos hecho una foto para que te hagas a la idea de cuánto son 111,2 gramos de azúcar (figura 1).

En nutrición humana, como en cualquier otra área del conocimiento humano, hay discrepancias, distintos puntos de vista, enfoques discordantes. A veces es posible incluso encontrar mensajes contradictorios, en muchos casos fomentados por oscuras intenciones. Por todo ello, siempre debemos tener activado el espíritu crítico y confiar más en consejos emitidos por entidades sanitarias reputadas y sin conflictos de interés que los que provienen de individuos aislados. Sin embargo, hay algo en lo que ningún profesional de la salud mínimamente formado discute: nuestro actual consumo de azúcar debería disminuir. Mucho.

El azúcar, por cierto, es 100 % de origen vegetal. He ahí la prueba de que vegetarianismo y salud no tienen por qué ir de la mano. Pese a que una dieta vegetariana puede ser equilibrada, como ampliamos en el capítulo 6, en ella pueden abundar perfectamente alimentos azucarados, grasientos y salados, que la convertirán en una opción nada saludable. Y otro «por cierto»: cuando hablamos de azúcar jamás nos referimos a las frutas frescas. Dicen que cada vez que alguien afirma «No tomo fruta porque tiene azúcar y engorda», muere un nutricionista en algún rincón del mundo.

Nuestro organismo NO necesita azúcar (azúcar y mensajes interesados)

No solo tomamos mucho azúcar, sino que cada vez tomamos más. Y no porque abusemos del azucarero, sino por culpa del llamado «azúcar oculto», que detallamos en unas líneas. Es, de nuevo, paradójico, porque cada vez somos más conscientes de la relación entre alimentación y salud y, sin embargo, nuestra dieta no mejora. Existen muchos elementos que justifican esta situación, pero uno de los más importantes es la proliferación de mensajes torticeros que se aprovechan de la confluencia de cuatro factores: una nula regulación legislativa de tales mensajes, nuestro desconocimiento en cuestiones nutricionales, nuestro anhelo de seguir una dieta saludable y nuestras pocas ganas de cambiar de hábitos. Tú sí, y por eso estás leyendo estas líneas, pero la mayoría busca una solución rápida.

Quien vende azúcar suele explicar que el cerebro, nuestros músculos u otros órganos necesitan azúcar para funcionar correctamente. En realidad, se trata de una de tantas verdades a medias, que son las más peligrosas. Aunque es cierto que hay órganos «glucodependientes» (la glucosa es un tipo de azúcar), nuestro cuerpo fabrica a la perfección, a partir de alimentos saludables, el azúcar que precisan dichos órganos. El azúcar es el paradigma de las llamadas «calorías vacías», es decir, calorías exentas de valor nutricional. De ahí que la OMS, en su cuenta de Twitter, declare que «el valor del azúcar como nutriente es cero. Así es: cero».

Peligros del exceso de azúcar

Abusar del azúcar no es recomendable. No es necesario eliminarlo por completo, dado que no es un tóxico ni un veneno mortal, como suelen sugerir los falsos gurús de la alimentación. Veamos: por debajo de un 3 % de las calorías ingeridas (un gramo de azúcar aporta 4 kilocalorías), no hay datos que señalen claros riesgos atribuibles al azúcar. Dicho esto, debes saber que nuestra ingesta supera con creces ese porcentaje, como veremos en breve.

De entre los riesgos de abusar del azúcar hay uno que todos conocemos: la caries dental.

El mayor «enemigo» dietético de nuestros dientes es el azúcar. Tanto el que añadimos de forma voluntaria como el presente en alimentos como dulces, chocolates, helados, miel, pasteles, galletas, bebidas azucaradas («refrescos») o zumos, aunque sean caseros. ¿Sabías que las personas desnutridas de países empobrecidos solo tienen un elevado riesgo de caries si se exponen a azúcares dietéticos? En cuanto a la fruta fresca o la desecada (Ej.: uvas pasas), pese a que contienen azúcares presentes de forma natural en tales alimentos, su efecto sobre la caries es muchísimo menor (sobre todo en el caso de la fruta fresca) que el de los azúcares presentes en los alimentos antes mencionados.

Menos conocido es el papel del azúcar en el exceso de peso, algo que constató una investigación publicada en 2012 por la doctora Lisa Te Morenga y sus colaboradores, en la revista *British Medical Journal*. Dado que el exceso de peso incrementa el riesgo de padecer diabetes tipo 2, problemas cardíacos e incluso algunos tipos de cáncer, reducir nuestro consumo de azúcar es, hoy por hoy, prioritario.

¿De verdad tomamos tanto azúcar?

Allá por el año 2003, la OMS, publicó su informe «Dieta, nutrición y prevención de las enfermedades crónicas». No se nos borra esa fecha de la cabeza, en buena medida, por la respuesta desmedida que tuvo la industria azucarera ante la recomendación incluida en dicho informe en relación al azúcar: no superar el 10 % de nuestras calorías a partir de «azúcares libres» (la expresión «azúcares libres» hace referencia a todos los monosacáridos y disacáridos añadidos a los alimentos por el fabricante, el cocinero o el consumidor, incluidos los azúcares naturalmente presentes en la miel, los jarabes y los jugos de frutas).

Además de poner el grito en el cielo, los vendedores de azúcar o de alimentos con azúcar intentaron justificar con largas peroratas pseudocientíficas que la cifra debía ser un 20 %. Si lo traducimos a gramos, veremos que ese porcentaje ascendería a consumir a diario, aproximadamente, 100 gramos de azúcar, es decir, unos veinte terrones de azúcar. La OMS, como es lógico, no dio su brazo a torcer. Prueba de ello es el último informe de esta entidad en relación al azúcar, que no solo confirma el 10 %, sino que añade que lo ideal es no superar el 5 % de nuestras calorías a partir de azúcar «con miras a reducir los problemas de salud pública como la obesidad y la caries dental». Una revisión publicada en septiembre de 2014 en *BMC Public Health* fue más allá e indicó que «los objetivos de salud pública deberían establecer las recomendaciones de ingesta de azúcar por debajo del 3 % de la energía ingerida», aunque entendió que la cifra del 5 % sea «un objetivo práctico». ¿Cuánto azúcar tomamos en España? ¿Rondamos el 5 %? Pues no: consumimos, según el más reciente consenso español de prevención y tratamiento de la obesidad, entre el 16 % y el 36 % de nuestra energía a partir de azúcares.

Azúcar oculto y tres pistas para descubrir su escondite

Según la última encuesta dietética realizada a la población española por parte del Ministerio de Sanidad, denominada «encuesta ENIDE»,[11] la mayoría del azúcar que consumimos no proviene del que añadimos voluntariamente a la leche, el té o el café, por poner tres ejemplos. Proviene de los «cereales de desayuno», de los que hablamos en breve, de las galletas (que son «bollería», como se amplía en este enlace: <http://goo.gl/uhmZW3>), de la miel, de los postres lácteos, de la pastelería o repostería (aunque sea casera), de los zumos (también aunque sean caseros), de los batidos, de las golosinas, de los granizados, de los helados, de la horchata, del chocolate y sus derivados, de la mermelada, del turrón y, sin duda, de los mal llamados «refrescos», a los que les dedicaremos unos cuantos párrafos en breve. Tienes estos datos de forma gráfica en el gráfico 7, que nos ha prestado amablemente Miguel A. Lurueña, doctor en ciencia y tecnología alimentaria y capitán de un blog im-

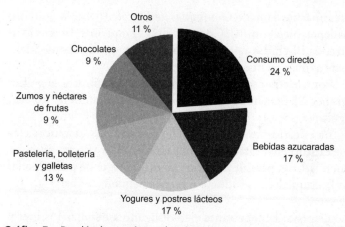

Gráfico 7. ¿De dónde proviene el azúcar que consumimos en España? Gráfica elaborada por Miguel A. Lurueña (publicada con autorización), en base a «Comité Científico de la Agencia Española de Seguridad Alimentaria y Nutrición, 2011» (ver bibliografía).

11. Poco después de la elaboración de este libro, hemos descubierto que el Ministerio de Sanidad ha retirado esta encuesta de su página web. En todo caso, otras encuestas similares aportan resultados equivalentes

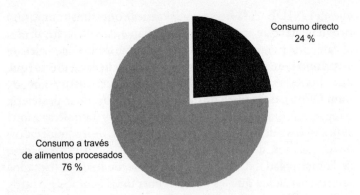

Consumo directo
24 %

Consumo a través
de alimentos procesados
76 %

Gráfico 8. ¿De dónde proviene el azúcar que consumimos en España?

Elaboración propia en base a «Comité Científico de la Agencia Española de Seguridad Alimentaria y Nutrición, 2011» (ver bibliografía).

prescindible llamado *Gominolas de Petróleo* (<www.gominolasdepetroleo.com/>). Como podrás comprobar, lácteos azucarados y bebidas azucaradas comparten «podio» como fuente de azúcar en nuestra dieta.

Por nuestra parte, hemos pensado en simplificar la gráfica (gráfico 8), para que quede claro por qué hablamos de «azúcar oculto».

La cuestión es que en muchos productos el azúcar está agazapado cual ratero tras una esquina. Por suerte, no es un buen ladrón, porque deja tras de sí una serie de pistas, todas en la etiqueta del producto (en letra pequeña, eso sí):

1.ª pista: El fabricante está obligado a detallar los ingredientes en orden de peso, así que cuando revisemos la lista de ingredientes debemos mirar en qué lugar aparece el azúcar. Si aparece en los primeros «puestos», mala señal.

2.ª pista: Por desgracia, la anterior regla no es tan fácil de seguir como parece, porque en ocasiones no encontraremos la palabra «azúcar», sino otra que puede llevarnos a confusión y que, o bien es azúcar, o bien es un derivado con el mismo aporte calórico y el mismo efecto metabólico. En 2014, la Facultad de Medicina de Harvard publicó un documento titulado «Added sugar in the diet» (Azúcar añadido en la dieta), en el que enumeró otros nombres con el que los fabricantes denominan al azúcar en los ingredientes. Son los que aparecen en la tabla 2.

Azúcar crudo	Jarabe de maíz alto en (o rico en) fructuosa
Azúcar invertido	Jarabe de malta
Azúcar moreno	Maltodextrina
Caña de azúcar	Miel
Concentrados de zumos de frutas	Jugo de caña evaporado
Cristales de caña de azúcar	Maltosa
Dextrosa	Melaza (o melazas)
Fructosa o fructosa cristalina	Jarabe (o néctar o sirope) de agave
Glucosa	Jarabe (o néctar o sirope) de arce
Jarabe de maíz	Sacarosa

Tabla 2. Nombres con los que los fabricantes denominan al azúcar en el listado de ingredientes de los productos alimenticios.
Adaptado de: <http://www.hsph.harvard.edu/nutritionsource/carbohydrates/added-sugar-in-the-diet/>.

3.ª pista: Tampoco lo anterior es, en ocasiones, suficiente, porque es posible que el fabricante no haya añadido azúcar, sino que haya convertido partes del producto (Ej.: harina) en azúcar, mediante procesos como la dextrinación, lo que justifica que haya papillas infantiles «sin azúcares añadidos» que contengan muchísimo azúcar. Para detectar el azúcar en estos casos, por tanto, no basta con mirar la lista de ingredientes. Debemos ir a la sección «información nutricional». Allí veremos que indica la cantidad de carbohidratos, y justo debajo pondrá «de los cuales, azúcares». Salvo en el caso de las frutas desecadas, todo producto sólido que tenga aproximadamente el 20 % de su peso (o más) en forma de azúcares, mala señal.

En líquidos la cosa es distinta: cualquier azúcar añadido (o no añadido, en el caso de los zumos naturales) es sospechoso de estropear nuestra salud a largo plazo ante un consumo habitual. Hablemos ahora de unos sólidos azucarados mal llamados «cereales de desayuno», para luego hablar de las bebidas azucaradas.

Cereales de desayuno ¿saludables?

Nada mejor, para entender la paradoja recién citada, que mirar de cerca los llamados «cereales de desayuno», una denominación que chirría como una bisagra oxidada. ¿Conoces el efecto «como es integral, como el doble»? Un efecto que puede hacerte engordar, como ahora veremos. La publicidad de estos productos nos hace creer que estamos ante un alimento equilibrado y nutritivo y, por tanto, recomendable, cuando en realidad es un alimento superfluo. Su contenido en azúcar supera en muchas ocasiones el 20 % del peso del producto (y en algunos casos, el 40 %), algo que se observa incluso en los cereales que más presumen de saludables: los integrales, cuyo contenido en cereales integrales suele ser, además, anecdótico.

Que estos productos estén enriquecidos en fibra o en vitaminas y minerales no compensa los efectos que ejerce sobre nuestra salud su elevado contenido en azúcar. ¿Verdad que aunque le pongas pegatinas de colores a una silla de madera llena de carcoma no deja de ser peligrosa? No conviene dar a menudo estos «cereales» a los niños, que son precisamente sus principales usuarios. Hay trampas peores, como ciertos cereales para bebés («papillas») que presumen en su etiqueta de no tener azúcar (leemos en letras mayúsculas «0 % azúcares añadidos»), cuando su porcentaje de azúcar asciende a un 28 % (<www.goo.gl/PAZDm6>). Eso sí que es «azúcar oculto» y lo demás son tonterías. Hay alguna que otra honrosa excepción, con menos de un 5 % de azúcar y con trigo integral, aunque hay que hacer titánicos esfuerzos para encontrar el producto. No, no diremos la marca, una cosa es que nos alegremos y otra hacerles publicidad (además, ¿y si cambian la composición del producto mañana?).

¿Qué desayunas? Pues por qué no una pieza de fruta fresca de temporada, un puñado de fruta desecada o de frutos secos sin sal, o una ración de muesli alemán sin chocolate ni azúcares añadidos (insistimos: no los confundas con los típicos cereales «de desayuno» azucarados) con leche de vaca, un yogur o una bebida vegetal. También pan integral (mejor sin sal) con verduras crudas, al horno o salteadas. O cualquier otra opción saludable que se te ocurra, y que iremos sugiriendo a lo largo del libro. No decimos, por cierto, que sea imprescindible desayunar, ni mucho ni poco.

Evitar las bebidas azucaradas, prioridad mundial (calorías líquidas y salud)

¿Qué es una bebida azucarada?

La bibliografía que justifica las afirmaciones que indicamos en este punto, además de estar detallada al final del libro, puedes encontrarla en este enlace: <http://goo.gl/WKzPRq>. Para empezar, no nos gusta la palabra «refresco», porque otorga una connotación positiva a un producto que de positivo no tiene nada. Preferimos la denominación «bebidas azucaradas», porque eso es lo que son: bebidas con azúcar. Mucho azúcar. A modo de ejemplo, la típica botella estilizada de 50 centilitros con «bebida azucarada con sabor a cola» contiene la nada desdeñable cifra de 50 gramos de azúcar. Si la bebida es de naranja, atesora en su colorido interior 54 gramazos de azúcar, mientras que si es de limón, 57. Atención, pregunta: ¿qué le dirías a alguien que se sirviera en el café entre 12 y 14 cucharaditas de azúcar? Porque a eso ascienden las cantidades de azúcar recién mencionadas.

Sea como fuere, los investigadores consideran «bebida azucarada» no solo a los archifamosos «refrescos», también a las bebidas deportivas (conocidas como «isotónicas»), a las bebidas «energéticas», a los tés dulces y, también, a los zumos, sean o no caseros. A esta lista puedes añadir, sin problemas, la horchata, una bebida que no solo no es fuente de calcio (aunque sea blanca) ni de ningún otro nutriente, sino que tiene más azúcar que el presente en una bebida azucarada («refresco») de cola. ¿Te sorprende? Pues así es, como puedes ampliar en este enlace: <http://goo.gl/zsAsJH>. Quizá te haya sorprendido, también, haberte encontrado al zumo casero en un apartado dedicado al azúcar. No, no nos hemos equivocado. Pese a que muchas personas creen que los zumos son equivalentes a la fruta fresca, lo cierto es que sus efectos metabólicos no son iguales, como veremos en unas líneas.

¿Hidratarnos con bebidas azucaradas? No, hombre, no

El calor del domingo 17 de julio de 2014 no fue lo único que nos hizo sudar a los que redactamos estas líneas. Un titular del diario *La Vanguardia* nos subió la fiebre: «Los refrescos, fuente de hidratación». En el artículo podíamos leer que hidratarnos con refrescos «es básico en una época como la veraniega». ¿Tan peligrosa es la deshidratación? ¿No será más peligrosa la obesidad? La mejor manera de hidratarnos es bebiendo agua y comiendo hortalizas y frutas, que la contienen en alta proporción; y si tenemos una deshidratación clínicamente real, lo que nuestro médico nos mandará es un suero específicamente diseñado para tomar por vía oral en pequeñas dosis o nos mandará ingresar en un hospital para ponernos sueros por vía endovenosa. O sea, que lo de hidratarnos con refrescos va a ser que no; es más, están totalmente contraindicados en las deshidrataciones (su composición es muy diferente a la de los sueros «de farmacia»).

Hoy, las evidencias científicas que asocian el consumo de azúcar (y no digamos de las bebidas azucaradas) con la obesidad son incuestionables. Hay cálculos que detallan que una lata de bebida azucarada de más cada día puede hacernos ganar 4,5 kg al cabo del año. Esto nos lleva a la OMS, que justifica que, como mínimo, 2,8 millones de muertes anuales son atribuibles al exceso de peso. Sumémosle que el Instituto Americano para la Investigación del Cáncer considera que estas bebidas se asocian con 180.000 defunciones por enfermedades crónicas en adultos cada año, 6.000 de las cuales son por cáncer.

Sin embargo, la relación entre la baja ingesta de líquidos y el riesgo de sufrir diferentes patologías (no digamos la mortalidad) es pero que muy controvertida, como señaló la doctora Margaret McCartney en 2011 (*British Medical Journal*). Su artículo incluyó una célebre frase en relación a ese repetido mantra que nos exhorta a beber de seis a ocho vasos de agua al día: «Eso no solo no es un sinsentido, es un sinsentido ampliamente desacreditado».

¿Sabías que el 66 % de los adultos superamos la recomendación de la OMS en cuanto a azúcares tan solo con «fluidos»? Es grave, porque las bebidas con azúcar promueven más la obesidad que los sólidos con azúcar, probablemente porque nuestro cuerpo no tiene tiempo de activar el mecanismo de la saciedad cuando consumimos un líquido azucarado. Pero estas bebidas no solo son peligrosas en personas con obesidad, también lo son en personas con peso normal (o normopeso), en las que sabemos que pueden incrementar el riesgo cardiovascular. Una investigación recogida en julio de 2015 en *BMJ* concluyó que una lata diaria de estas bebidas, ingerida durante una década, aumenta el riesgo de diabetes tipo 2 en un 18 %, independientemente del peso que tenga el individuo (aunque el riesgo es mayor en personas con obesidad).

Añadamos su claro papel en la promoción de la caries dental: entre el 5 % y el 8 % de los adultos españoles tiene alguna dificultad para comer como consecuencia de problemas dentales. Los dientes influyen muchísimo en nuestra capacidad de comunicarnos y alimentarnos y, por tanto, en nuestra salud física y mental. Una mala dentición puede afectar a nuestra autoestima, por no hablar del dolor y la ansiedad que ocasionan las enfermedades bucodentales, que han llegado a relacionarse con trastornos sociales. Hay incluso investigaciones, como la publicada por Adamowicz y Drewa en 2011, que constatan que estas bebidas pueden promover la disfunción eréctil.

Diversas entidades aconsejan «evitar» las bebidas azucaradas, como es el caso del Fondo Mundial para la Investigación del Cáncer. La palabra «evitar», muy taxativa, refleja la solidez de los estudios científicos sobre esta cuestión. Pensamos que seguir este consejo es una prioridad mundial. Y pensamos también que si no queremos dinamitar nuestra salud, no nos tenemos que hidratar con bebidas azucaradas, aunque tengan agua en su interior, por la misma razón que no debemos «nutrirnos» a base de mayonesa, aunque nos aporte «ácidos grasos esenciales».

¿Y los «refrescos» que no tienen calorías?

Si estás pensando en los «refrescos light», «zero» o sin azúcar, cuyo sabor dulce proviene de edulcorantes bajos en calorías como el aspartamo o la estevia,[12] debes saber que los nutricionistas no somos muy partidarios de ellos. No porque sean tóxicos o cancerígenos (no es el caso, a pesar de los mitos existentes sobre el aspartamo), sino porque tenemos dudas de su posible implicación a largo plazo en el riesgo de obesidad o porque sabemos que pueden generar una preferencia, en sus consumidores habituales, por alimentos muy dulces, algo que empeorará la calidad de su patrón de alimentación. Solo nos parecen justificables en ciertas personas que toman a diario altas cantidades de bebidas azucaradas, como paso intermedio antes de conseguir que su paladar se acostumbre a saciar la sed con agua.

---

12. Sobre la estevia recomendamos leer este texto: <http://www.consumer. es/web/es/alimentacion/aprender_a_comer_bien/2015/09/16/222635.php>.

Bebidas «energéticas» y salud, conceptos antagónicos

Aquí hablamos de esa categoría de bebidas azucaradas que en muchas ocasiones nos prometen lo siguiente «te da alas». No concretan en qué pared se estampará uno por culpa de dichas alas. Aparecieron en Japón en 1960, aunque hasta 1987 no llegaron a Europa, producidas por la empresa Red Bull®. Muchas personas las confunden con las bebidas diseñadas para deportistas, conocidas como «bebidas isotónicas». Ambas tienen puntos en común, como la presencia de azúcar, pero la verdad es que son bien fáciles de diferenciar, dado que las bebidas energéticas contienen mucha cafeína (entre 70 y 400 miligramos por litro, y a veces más). Casi todas contienen una sustancia llamada «taurina» (un aminoácido que nuestro cuerpo fabrica por sí mismo) y en bastantes ocasiones vitaminas y extractos de plantas.

La acepción «bebidas energéticas», con la que se conocen, es de lo más desafortunada, además de no aparecer recogida en ningún código alimentario oficial. Desafortunada porque insinúa que nos dan «energía», nada más lejos de la realidad. La publicidad de estas bebidas insinúa que pueden «estimular, energizar o potenciar» a sus consumidores. Sin embargo, la Autoridad Europea de Seguridad Alimentaria (EFSA) no permite, desde 2011, que los fabricantes de estas bebidas les atribuyan la capacidad de mejorar el rendimiento mental, el tiempo de reacción, la alerta o la memoria, o de «energizar».

Hasta ahora, sus ventas han ido aumentando a un ritmo de al menos un 10 % cada año, como mínimo, y con sus ventas aumentan los problemas que provocan en los consumidores, sobre todo si son adolescentes. A los riesgos antes citados para las bebidas azucaradas hemos de sumar aquí peor calidad del sueño, alteraciones de la tensión arterial, palpitaciones cardíacas, náuseas, vómitos, convulsiones y un feo etcétera. Todos deberíamos evitarlas, pero más todavía los niños o adolescentes. Estos últimos son precisamente el público diana de sus inteligentísimas campañas publicitarias.

¿Tienes un sillón a mano? Lo decimos porque una encuesta publicada por la Autoridad Europea de Seguridad Alimentaria en marzo de 2013 mostró que casi dos de cada diez menores de 10 años toman dos litros de bebidas «energéticas» al mes. Sí, has leído bien, dos litros al mes, menores de 10 años. El consumo es mayor en adolescentes, como es lógico (que no «normal»): el 68 % de los adolescentes toma estos mejunjes casi a diario. Es para flaquear, perder el sentido y, finalmente, desmayarse (por eso lo del sillón).

Lo más peligroso de estas bebidas viene cuando se combinan con alcohol. El motivo no tiene que ver con una reacción química, sino con la elevadísima concentración de cafeína en las «bebidas energéticas», que enmascara los efectos depresores del alcohol sobre el sistema nervioso central y demora su aparición. El individuo, al no encontrarse mal (porque los efectos del alcohol se han camuflado por la cafeína), sigue consumiendo bebidas alcohólicas, y eso es potencialmente letal. Sabemos que quien mezcla alcohol con estas bebidas (no lo hagas, por favor) es tres veces más propenso a beber en exceso, por lo que es mucho más probable sufrir una intoxicación etílica, una circunstancia que ocurre cada vez más frecuentemente. Lamentablemente. Tienes más información en el texto «Red Bull con alcohol y jamacucos»: <http://goo.gl/GtPsQQ>.

Apostemos solo por la educación... dicen los vendedores de «refrescos» (risas)

Tras leer los anteriores datos ¿piensas que basta con educar a la población para reducir el consumo de azúcar? Es lo que propone de forma insistente la industria alimentaria... temerosa por sus ventas. El marketing es una herramienta más poderosa de lo que parece. Las empresas que venden bebidas azucaradas invierten cada año cerca de mil millones de dólares en publicidad. ¿Qué gobierno puede pagar mil millones de dólares para educar a la población acerca de los riesgos de los «refrescos»? Es una ingenuidad tremenda esperar que la población entienda que debe evitar los «refrescos» cuando quien publicita sus virtudes tiene una capacidad de alcance tremendamente mayor que quien publicita sus riesgos. Estamos convencidos de que los gobiernos deberían tomar medidas urgentes para regular el marketing de los productos azucarados, con medidas como prohibir la presencia de «refrescos» en máquinas expendedoras de escuelas, centros sanitarios u hospitales. La mera información o educación a la población no es en absoluto suficiente ni realista cuando las prácticas comerciales que acompañan a estas bebidas son arrolladoras.

Nadie dice, por cierto, que las bebidas azucaradas sean un veneno (bueno, la combinación «bebida energética» con alcohol sí lo es un poco). Decimos que no son inofensivas, que no es lo mismo. Y que hacernos creer que bebiéndolas tocaremos la felicidad o mejoraremos nuestra vida sexual, como sugiere cierta empresa, nos parece un sarcasmo intolerable, un cruel insulto a la razón y un atropello a la salud pública.

Zumos de fruta (sean o no caseros)

Cuando los que nos dedicamos a la divulgación nutricional recomendamos tomar menos calorías a partir de azúcar no hacemos referencia al presente de forma natural en las frutas, en las hortalizas o en la leche (lactosa), sino que aludimos a los azúcares añadidos a los alimentos o a las bebidas por el fabricante, por el cocinero o por el consumidor, además de los azúcares presentes de forma natural en la miel, los jarabes y, también, los zumos de frutas... aunque sean caseros.

Es decir, los azúcares de las frutas frescas no son sustancias cuya ingesta debamos disminuir. Sin embargo, los azúcares naturalmente presentes en el zumo recién exprimido (aunque sea casero y sin azúcares añadidos), sí computan como azúcares cuyo consumo debemos limitar. Esto guarda relación con la velocidad con la que nuestro cuerpo metaboliza la fruta masticada, mucho más baja que la que necesita para «procesar» los zumos de frutas, y con factores relacionados con nuestros mecanismos de saciedad, que se activan mejor con alimentos sólidos que con líquidos.

Mientras que están bien documentados los efectos beneficiosos del consumo de fruta fresca, los estudios disponibles alertan de los riesgos de consumir muchos zumos de fruta en sustitución de la fruta, sobre todo en niños. De entre dichos riesgos (a largo plazo, se entiende) destacan la obesidad y la diabetes tipo 2. Como ves, no conviene sustituir las frutas frescas por zumos de fruta, aunque sean caseros. Es cierto que un zumo de fruta 100 % es mejor que un refresco, pero no lo es que sea sinónimo de fruta fresca.

¿Tomas zumos o cualquier otra sustancia porque piensas que te falta vitamina C? Pues debes saber que las encuestas revelan que multiplicamos entre dos y cuatro veces las ingestas aconsejadas de vitamina C. La consumimos, sobre todo, a partir de frutas y verduras (aportan el 79 % de la vitamina C que tomamos). Nuestro elevado consumo de esta vitamina no supone ningún riesgo (sí puede suponerlo tomar la vitamina C en pastillas), pero sí supone un riesgo otro consumo que también es muy elevado: el de zumos de frutas. Vale la pena tenerlo en cuenta para evitar caer en equívocos.

SAL Y ALIMENTOS SALADOS

Si el azúcar está oculto, no digamos la sal. Seguro que no sabías que a la carne de pollo se le inyecta a menudo sal para que esté más suculenta. Nosotros lo hemos descubierto hace poco, no creas. ¿Por qué «veneramos» tanto la sal? Es posible que guarde relación con su aspecto «blanco, inmaculado, incorruptible e imperecedero», tal y como reza un antiguo proverbio árabe. Este valor simbólico (en buena parte responsable de la lucha del hombre por conseguir sal) la ha convertido a lo largo de los tiempos en un emblema de la inmutabilidad y, por tanto, de la inmortalidad. Nada más lejos de la realidad: la sal eleva la tensión arterial y el riesgo de hipertensión de una forma lineal (a más sal, más riesgo de hipertensión), lo que genera numerosísimas muertes por enfermedades cardiovasculares. Tomar mucha sal también se relaciona con un mayor riesgo de de cáncer de estómago, de piedras en los riñones y de osteoporosis.

Nuestro Ministerio de Sanidad considera que consumir sal dentro de los límites recomendados (ahora mismo los citamos) evitaría, cada año, unos 20.000 accidentes cerebrovasculares y unos 30.000 eventos cardíacos. También detalla que el 45 % de infartos y el 50 % de ictus están asociados al consumo excesivo de sal. Los cálculos más fiables estiman que 1.650 millones de muertes por enfermedades cardiovasculares son atribuibles al elevado consumo de sal.

Como máximo deberíamos tomar 5 gramos de sal cada día (límite a no superar), pero la ingesta de sal en España (y en muchos otros países) duplica dicho límite. ¿Quitamos el salero de la mesa? No es suficiente: la mayoría de la sal que tomamos no la añadimos de forma voluntaria. Es «sal oculta», o sea, sal que hemos consumido sin saberlo, porque forma parte de alimentos que hemos ingerido. El gráfico 9 muestra estos datos de forma gráfica.

Según las Jornadas de debate sobre el Plan Nacional para la Reducción del Consumo de sal en España, los principales alimentos que aportan sal a nuestros menús son estos cuatro:

- Embutidos
- Pan y panes especiales (exceptuando el pan sin sal)
- Quesos
- Platos preparados

Pero hay muchos otros, debido a que cada vez hay más y más alimentos salados a nuestro alrededor. Una de las claves

¿De dónde proviene la sal que consumimos?

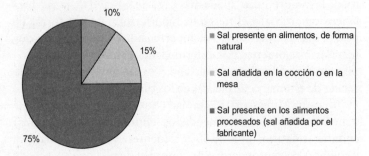

10%

15%

■ Sal presente en alimentos, de forma natural

▣ Sal añadida en la cocción o en la mesa

■ Sal presente en los alimentos procesados (sal añadida por el fabricante)

75%

Gráfico 9. Origen dietético del total de la sal consumida por la población
Fuente: Michel AR, 2003.

para la disminución en la ingesta de sal, de nuevo, no reside tanto en educar y en confiar en que la población tome medidas al respecto, sino en regular y limitar su contenido en los alimentos. Ello se traducirá no solo en importantes mejoras de la salud, sino también en notables ahorros en el gasto sanitario. En todo caso, creemos que es importante que seas consciente de los problemas relacionados con la alta ingesta de sal, por si alguien te hace creer que «salud» proviene de la palabra sal (salud, por si no lo sabías, proviene del vocablo latino *salus*, una expresión polisémica utilizada para referirse a la salud, pero también, por ejemplo, al saludo).

Un truco para detectar cuándo un alimento es «rico en sal» es revisar, en su etiqueta, su información nutricional. Según el Ministerio de Sanidad, un alimento tiene «mucha sal» cuando iguala o supera 1,25 gramos de sal por cada 100 gramos de alimento, y que aporta «poca sal» (es la situación ideal) cuando tiene 0,25 gramos (o menos) de sal por cada 100 gramos de alimento.

Muchos gobiernos intentan reducir por ley, de manera progresiva, la cantidad de sal de los productos procesados que más sal aportan a nuestra dieta, como propone la OMS. Nuestro Ministerio de Sanidad, por ejemplo, acaba de firmar un acuerdo con los fabricantes de aperitivos para que disminuyan un 5 % su contenido en sal. Toma nota: 100 gramos de patatas fritas (uno de los aperitivos más consumidos en España) aportan unos 2 gramos de sal por cada 100 gramos. Reducir un 5 % su contenido en sal significa que tendrán 1,9 gramos de sal. Es decir, han pasado de tener una barbaridad de sal a tener muchísima sal.

Mientras alguien arregla estos desaguisados, nos toca mover ficha e ingerir «menos» cárnicos procesados (salchichas, embutidos y fiambres en general), menos queso, menos platos preparados y decantarnos por el pan sin sal. ¿Seremos capaces? Creemos que sí, de igual manera que muchísimas personas se han pasado a la cerveza sin alcohol. Es cuestión de ser conscientes de los ya citados peligros del abuso de la sal, y de habituar a nuestro paladar, poco a poco, a disfrutar de los alimentos sin necesidad de recurrir al muy potente sabor que les otorga la sal.

Podemos reforzar el consejo anterior afirmando que conviene cocinar con menos sal y sustituir el salero por el especiero. Las especias se suelen clasificar en siete categorías:

- Frutos: anís, cilantro, eneldo, pimienta o vainilla
- Semillas: cardamomo, mostaza o nuez moscada
- Flores: clavo
- Rizomas: cúrcuma o jengibre
- Cortezas: canela
- Raíces: rábano picante
- Hojas: orégano, perejil, romero o tomillo

¿Las tienes en casa? Ese es el principal truco para acabar apreciándolas (revisa la etiqueta, por cierto, porque en ocasiones el fabricante les añade sal). Las especias, además de ayudarnos a tomar menos sal, son la prueba de que color, sabor y aroma no son incompatibles con la salud.

La poca sal que tomemos conviene que sea yodada (con media cucharadita al día es más que suficiente). Yodada no es sinónimo de «marina», ni mucho menos «del Himalaya», «Maldon», «de especias», «ahumada», «gorda», «en escamas», «negra», «flor de sal», etc. (sales que en muchas ocasiones se acompañan de declaraciones de salud de lo más falso). Si estás pensando en cubrir tu ingesta de yodo con algas, es preciso que sepas que las algas marinas suelen tener demasiado yodo, algo que puede poner en peligro nuestra delicada e importante glándula tiroides. Si la afirmación te parece rotunda o injustificada, tienes más información en este enlace: <http://goo.gl/DApwpE>.

Para finalizar este apartado, y volviendo a la sal, esperamos que hayas entendido que no basta con alejar el salero, debemos disminuir nuestro consumo de sal oculta en los alimentos antes citados, pero también en muchos productos procesados. Hablemos de ellos.

PRODUCTOS ALIMENTICIOS MUY PROCESADOS

Nuestro cerebro vive rodeado de señales que nos invitan a comer y que nos recuerdan cómo, dónde y cuándo podemos hacerlo. Pero nuestros mecanismos cerebrales no son muy distintos a los presentes en el ser humano a lo largo de la historia, por lo que seguimos presentando una tendencia innata a seleccionar alimentos ricos en grasa, azúcar y sal, que se explica gracias a mecanismos de adaptación que nos permitieron sobrevivir en condiciones de escasez de alimentos.

Si resulta que lo que consumimos, además, debilita las señales cerebrales que nos invitan a dejar de comer (los sabores dulces, grasientos o salados avisan a nuestro cerebro de que los alimentos que los contienen nos aportarán nutrientes importantes para la supervivencia), estamos ante un serio problema. Es el caso de los productos muy procesados, que además de azúcar, sal y grasa suelen contener saborizantes, emulsionantes y otros aditivos cuyo fin es imitar a los alimentos reales. Los imitan tan bien que nos creemos que son alimentos, cuando más bien son sustancias comestibles. La prueba de que nos lo creemos la tenemos en que nos aportan cerca de la mitad de las calorías que consumimos (¡imagínate que la mitad del líquido con el que riegas una planta no fuera agua, sino aguarrás o quitaesmalte!). Tales productos abundan de lo lindo en nuestro entorno y no solo son muy accesibles, además resulta que son muy baratos.

¿Te has preguntado alguna vez por qué la fruta o la verdura no tiene sabor? Puede que creas que es por culpa de la agricultura intensiva o algo por el estilo. En realidad no es que no sepa a nada, sino que no TE sabe a nada. Y no lo hace porque tu paladar se ha acostumbrado al potentísimo sabor de los alimentos procesados. Para que vuelvan a tener sabor los saludables vegetales es preciso que alejes de tu hogar los productos superfluos... que, insistimos, suman buena parte de las calorías que tomamos.

Así que después de hablar de azúcar y sal, toca mencionar a los «alimentos» altamente procesados, a veces denominados «ultraprocesados» o «ultratransformados», que nos negamos a considerar «comida», de igual manera que tampoco consideramos que el humo que sale del tubo de escape de un coche sea «aire». Una pista para detectarlos es saber que, salvo excepciones (como aceite, frutos secos o fruta desecada) suelen aparecer en una cesta de Navidad o llevar envases llamativos de plástico o papel de aluminio. Cuentan con poderosas y persuasivas campañas de marketing, que usan estrategias como poner «natural», «tradicional», «artesano» o «elaborado con miel» en su denominación comercial, para que caigamos como moscas. Cumplen a rajatabla las cuatro pes del marketing que citamos más adelante, de ahí esta opinión de la doctora Margaret Chan, directora general de la OMS:

Los alimentos altamente procesados están científicamente diseñados para ser irresistibles, así que la gente come más de lo que necesita para satisfacer su hambre.

Se caracterizan por tener muchas calorías en poco volumen, por esconder grandes cantidades de grasas, sal y azúcar añadidos y por ser pobres en nutrientes importantes. En nuestro medio cada individuo consume entre 80 y 90 kilos anuales de estos productos, de ahí que buena parte de las calorías, del azúcar y de la sal que tomamos provengan de ellos.

Para que entendamos que estos kilos no son «peso pluma», veamos un estudio publicado por Ulf Risérus y colaboradores en 2014. Estos investigadores constataron que añadir a nuestra dieta habitual tres magdalenas al día (conocidas en inglés como «muffins») puede hacernos aumentar un 3 % el peso corporal (algo que en nuestro caso rondaría los 2 kilos de peso, que se dice pronto). Investigadores de la Universidad de Birmingham añadieron en 2013 (revista científica *Appetite*) algunos ejemplos más de alimentos muy procesados a cuyo sabor no nos podemos resistir y que, por tanto, consumimos más allá de nuestra necesidad de reponer energía. Son los siguientes:

— Dulces y postres como el chocolate, buñuelos, galletas, pasteles, dulces, helados de crema
— Comidas rápidas como hamburguesas, pizza o pollo frito
— Bebidas azucaradas, de las que ya hemos hablado
— Aperitivos salados como patatas fritas, o galletas saladas

Datos aportados por la Asociación de Fabricantes de Aperitivos revelan que los españoles ingerimos 280 millones de kilos de aperitivos cada año. De lo que podemos deducir, tras unos pequeños cálculos, que cada uno de nosotros podríamos estar dieciséis días sin comer solo con las calorías que nos aportan tales productos. Aunque hay una excepción: los frutos secos no salados. Aunque suelen considerarse aperitivos, son la mar de saludables (o, mejor dicho, no son insaludables) y de hecho no es justo considerarlos alimentos muy procesados.

En la lista, como hemos visto, aparecen los *fast food*. ¿Sabían que mientras que en Estados Unidos la inversión financiera para promocionar el consumo de frutas y hortalizas asciende a entre tres y cinco millones de dólares anuales, el gasto en marketing de *fast food* (comida rápida) dirigido a niños y adolescentes también es de unos cinco millones, pero no anuales, sino diarios. No hemos encontrado datos para España, pero estamos seguros de que la situación será similar (no en cuanto a la cifra, pero sí en cuanto a la diferencia entre el gasto destinado a una y otra «causa»). Incluimos a continuación un gráfico que detalla qué porcentaje invierten las industrias del *fast food* en marketing de *fast food* dirigido a niños. Fíjate, sobre todo, en el montante invertido «dentro de las escuelas». Con razón la multinacional McDonald's vende más de 75 hamburguesas por segundo, y con razón Rubén A. Arribas, profesor de escritura creativa, afirma, parafraseando a El último de la fila,[13] que «cuando el mercantilismo entra por la puerta, la salud salta por la ventana».

¿Entiendes ahora por qué no hemos empezado el capítulo diciendo lo saludable que es comer apio, frutos del bosque o brotes de alfalfa? Es mucho más importante entender qué debemos evitar que explicar, por ejemplo, que los cítricos son sanadores (algo que, además, no es verdad).

En este apartado de productos ultraprocesados podemos incluir, sin pestañear, a los «cereales de desayuno» que hemos mencionado más arriba. Sean o no «integrales», su cantidad de azúcar suele ser desmesurada, así que nuestro consumo, en su caso, no debe ser diario (sobre todo en niños). Ponemos «integrales» entre comillas porque en muchas ocasiones tienen de integrales lo que nosotros de invertebrados.

---

13. Grupo español de música que tiene un disco titulado *Cuando la pobreza entra por la puerta, el amor salta por la ventana*, editado en 1985 por la discográfica PDI.

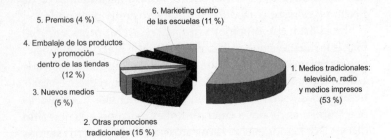

5. Premios (4 %)

6. Marketing dentro de las escuelas (11 %)

4. Embalaje de los productos y promoción dentro de las tiendas (12 %)

3. Nuevos medios (5 %)

2. Otras promociones tradicionales (15 %)

1. Medios tradicionales: televisión, radio y medios impresos (53 %)

Gráfico 10. Porcentaje invertido cada año por la industria del *fast food* en Estados Unidos para promocionar sus productos a niños y adolescentes.

Adaptado de: Federal Trade Commission, «Marketing food to children and adolescents», julio de 2008. En: <http://www.ftc.gov/sites/default/files/documents/reports/marketing-food-children-and-adolescents-review-industry-expenditures-activities-and-self-regulation/p064504foodmktingreport.pdf>. [Consulta: 24 de febrero de 2016.]

Tomar a menudo cereales refinados en vez de sus versiones integrales (pan integral, pasta integral, arroz integral u otros cereales como quinua, avena, cebada o maíz, siempre que estén de verdad en su forma integral) puede aumentar el riesgo de padecer una larguísima lista de enfermedades: diabetes tipo 2, hipertensión, cardiopatía, algunos tipos de cáncer e incluso el riesgo de morir prematuramente. Las evidencias científicas al respecto son claras, de ahí que hoy se considera que dejar de consumir cereales refinados para pasar a tomar integrales es una prioridad de salud pública.

Resulta interesante destacar que refinar el trigo (o cualquier otro cereal) hace perder aproximadamente la mitad de las vitaminas, de los minerales o de la fibra que contiene, y que genera la pérdida de entre doscientas y trescientas veces su contenido en unas sustancias posiblemente protectoras de la salud llamadas fitoquímicas. Pero puede ser que los beneficios de los integrales no estén escondidos en sus nutrientes o fitoquímicos, sino en que el consumo de refinados desplace el consumo de otros alimentos saludables de la dieta, de los que hablaremos en breve: frutas, hortalizas, frutos secos, legumbres... y cereales integrales. O, dicho de otro modo, no es que la quinua, por poner un ejemplo de cereal integral, sea milagrosa, es que el consumo habitual de arroz blanco no es recomendable.

Pensamos que de igual manera que no tiene sentido usar palabras cuyo significado desconocemos, tampoco lo tiene consumir a menudo productos cuyo efecto sobre nuestra salud es, como mínimo, dudoso. La solución a este problema no es otra que tomar más alimentos frescos y cocinar más. Una pizza vegetal con harina integral, hecha en casa, cuesta solo unos minutos de preparación, y en vez de los sesenta ingredientes que encontramos en una pizza precocinada, llevará tan solo quince y en ella no habrá grasas trans, azúcar o potenciadores del sabor. Además, tendrá menos sal, será más barata, estará más buena, sabremos qué estamos comiendo sin necesidad de mirar una etiqueta y disfrutaremos del placer de consumir algo que hemos hecho con nuestras propias manos. En la tabla 3 hemos detallado un pequeño listado de productos muy procesados que, entre otras características, tienen en común que no requieren preparación para ser consumidos y que suelen presentar una alta densidad energética, es decir, aportan mucha energía en poco volumen.

Hemos llegado a ver en el supermercado engendros tan rematadamente insanos que nos da por pensar que quizá los fabriquen para que la gente no se sienta tan mal comiendo el resto de sustancias comestibles («Al menos esto no es tan malo, así que para adentro»). En la tabla, como podrás comprobar, mencionamos las carnes procesadas, de las que hablamos a continuación.

NADA O CASI NADA DE CARNES PROCESADAS

Que hable Bob Esponja

El personaje de dibujos animados Bob Esponja, en el episodio «Témele a una cangreburguer», se vuelve loco de tanto trabajar,

Alimentos elaborados con miel
Aperitivos dulces o salados
Barritas de cereales
Bebidas azucaradas
Bebidas «energéticas»
Bebidas lácteas azucaradas
Bollería casera o industrial (piensa en la cantidad de azúcar que utilizas)
Carnes procesadas
Cereales de desayuno
Chocolate o productos con base de chocolate
Confitería
Fast food (Ej.: pizzas precocinadas)
Fideos instantáneos
Galletas dulces o saladas
Helados, horchatas o granizados
«Nuggets» de pollo o pescado
Pan con adición de grasas y otros aditivos
Pastelería casera o industrial (piensa en la cantidad de azúcar que utilizas)
Platos precocinados congelados
Polvos para elaborar «zumos»
Postres lácteos
Salsas (Ej.: mayonesa, nata, etc.) y mantequillas o margarinas
Sopas en polvo o precocinadas
Zumos azucarados

Tabla 3. Alimentos muy procesados cuya ingesta conviene limitar o, en el caso de las bebidas azucaradas o de las carnes procesadas, evitar.

Adaptado de: *BMJ Open*. 2016 Mar 9; 6(3): e009892.

y empieza a tener visiones en las que se le aparecen cangreburguers terroríficas. En un momento dado, una de ellas, en vez de perseguirle, le da una tregua y le regala un batido de chocolate.

—¡Cuánto me alegra que volvamos a ser amigos! —dice Bob Esponja.

—Recuerda, Bob Esponja, que yo siempre estaré contigo, justo aquí —responde la cangreburguer, señalando al pecho de Bob Esponja.

—¿En mi corazón?

—Más bien en tus arterias.

La cangreburguer tiene toda la razón: el consumo habitual de carnes procesadas aumenta de forma clara nuestro riesgo cardiovascular. Aunque también el de cáncer colorrectal, que en España es el tipo de cáncer más frecuente. Pero aclaremos primero qué es «carne procesada».

¿Qué es «carne procesada»?

Seguro que recuerdas el revuelo que desató, a finales de 2015, la publicación de un informe de la OMS que clasificó a las carnes procesadas como «carcinógenas para los humanos». Definió «carne procesada» como aquella «que ha sido transformada a través de la salazón, el curado, la fermentación, el ahumado u otros procesos para mejorar su sabor o su conservación». La mayoría de las carnes procesadas se elaboran con carne de cerdo o carne de res, aunque también pueden contener «otras carnes rojas, aves, menudencias o subproductos cárnicos, tales como la sangre». Tienes las principales carnes procesadas en la tabla 4:

Beicon	Lomo embuchado
Butifarra	Morcilla
Cabeza de jabalí (fiambre)	Mortadela
Carne en conserva	Pechuga de pavo (fiambre)
Cecina o carne seca	Preparaciones y salsas a base de carne
Chistorra	Salami
Chorizo	Salchicha tipo frankfurt
Fuet	Salchicha tipo país
Jamón cocido	Salchichón
Jamón curado	Sobrasada

Tabla 4. Principales carnes procesadas.

Adaptado de: «Preguntas y respuestas sobre la carcinogenicidad del consumo de carne roja y de la carne procesada» (Agencia Internacional de Investigación sobre el Cáncer).

¿Por qué estamos tan convencidos de que debemos disminuir o eliminar su consumo?

Los embutidos son ricos en ciertos nutrientes, como proteínas, hierro o zinc. Entonces ¿por qué en la *Guía para una alimentación saludable*, publicada en 2007 de forma conjunta por dos sociedades españolas (SENC y semFYC) no se concretó una recomendación de ingesta? Es decir, ¿por qué no se nos «recomienda» ningún gramaje concreto a consumir a diario o de forma semanal o mensual, sino que se indicó que el consumo de estos alimentos debía ser «ocasional y moderado»? Porque estos productos, además de tener los nutrientes antes citados, también esconden una notable cantidad de energía, grasas saturadas y sal. Pero hay otros motivos, más importantes todavía.

Existen suficientes evidencias científicas de que el consumo de carnes procesadas se relaciona con el riesgo cardiovascular, como ya hemos indicado, pero también con el cáncer colorrectal. Tales evidencias las recogió la OMS en 2015 en un informe que elaboraron veintidós expertos independientes y sin conflictos de interés, convocados por la Agencia Internacional de Investigación sobre el Cáncer (IARC). En él se justificó que cada porción diaria de 50 gramos de carne procesada incrementa el riesgo de padecer cáncer colorrectal en un 18 %, aunque puntualiza que «para un individuo, el riesgo de desarrollar cáncer colorrectal por su consumo de carne procesada sigue siendo pequeño, aunque este riesgo aumenta con la cantidad de carne consumida». Es un mensaje tranquilizador (el incremento en el riesgo es pequeño), aunque no debemos olvidar que «el impacto global sobre la incidencia del cáncer es de importancia para la salud pública», de nuevo según la OMS. No sabemos cuál es nuestro riesgo individual de padecer un cáncer colorrectal, así que ese pequeño incremento puede que no nos afecte, o puede que sea la gota que colma el vaso.

Leemos en el libro *Nutrición y cáncer. Lo que la ciencia nos enseña*, recién publicado, que en España la carne procesada es responsable del 1,8 % de todos los tumores. Es una cifra muy inferior a la cantidad de cánceres que genera el tabaco (20 %) o el alcohol (11 %), pero que dos de cada cien tumores se atribuyan a las carnes procesadas es algo a tener muy en cuenta.

Pasa algo parecido con el cinturón de seguridad: si un individuo no lo lleva puesto aumenta un poco su riesgo de muerte (porque no es habitual que tengamos un accidente), pero si ningún individuo lo lleva puesto, miles de personas morirán. Aunque en esta metáfora conviene hacer una puntualización: si no tenemos ningún accidente, no llevar el cinturón no nos afectará, pero consumir derivados cárnicos, aunque no desarrollemos un cáncer, sí afectará, aunque sea un poco, a nuestra salud a largo plazo. De entre las personas que padezcan un cáncer de colon atribuible a las carnes procesadas, la mayoría se salvará gracias a los modernos avances en medicina, pero muchas tendrán secuelas de por vida.

¿Qué explica este riesgo de cáncer? No está claro. Hay varios componentes en las carnes procesadas, pero también en las carnes rojas (hablamos de ellas en el siguiente capítulo) que pueden justificar su papel en el riesgo de cáncer (como el hierro hemo, compuestos N-nitroso, hidrocarburos aromáticos policíclicos o aminas aromáticas heterocíclicas, sodio), pero la OMS detalla que «todavía no se comprende completamente cómo se incrementa el riesgo de cáncer por la carne roja o la carne procesada». O sea, no sabemos todavía por qué se genera este riesgo, pero sí sabemos que se genera. Para que nos entendamos: si una silla se tambalea es preciso averiguar por qué lo hace, pero lo primero es dejar de sentarnos en ella. Pensamos, asimismo, que debemos estar segurísimos de que es un componente particular el responsable del riesgo, para evitar trampas como retirar el compuesto y fomentar que es del todo sano, o añadir una sustancia supuestamente protectora con la excusa de que anula el efecto del componente «dañino» (¿dice usted que eran los nitritos?, ¡pues nada, añadimos vitamina C, que es antioxidante, y asunto terminado!»).

La OMS no fijó el límite de **carne procesada** que se debería comer, aunque existen estudios cuyos autores apuntan que no debería superar los 20 gramos diarios. Es el caso de la investigación publicada en marzo de 2013 en la revista *BMC Medicine*, que indicó que si los europeos tomáramos menos de 20 gramos diarios de carnes procesadas, la mortalidad poblacional podría disminuir en un 3,3 %. Como la media de ingesta de estos productos en España asciende a unos 35 gramos diarios, es preciso consumirlos un poco menos, para lo que bastaría con tomar una loncha menos de jamón al día (que pesa unos 20 gramos) o dos lonchas de chorizo menos (16 gramos). Pero no todo el mundo piensa como la OMS: el Fondo Mundial para la Investigación del Cáncer (WCRF, en sus siglas en inglés) considera que lo idóneo es evitar en el día a día el consumo de estos productos. Opina de igual manera el Departamento de Nutrición de la Universidad de Harvard. Su consejo se justifica por estudios como el publicado en febrero de 2014 en la revista *American Journal of Epidemiology,* que relacionó claramente el consumo de carnes procesadas con el riesgo de mortalidad. En todo caso, el WCRF emitió su recomendación tras constatar que no existe una cifra que no incrementara el riesgo de cáncer de colon, muy frecuente en la población. De ahí que hayamos titulado este apartado «Nada o casi nada de carnes procesadas».

Sobre nuestro amor a los cárnicos procesados

El WCRF es consciente de que sus consejos chocan con el «amor a los cárnicos procesados» que profesa la población. Es un amor que viene de lejos. Antaño, los embutidos permitían a las familias conservar durante todo el año los productos cárnicos, gracias a la utilización de ingredientes como la sal, los nitritos y otros conservantes. Pero las modernas técnicas de conservación de los alimentos, además del uso generalizado de frigoríficos y congeladores en los hogares, hacen que sea innecesario elaborar o utilizar embutidos (no necesitamos preservar carne para otras épocas del año). Es decir, el consumo actual de estos alimentos se justifica por el placer o por la tradición, pero no por su valor nutricional. El caso es que el consumo actual es demasiado elevado: en la encuesta ENIDE, llevada a cabo a una muestra representativa de adultos españoles, se concluyó que tomamos demasiados derivados cárnicos. De hecho, el grupo de alimentos «cárnicos y derivados» supone en España nuestra primera fuente de calorías, según dicha encuesta.

Que quede claro que un consumo ocasional de beicon, jamón, salchichas o chorizo «no va a matar a nadie», en palabras del WCRF. Pero debemos saber que estos productos no pueden formar parte de nuestro patrón de alimentación. Mientras que el riesgo a título individual puede ser pequeño, a escala poblacional no lo es tanto. Es como si quitamos unos cuantos ladrillos a un edificio o si tiramos un bidón de gasolina al océano: ni el edificio se derrumbará ni el océano se contaminará gravemente. Pero si todos nosotros quitamos unos cuantos ladrillos a todos los edificios de una gran ciudad o volcamos bidones de gasolina en la playa más cercana, ten por seguro que muchos edificios se vendrán abajo y que el océano se volverá inhabitable.

¿Y ahora qué como?

Nos parece estar escuchando a alguien gritar «¿Y qué pongo en el bocadillo?». Si es tu voz la que hemos oído, te diremos, en primer lugar, que no es imprescindible tomar bocadillos. En segundo lugar, que es mejor que los hagas con pan integral sin sal, que está delicioso, al que puedes añadir tú una pizca de sal yodada (tendrá menos sal de lo que suele llevar el pan). Y, en tercer lugar, que decir «Si no como chorizo, ¿qué como?» nos suena bastante similar a «Si no leo revistas del corazón, ¿qué leo?». Hay muchísimos libros interesantes para leer, y muchísimos alimentos saludables a añadir a un bocadillo: berenjena a la plancha, aguacate, almendras tostadas con rodajas de tomate maduro y un chorrito de aceite (sí, has leído bien, pruébalo y verás), calabacín salteado con cebolla, pimiento rojo en tiras con pipas de calabaza, hummus (puré a base de garbanzos), tofu (derivado de la soja), croquetas vegetales y un largo etcétera. Es cuestión de aderezar la imaginación con una pizca de osadía y un hilo de improvisación.

Espera, alguien más grita. ¿Cómo dices? ¿Que te faltará hierro por no tomar carne o derivados cárnicos? Se nos ocurren dos respuestas. La primera es que tomar mucha carne roja o derivados cárnicos con el objetivo de cubrir los requerimientos de hierro es como «desnudar un santo para vestir a otro», locución proverbial que el Centro Virtual Cervantes explica así: «Se emplea cuando se intenta arreglar algo estropeando otra cosa». Nos propone, por cierto, este divertido sinónimo: «Hacer un hoyo para tapar otro». La segunda respuesta, más justificada, la encontrarás en el capítulo siguiente, titulado «Menos animales».

¿Culpables y responsables?

En una entrevista para *El País*, el doctor Esteve Fernández, presidente de la Sociedad Española de Epidemiología, declaró: «Desde la salud pública intentamos no culpabilizar a las personas, porque apelar a que tienen libertad de elección es falso. Hay un vector muy importante, que es la industria: la presión que hacen mediante la publicidad». Traemos aquí sus palabras porque pese a que hasta ahora hemos visto bastantes productos que contribuyen a nuestra mala alimentación, eso no significa que estemos culpando a la población de sus hábitos dietéticos. Sabemos a ciencia cierta que los factores socioculturales, comunitarios, gubernamentales y sobre todo los relacionados con las prácticas de la industria alimentaria influyen sobremanera en nuestras decisiones alimentarias. Tienes este asunto ampliado en el texto «Resistencia nutricional. Pacífica y no armada, pero inmune al desaliento» (<http://goo.gl/69j2F8>), aunque se resume en la siguiente suma:

> Industria codiciosa
> + Famosos ambiciosos
> + Sanitarios negligentes
> + Charlatanes
> + Medios irresponsables
> + Mala legislación
> _____
> = Caos nutricional

Estamos bastante convencidos de que de los anteriores puntos, los más influyentes son la industria alimentaria y la mala legislación, y por eso les dedicamos el siguiente apartado. Sea como fuere, en última instancia, *Tú eliges lo que comes*. La frase está en cursiva porque coincide con el título que el pediatra Carlos Casabona puso a su recomendable libro. Un libro que nos desnuda la tentadora y calórica realidad que nos rodea, pero que a la vez nos invita a tomar cartas en el asunto.

Las cuatro pes del marketing

Las grandes multinacionales de la alimentación están preocupadas, no te quepa duda, por vender más productos. Sus fines no son sanitarios, sino lucrativos: cotizan en bolsa e irán directas a la quiebra si son poco rentables, como amplía otro libro, *Consumo inteligente*, escrito por Juanjo Cáceres, coautor del que tienes ahora mismo en tus manos. Lo que muchos consumidores buscan en la comida no es tanto salud, sino más bien sabor, variedad y comodidad a un bajo precio, así que dichas multinacionales utilizan con destreza de maestro espadachín las llamadas «cuatro pes del marketing»: precio, publicidad, producto y punto de venta. Esas «cuatro pes» son las responsables, entre otras cosas, de que tomemos cada día entre 60 y 100 kilocalorías de más. Veamos dichas «pes»:

Precio: las variaciones en los costes de los alimentos (como alimentos muy calóricos y a la vez baratos) influyen muchísimo en nuestras decisiones y compras hasta el punto de que existen pruebas de que los precios llegan a predecir nuestro aumento en el consumo de energía e incluso el incremento en las tasas de obesidad.

Publicidad: estamos sumergidos en anuncios. Los hay en televisión, en las redes sociales, en tiendas, en películas, en series, en juegos de ordenador, en teléfonos móviles o en el patrocinio de eventos. También son anuncios las declaraciones nutricionales o de propiedades saludables que aparecen en muchos productos (¿es lo mismo leer «75 % libre de grasa» que «contiene un 25 % de grasas»?). Además de lograr que tengamos en nuestra mente su producto, si una empresa consigue que pensemos que un alimento es saludable, comemos más cantidad. Tienes esto último ampliado en el texto «Lo que no sabes de los productos light»: <http://goo.gl/FzzQcW>.

Producto: tanto la calidad del producto (composición, propiedades sensoriales o densidad de calorías) como su cantidad (envases y tamaños de las porciones) influyen en cuánto comemos. Los vendedores de alimentos escurren sus seseras y aplican con éxito cualquier avance en ciencia y tecnología de los alimentos para lograr la combinación perfecta de textura, sabor, color, olor y temperatura. Eso logrará que aunque no tengamos hambre, sintamos el deseo casi irrefrenable de comer su producto.

Punto de venta: las características ambientales que rodean

a un alimento (temperatura, iluminación, olor y el ruido —Ej.: música—) influyen en nuestra compra. Si además el producto es de fácil acceso, de fácil preparación y de fácil consumo, la influencia será mayor. Por eso existen expertos en cómo colocar alimentos en los estantes de los supermercados, y por eso puedes comprar productos con una llamada telefónica o encontrarlos listos para comer en bares, restaurantes, supermercados, gasolineras, farmacias, quioscos, lugares de trabajo, escuelas y hasta en los hospitales. Estas facilidades explican en buena medida la actual epidemia de obesidad.

El mayor daño del marketing alimentario ya puedes imaginar sobre quién recae: sobre los niños. Si tienes un rato, te recomendamos leer el texto «No dejes que la publicidad alimente a tus hijos», que encontrarás en el recomendable blog *Gominolas de petróleo* (<http://goo.gl/spVNwQ>).

¿EDUCAMOS O LEGISLAMOS?

Los alimentos insanos son más baratos, se publicitan más y mejor, son más sabrosos, son más atractivos y son más prácticos que los alimentos saludables. Esperamos que entiendas ahora que las campañas de educación, que nos parecen imprescindibles (siempre que en ellas no participe la industria alimentaria), no pueden sustituir un mayor control político del marketing de alimentos. Traemos ahora un fragmento de un texto coordinado por el abogado Francisco Ojuelos sobre la publicidad de alimentos y que puedes consultar en este enlace: <http://goo.gl/7VH2W9>:

> [...] gran parte de la publicidad de alimentos que estamos acostumbrados a ver es de dudosa legalidad. A nuestro criterio, en muchos casos es manifiestamente ilegal.

Es decir, con la educación alimentaria no solo luchamos

contra un gran oponente, es que además hace trampas. Sabemos, asimismo, que regular es muchísimo más barato que educar. La educación, muy necesaria (nadie dice lo contrario), no puede ni debe suplantar a las políticas sanitarias, sino que ambas estrategias deben ir de la mano si pretendemos resolver con éxito la enorme epidemia de enfermedades relacionadas con la alimentación que sufre hoy todo el planeta.

Pese a ello, la industria alimentaria insiste en la educación y promete «autocontrolarse», pero se resiste con uñas y dientes a la implementación de políticas que puedan frenar sus ventas, a la vez que hace lo posible por socavar cualquier acción que toque sus estrategias de marketing. Acabamos con un breve resumen, pero antes te invitamos a que leas este par de citas:

> Tenlo en mente: la industria alimentaria no tiene ninguna motivación para decirte la verdad. (Doctora Margaret Chan, directora de la OMS)

> Es hora de frenar a las empresas que se benefician del monopolio de nuestra salud. (Karuna Jaggar, directora ejecutiva de la organización Breast Cancer Action)

En resumen

— La mala alimentación eclipsa nuestro consumo de alimentos saludables.
— Es probable que no comer productos superfluos sea más bueno para nuestra salud (y mucho más fácil) que esforzarse en comer equilibradamente.
— Las encuestas revelan que tomamos mucho, muchísimo azúcar. A diario. Suele estar oculto, de ahí que no seamos conscientes de ello. Además de en las bebidas azucaradas y en los cereales «de desayuno» (ejem), están en muchos otros productos, de ahí que hayamos deta-

llado tres pistas para desvelar su escondite (página 123).

— Lo ideal es «evitar» las bebidas azucaradas e hidratarnos (en función de nuestra sed) con agua (nadie ha dicho «embotellada»).

— El marketing de bebidas azucaradas invierte cada año unos mil millones de dólares en publicidad. Creemos, por tanto, que no es tanto cuestión de educar a la población (¿qué gobierno puede invertir mil millones en educar sobre los riesgos de las bebidas azucaradas?) sino más bien de legislar. Prohibir su presencia en máquinas expendedoras de los colegios y su publicidad en horario infantil sería un primer paso.

— Los efectos de los zumos de fruta (aunque sean caseros) sobre nuestra salud no son equiparables a los de la fruta fresca. La población española no consume poca vitamina C, consume demasiado azúcar, demasiada sal y demasiadas «calorías vacías».

— Multiplicamos por dos el límite de sal a no superar (5 g/día). Pero la mayoría de la sal que tomamos no la hemos añadido con el salero, es sal «oculta». Proviene, sobre todo, del pan (por eso es mejor que sea «sin sal»), de los embutidos, del queso y de los platos precocinados. La (poca) sal que consumamos es mejor que sea yodada.

— Tomamos entre 80 y 90 kilos anuales de alimentos altamente procesados. Es una cifra que debe disminuir.

— Existen serias razones para reducir a no más de 20 gramos diarios nuestro consumo de carnes procesadas. El Fondo Mundial para la Investigación del Cáncer o el Departamento de Nutrición de la Universidad de Harvard, de hecho, recomienda «evitarlas».

— ¿Es nuestra culpa el actual «caos nutricional» que nos rodea? Creemos que no, que en realidad surge de la sinergia entre estos seis factores: industria codiciosa, famosos ambiciosos, sanitarios negligentes, charlatanes, medios irresponsables y mala legislación.

— La educación, como ya hemos dicho, no puede sustituir a la legislación, máxime cuando la industria alimentaria no solo se resiste a medidas que puedan traducirse en la disminución de sus ventas, sino que usa con soltura las «cuatro pes del marketing» (página 151).

4

Menos animales

Reducir el consumo de productos de origen animal en los países desarrollados traería beneficios para la salud pública.

DOCTORA MARGARET CHAN, directora general de la Organización Mundial de la Salud (*Lancet*, diciembre de 2009)

EL QUE NO SABE ES COMO EL QUE NO VE. POR ESO SE TROPIEZA

En el capítulo 7 hablaremos de motivos distintos a los nutricionales por los que tiene sentido comer menos animales, pero ahora es momento de revisar si también hay razones de salud. Sin embargo, antes debemos plantearnos las siguientes preguntas: ¿Comer vegetales nos sana y cura de todas las dolencias, mientras que masticar animales es peligroso cual terremoto? ¿O funciona al revés? Es decir, ¿son acaso los productos de origen animal imprescindibles para cada una de las células del ser humano, mientras que los vegetales generan anemias galopantes y otras terribles y epidémicas deficiencias? ¿Y si el verdadero problema (desde el punto de vista de la salud, sin entrar en consideraciones medioambientales o de ética) no es ni una cosa ni la otra, sino que reside en comer menos alimentos insaludables, de los que hemos hablado en el anterior capítulo?

No son preguntas absurdas: hay muchísima gente que vive convencida de que comer sano significa, para los nutricionistas, 200 gramos de carne a la plancha acompañados de 20 gramos de lechuga monda y lironda, y sin aderezar. O bien comer sola y exclusivamente fruta fresca recién recolectada. Incluso hay quien piensa (o le hacen pensar) que en nutrición basta con contar nutrientes, como refleja este «tuit» que publicó en su cuenta un internauta autodenominado «El majara de turno»:

Pregunta nutricional: ¿Cuántos kilos de churros con chocolate equivalen a una pieza de fruta diaria?

Bromas aparte, el tuit tiene más sentido del que parece: si, por ejemplo, alguien escucha que hay que ingerir 25 gramos de fibra dietética al día, no le costaría mucho deducir que con tomar 2 kilos de churros podría alcanzar la cifra. La cosa va a ser más complicada para cubrir el resto de nutrientes, claro, pero sirve para entender que en vez de plantearnos qué nutrientes tiene o deja de tener un alimento concreto, es mejor que nos preguntemos si estamos delante de un alimento sano (hay quien cree que por tomar 100 gramos de gominolas con sabor a frutas ya cubre una ración de frutas).

En cuestiones dietético-nutricionales se podría decir que andamos a la deriva, a merced no del viento, sino de consejos que suelen provenir de quienes no saben mucho de nutrición pero quieren aparentarlo. De entre sus numerosas evangelizadoras lecciones, las más habituales pivotan sobre cuatro criterios nucleares que, vistos de cerca, no tienen mucho sentido: que bebamos muchísima agua, que desayunemos a toda costa, que tomemos más proteínas y, desde luego, que comamos «de todo». Son consejos que también repite, y mucho, la industria alimentaria, deseosa de soplar nuestras velas hacia su puerto, es decir, por puro interés: al asegurar con fervor patriótico lo de los «ocho vasos de agua al día», es más probable que vendan más agua embotellada; al insistirnos en que el desayuno es la comida más importante del día (y no lo es) acabaremos tomando lo que ellos nos venden para ese preciso momento (Ej.: cereales «de desayuno», con más de un 20 % de azúcar); al otorgar mágicos poderes a las proteínas, consumiremos más carnes y pescados (o más preparados «ricos en proteína»), y al ampliar nuestra variedad dietética, caeremos casi seguro en las redes de sus siempre deliciosas (y saladas, azucaradas, grasientas o calóricas) novedades.

En este contexto, resulta crucial entender, comprender, saber. El conocido dicho «el que no sabe es como el que no ve» retrata la importancia de la educación, del conocimiento e incluso del escepticismo. En el ámbito de la alimentación, no ver se traduce en recibir no pocas collejas o en tropezarse con decenas de obstáculos. ¿Y si te decimos que hay estudios que observan que tanto obligarse a desayunar como aumentar la variedad dietética puede hacer que ganemos peso? Abusar de las proteínas tampoco es trigo limpio, dado que se relaciona con un mayor riesgo de patologías renales en personas con exceso de peso, algo que sufre buena parte de la población. En algunos estudios, como en el coordinado recientemente por la doctora Mónica Bulló en *Clinical Nutrition*, la elevada ingesta de proteína se ha asociado con un mayor riesgo de mortalidad. En cuanto a beber agua por encima de la sensación de sed, además de suponer un derroche innecesario de recursos (esto también sucede con el abuso de las proteínas de origen animal, por cierto), puede disminuir el rendimiento deportivo y generar sentimientos de culpabilidad: «¡No consigo beber tanta agua como dicen los expertos!». Ni tú ni nadie.

Toda información fidedigna relacionada con la alimentación puede generar cambios en nuestros hábitos que determinarán nuestra salud a largo plazo. Uno de dichos cambios, muy necesario, es comer saludablemente, algo que evitará comprometidos resbalones. Pero, como hemos visto, antes es preciso «saber». A ello aspira este libro, a aportar información que incremente nuestros conocimientos, para poder tomar decisiones bien informadas, que son las únicas verdaderamente libres. Aquí va una cápsula informativa, a modo de aperitivo de lo que hablaremos en este capítulo y en el siguiente: «Los datos muestran ingestas muy bajas de verduras, hortalizas, frutas y sus derivados, ingestas bajas de cereales, en su mayor parte refinados, y un consumo elevado de carnes y derivados».

La frase está tomada de la encuesta ENIDE, que hizo nuestro Ministerio de Sanidad a la población adulta española. Ya hemos mencionado, en el anterior capítulo, a las carnes procesadas, así que toca hablar del resto de carnes. Pero también citaremos otros productos de origen animal.

CARNES ROJAS

«Las sociedades deberían trabajar de forma conjunta para cambiar la percepción de que la carne roja es el pilar de una dieta sana y próspera.» Con esta contundencia se expresaron el profesor Joan Sabaté y sus colaboradores en la edición de agosto de 2015 de la revista científica *Public Health Nutrition*. Como estamos de acuerdo con ellos, vamos a intentar cambiar esa percepción de saludabilidad y prosperidad que suele acompañar a las carnes rojas. Para ello debemos empezar, como es lógico, definiendo «carne roja».

La OMS considera carne roja a «toda la carne muscular de los mamíferos, incluyendo carne de res, ternera, cerdo, cordero, caballo y cabra». Para el Fondo Mundial para la Investigación del Cáncer (FMIC) es cualquier carne que tenga un color oscuro cuando está cruda. El término hace referencia, en general, a carnes de mamíferos, como ternera, cerdo, cordero o caballo, pero también incluye carnes de caza como ciervo, venado, jabalí, etc.

Pues bien, la OMS atribuye unas 34.000 muertes anuales por cáncer a las dietas ricas en carnes procesadas, y unas 50.000 a las dietas ricas en carnes rojas. Como en el caso de las carnes procesadas, la OMS no tiene claro cuál es el componente de las carnes rojas que ocasiona el cáncer colorrectal, pero sí tiene claro su papel en la promoción de esta enfermedad y por eso desaconseja abusar de ellas. Es importante saber qué ocasiona una avería en un coche, pero mientras que lo dilucidamos, lo mejor es apagarlo o usarlo lo menos posible.

En el gráfico 11 verás que el tabaco causa cada año cerca de un millón de fallecimientos por cáncer, el alcohol, 600.000 y la contaminación del aire, más de 200.000, es decir, cifras considerablemente más elevadas que las muertes por cáncer atribuibles al actual consumo de carnes rojas y procesadas (84.000 fallecimientos al año). Pero pese a todo estamos ante algo que no podemos pasar por alto. Esto nos obliga a reflexiones como la que sigue: si los factores que aparecen en el gráfico fueran los únicos implicados en el cáncer (que no es el caso: están la genética, el sedentarismo, la obesidad u otros aspectos dietéticos, entre otros), y no fuéramos ni fumadores ni bebedores, el consumo de carne roja y procesada sería un importante factor modificable a tener en cuenta. Lo decimos porque la contaminación del aire no la podemos modificar mediante decisiones individuales sino, en todo caso, colectivas (salvo si optamos por ir a vivir a la montaña, claro). Otra consideración a tener en cuenta es: si el papel de las carnes procesadas en el cáncer está más establecido que el de las carnes rojas, ¿por qué la cifra de muertes atribuibles a las carnes rojas es mayor? La respuesta es que su consumo es muy superior, por lo que su impacto será más pronunciado.

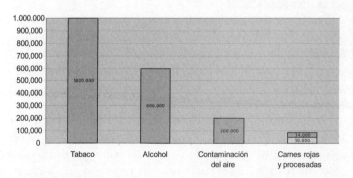

Gráfico 11. Muertes anuales por cáncer atribuibles a diversos factores. Las muertes atribuibles a carnes rojas ascienden a 50.000/año y las atribuibles a carnes procesadas ascienden a 34.000/año.

Fuente: Elaboración propia en base a datos de la Organización Mundial de la Salud (<http://goo.gl/96PEsv>).

Cada año se diagnostican en nuestro país unos 28.000 nuevos casos de cáncer colorrectal, por lo que no estamos ante un asunto trivial, máxime si tenemos en cuenta que el 21% de los cánceres intestinales son atribuibles a las carnes rojas y procesadas (<http://goo.gl/phnw8R>). De nuevo, el riesgo es mayor con carnes procesadas, pero, de nuevo, el consumo de carnes rojas es más elevado, de ahí la importancia de recordar esta relación.

¿Qué cantidad consumimos entonces? Comparemos antes nuestro consumo con las recomendaciones. Mientras que el Fondo Mundial para la Investigación del Cáncer recomienda que la media poblacional no consuma más de 300 gramos semanales de carne roja, en España tomamos, de media, 428 gramos semanales. Así, *como mínimo* deberíamos tomar unos 130 gramos *menos* semanales de carnes rojas (un filete o un solomillo de ternera pesan unos 95 gramos, mientras que un entrecot de ternera alcanza los 200 gramos). Decimos «como mínimo» porque no creemos que vayan a observarse perjuicios por no consumir carnes rojas, tal y como justificamos en el capítulo dedicado al vegetarianismo. Así las cosas, creemos que un consumo máximo de dos raciones semanales de carne roja es una cifra sensata.

Si estás pensando en pasarte a la «carne ecológica» debes saber que no hay pruebas sólidas que justifiquen el cambio ni desde un punto de vista nutricional ni desde un punto de vista de la prevención de patologías como las antes citadas. No pocas personas comen alegremente carnes rojas o procesadas, de origen ecológico en el erróneo convencimiento de que les dan salud.

Tras la publicación del informe de la OMS, la industria cárnica no tardó en poner en marcha un entramado de estrategias para convencernos de que no disminuyamos nuestro consumo de carne, tales como afirmar que el cerdo no es carne roja o insinuar que el jamón no es una carne procesada. Sigue haciéndolo, tal y como leímos en el artículo «Así maniobró la industria cárnica en España para contrarrestar el informe sobre el cáncer de la OMS», publicado en *El diario.es*, en el que se detalla la puesta en marcha de una estrategia digital para «limpiar todo lo que se pueda la red de aportaciones contrarias al consumo de carne». De ahí la respuesta que uno de los coordinadores del documento de la OMS dio a un entrevistador de *El País*: «Que el público decida en quién confiar, la industria o nosotros». Nada nuevo bajo el sol: cuando el FMIC dijo lo que dijo sobre carnes rojas y procesadas recibió un ataque coordinado por parte de la industria cárnica, que usó una serie de declaraciones deliberadamente engañosas, muchas de ellas difamatorias, para desacreditar a esta entidad y su reputación. Declaraciones que el FMIC refutó, palabra por palabra, según puedes comprobar en este enlace: <www.goo.gl/d5Q3ez>.

La tabla 5 detalla qué factores están muy relacionados (de forma «convincente») con el riesgo de cáncer de colon y recto. Aumentan el riesgo la carne roja, la carne procesada y las bebidas alcohólicas (en el caso de estas bebidas no hay suficientes datos en mujeres, lo que no significa que la relación no exista). La actividad física y la fibra (de la que hablamos en el siguiente capítulo) disminuyen, también de forma «convincente», este riesgo.

Creemos que es necesario citar de nuevo el Global Nutrition Report, un informe que mencionamos en más de una ocasión en un capítulo anterior, porque en él se detalla que consumimos «grandes cantidades de carnes rojas y procesadas», algo que, en sus palabras «presenta consecuencias negativas tanto para la salud como para el medio ambiente». Ya hemos visto una consecuencia: un mayor riesgo de cáncer colorrectal (suma de la incidencia de cáncer de colon y cáncer de recto). Pero hay más, porque minimizar el consumo de carnes rojas se relaciona con menos posibilidades de padecer diversas patologías intestinales, hipertensión, diabetes, enfermedades cardiovasculares e incluso cáncer de mama.

Factores que disminuyen de forma convin- cente el riesgo de cáncer de colon y recto		Factores que incrementan de forma convincen- te el riesgo de cáncer de colon y recto	
Factor	Más datos sobre el factor implicado	Factor	Más datos sobre el factor implicado
Actividad física	Actividad física de cual- quier tipo: ocupacio- nal, realizada en el ho- gar, como transporte o de forma recreativa.	Carne roja	El término «carne roja» hace referencia a carne de res, cerdo, cordero o cabra.
		Carne procesada	El término «carne procesada» alude a las carnes procesadas mediante el ahumado, el cu- rado, la salazón o la adición de conservantes químicos.
Alimentos que contie- nen fibra die- tética	La fibra está en alimen- tos de origen vegetal. Se incluyen los alimen- tos que contienen fibra de forma natural y los alimentos a los que se les ha añadido la fibra dietética.	Bebidas al- cohólicas (en varo- nes)	Se hace diferencia entre hombres y mujeres debido a que no hay suficientes datos en mujeres.
		Grasa cor- poral o gra- sa abdomi- nal	Se recomienda mantener el peso corporal dentro del rango de la normalidad.

Tabla 5. Factores relacionados con el riesgo de cáncer de colon y recto de forma convincente, según el FMIC.

CARNES BLANCAS, LÁCTEOS Y HUEVOS

Se entiende que «carnes blancas» son las de las aves de corral (Ej.: pollo o pavo), aunque también suele incluirse en esta categoría a la carne de conejo, que es un mamífero. El efecto de las carnes blancas, de los lácteos y de los huevos sobre la salud no está claro, por eso los incluimos en un mismo apartado. Una posible explicación que justifica el papel neutro que observan los estudios entre la ingesta de carnes blancas, lácteos y salud es que las personas que los comen en mayor cantidad suelen consumir menos alimentos superfluos, menos carnes rojas y menos carnes procesadas.

Sea como fuere, su consumo ocasional no parece que vaya

a generar problemas de salud. Si algún lector consume una elevada cantidad de carnes rojas o procesadas, o de alimentos superfluos, los tres productos aquí analizados serán, sin duda, una mejor opción. De lo que no tenemos duda es de que aumentar su consumo puede traducirse en una menor ingesta de alimentos de origen vegetal poco procesados (porque los desplazará), y que ello afectará de forma negativa a la salud, dado el papel de estos últimos alimentos en la prevención de enfermedades crónicas. En el caso del queso, además, debemos saber que es un alimento muy calórico (en ocasiones el 50 % de su peso es grasa) y bastante salado, sobre todo los quesos curados, semicurados o azules (tienes más información sobre cuándo un producto es «bajo en sal» en la página 136). Por eso no debe extrañarnos que el Departamento de Nutrición de la Universidad de Harvard recomiende limitar su consumo.

Pensamos, por tanto, que ante la falta de pruebas de beneficios atribuibles a estos tres ítems no conviene en absoluto promocionar su ingesta, máxime sabiendo que las encuestas revelan que nuestro consumo de ellos no es precisamente bajo. Y no conviene por motivos no solo medioambientales o éticos (detallados en el capítulo 7), sino también nutricionales. Si es cierto que las dietas veganas[14] se relacionan, en general, con mejores estados de salud, tal como han mostrado investigaciones como la recién publicada por la doctora Monica Dinu y colaboradores (revista *Critical reviews in food science and nutrition*), nos parece que nuestro consejo «menos animales» puede seguir intacto.

Ah, y si estás pensando que el calcio de los lácteos es imprescindible, no dejes de leer la conclusión de una revisión sistemática de la literatura científica sobre esta cuestión publicada en 2015 por Mark J. Bolland y colaboradores en *British Medical Journal*:

14. Dieta vegetariana en la que además de carnes y pescados se excluyen lácteos y huevos.

La ingesta dietética de calcio no está relacionada con el riesgo de fracturas [óseas] y no hay pruebas de que aumentar la ingesta de calcio prevenga las fracturas [...]. No debería recomendarse aumentar la ingesta de calcio para prevenir fracturas, sea a través de suplementos de calcio o a través de fuentes dietéticas.

Pescado

Hagamos una pequeña pausa antes de hablar del pescado. Porque puede que a estas alturas creas que hemos escrito este libro para que la humanidad pase a vivir a base de lechugas y tomates. No es verdad. Sí lo es que perseguimos tranquilizar a quien, por un motivo u otro, no consume animales o lo hace en pequeñas cantidades. También queremos hacer entender que no está en lo cierto quien vive convencido de que la clave de una larga vida carente de todo mal conocido pasa por tomar a menudo embutido (porque tiene hierro), mucha carne roja (porque tiene zinc), pollo y huevos a diario (porque tienen proteínas y vitaminas liposolubles), y lácteos varias veces al día (porque tienen calcio). Y también, por último, perseguimos detallar las razones por las que conviene consumir menos comida «basura» y, también, menos productos de origen animal. Sigamos.

¿Comer pescado para una larga y venturosa vida?

He aquí un apartado difícil de abordar. Porque el pescado no solo es fuente de muchos nutrientes que cada vez tienen más buena fama como la vitamina D, el yodo o los ácidos grasos omega-3, sino que varios estudios observan que su consumo habitual se relaciona con una mejor salud cardiovascular. Matizaremos en unas líneas estas observaciones y también hablaremos sobre los tres nutrientes mencionados, porque queremos empezar hablando del cáncer.

La relación del pescado con el cáncer está poco clara, según entidades como el Fondo Mundial para la Investigación del Cáncer, que indica que es posible que esta ausencia de un papel protector guarde relación, entre otros motivos, con ciertos contaminantes medioambientales, cada vez más presentes en el pescado (como cadmio, mercurio, dioxinas, furanos, entre otros). El Instituto Americano para la Investigación del Cáncer, por su parte, explicó en abril de 2015 lo siguiente:

> Esto [el beneficio que observan los estudios ante el consumo de pescado] podría ser debido a otras partes de la dieta. Por ejemplo, si usted cena más pescado en la cena, consumirá menos carnes rojas y procesadas, que aumentan el riesgo de cáncer colorrectal. El pescado es un alimento básico de varios patrones dietéticos también vinculados a menor riesgo de cáncer, tales como la dieta mediterránea. Las personas que consumen una dieta mediterránea también están comiendo muchas legumbres, granos enteros, verduras y otros alimentos de origen vegetal, que desempeñan un papel importante en la reducción del riesgo de cáncer. Estos patrones dietéticos [...] también son pobres en alimentos azucarados, bebidas azucaradas y cereales refinados. En conjunto, estas dietas ricas en alimentos de origen vegetal, en las que existe una presencia moderada de pescado y marisco, además de un bajo contenido en azúcar, pueden ayudar a mantener un peso saludable. El sobrepeso y la obesidad están vinculados a un mayor riesgo de diez tipos de cáncer, incluyendo el de mama después de la menopausia, el hígado y colorrectal.

Volvemos a ver algo que muchos profesionales sanitarios y no pocos medios de comunicación pasan por alto: el efecto saludable que algunos estudios atribuyen al consumo de pescado es probable que se deba a un factor que sucede a la vez:

su consumo desplaza productos menos saludables. No queremos (ni debemos) dejar de citar el estudio publicado el 1 de julio de 2016 por Ángel Rodríguez-Hernández y sus colaboradores que hallarás referenciado en la bibliografía de este capítulo. Concluye que nuestro actual consumo de pescado «plantea un moderado riesgo carcinogénico para los consumidores españoles, principalmente a causa de sus niveles de arsénico». Esto nos lleva a la enfermedad cardiovascular, porque, ¿y si los beneficios que ejerce el pescado sobre el riesgo cardiovascular en ciertas investigaciones son atribuibles a este factor? Escuchemos a la Facultad de Medicina de la Universidad de Harvard (diciembre de 2014):

> Algunos de los beneficios [del pescado para prevenir enfermedades del corazón] probablemente provienen del hecho de que cuando la gente come pescado no está comiendo carne roja o carne procesada como salchichas, tocino, jamón, que contienen menos grasas beneficiosas y una gran cantidad de sal. [...] El pescado podría no ser absolutamente necesario.

En marzo de 2016, se publicaba una evaluación realizada durante 13,8 años en población española (41.020 voluntarios). Este nuevo trabajo, publicado en *Public Health Nutrition*, no observó relación (tras ajustar por posibles factores de confusión) entre el consumo de pescado y el menor riesgo de accidente cerebrovascular (ictus). El accidente cerebrovascular es la segunda causa de muerte más frecuente por enfermedad cardiovascular. Opinamos, como hace la OMS en su página web, que las claves para reducir el riesgo de padecer una enfermedad cardiovascular son: dejar de fumar, reducir el consumo de sal, consumir más frutas y hortalizas, realizar actividad física a menudo y evitar el consumo peligroso de alcohol.

Pero hay más: las personas que consumen pescado de manera habitual suelen seguir un mejor estilo de vida y suelen tener un nivel socioeconómico y cultural más alto. Es decir, en los estudios vemos que las personas que tienen unos hábitos saludables tienden a comer pescado. ¿Es por el pescado que viven más? Comer más pescado ¿nos hará vivir más años y mejor? Lo investigó un gran estudio llevado a cabo en 500.000 voluntarios de diez países europeos (incluyendo España). El trabajo, publicado en enero de 2015 en la revista científica *European Journal of Epidemiology*, concluyó que no había pruebas que justificaran un papel protector de un alto consumo de pescado sobre la mortalidad por cualquier causa. A ello añadió algo que ya hemos comentado en el apartado anterior: un mayor consumo de pescado puede sustituir a la alta ingesta de otros productos menos saludables, como carnes rojas o procesadas, lo que puede explicar en gran medida los beneficios que observan algunos estudios.

Veamos un ejemplo: de igual manera que las personas que tienen más salud suelen comer más pescado, las personas que tienen mucho dinero suelen ir a restaurantes caros. Sin embargo, por más que vayamos a restaurantes caros no nos convertiremos en gente adinerada, ¿verdad? La cuenta corriente de la gente rica está pletórica no porque vayan a menudo a restaurantes caros, sino que sucede al revés: es el hecho de tener mucho dinero lo que les lleva a acudir frecuentemente a los restaurantes prestigiosos.

¿Y si quien toma mucho pescado fuma menos, tiene más cultura o acude más al médico? Como ves, la ciencia de la nutrición (sí, es una ciencia, pese a que todo el mundo se sienta capacitado para hablar de alimentación) no es tan intuitiva como parece.

Por si no te convence la metáfora del restaurante (que hemos pedido prestada, con su permiso, al periodista Raúl García Sirvent) te invitamos a leer a la Autoridad Europea de Seguridad Alimentaria (EFSA, en sus siglas en inglés). En su informe «Opinión científica sobre los beneficios para la salud de los alimentos marinos (pescado y marisco) en relación a los riesgos de salud asociados a la exposición al metilmercurio», publicado en julio de 2014, leemos que es arriesgado establecer asociaciones entre alimentos concretos, como el pescado, y su conveniencia para la salud, porque estas asociaciones son más claras para un patrón global de dieta saludable.

Lo dicho para el pescado es extrapolable al marisco (moluscos y crustáceos). Nuestro consumo de marisco no preocupa a las autoridades sanitarias, entre otros motivos porque es muy bajo: menos de medio kilo al mes. Lo único que preocupa del marisco a los nutricionistas es su elevada ingesta en personas que ya padecen gota (el marisco no «causa» la gota,[15] pero sí es aconsejable disminuir el consumo de marisco si ya se padece la enfermedad).

Tomar mucho pescado desplazará, como ya hemos indicado, el consumo de alimentos superfluos y de carnes rojas y procesadas, pero también puede desplazar el consumo de alimentos protectores: los de origen vegetal poco procesados. Además, al incrementar la ingesta de pescado aumentará nuestro consumo de contaminantes medioambientales cada vez más presentes en el pescado. De ahí que no seamos partidarios de emitir mensajes para que la gente tome más pescado, sobre todo tras conocer que la encuesta ENIDE, antes citada, concluyese que nuestro consumo de pescado está dentro de las recomendaciones. Es más, los estudios serios sobre personas vegetarianas, llevados a cabo con amplios grupos de población, muestran o bien menores tasas de mortalidad o bien tasas similares, tras ajustar por posibles factores de confusión (como tabaquismo, alcoholismo o sedentarismo, menos frecuentes en vegetarianos). Si tomar pescado fuese un claro factor de protección de la salud, los vegetarianos deberían presentar mayores tasas de mortalidad, y no es el caso.

---

15. La gota es una inflamación dolorosa de las articulaciones, relacionada con un exceso de ácido úrico en la sangre. En la gran mayoría de casos es de origen genético, pero los dos principales factores de riesgo que pueden desencadenarla son el alcoholismo y la obesidad.

Recomendaciones de consumo de pescado

En el documento de la EFSA recién citado se indica que un consumo de entre una y dos raciones semanales de una variedad de pescado (y no más de 3-4 raciones/semana) aportará más beneficios que riesgos. Por su parte, el Instituto Americano para la Investigación del Cáncer sitúa la cifra en dos raciones semanales.

Aunque hay excepciones. Nuestro Ministerio de Sanidad recomendó en 2011, y ratificó en 2015, que es mejor que las mujeres embarazadas (o que puedan llegar a estarlo), las mujeres en fase de lactancia y los niños menores de 3 años eviten (ojo a la rotundidad de la palabra «evitar» en boca de un Ministerio de Sanidad) «el consumo de especies de pescado con contenidos de mercurio más altos: pez espada, tiburón, atún rojo y lucio». Su recomendación para niños de entre 3 y 12 años es limitar el consumo de dichos pescados «a 50 g a la semana, o 100 g cada dos semanas». También recomienda limitar el consumo de carne oscura de los crustáceos, localizada en la cabeza, con el objetivo de reducir la exposición al cadmio, otro metal pesado.

Un reciente estudio llevado a cabo en 26.184 embarazadas americanas y europeas (incluyendo España) ha observado que las gestantes que toman más de tres raciones semanales de pescado tienen un mayor riesgo de que sus hijos presenten obesidad a los 6 años, en comparación con las que no tomaban pescado o lo hacían una vez por semana. El estudio, publicado en 2016 por Stratakis y sus colaboradores (revista *JAMA Pediatrics*), especula sobre el posible papel de los contaminantes medioambientales presentes en el pescado en su observación, aunque es una hipótesis preliminar. Sea como fuere, la postura de diversas agencias de salud es aconsejar a las gestantes que no tomen más de tres raciones de pescado a la semana. Tienes más información sobre alimentación en el embarazo en el libro *Mamá come sano*.

Por cierto, nuestro Ministerio de Sanidad ocultó la información sobre el elevado contenido de mercurio en algunos pescados durante siete años, según datos publicados por *El País* el 1 de julio de 2011. Dichos datos apuntaron al temor a que disminuyeran los beneficios del sector pesquero. Es feo, muy feo, pero mirémoslo positivamente: han rectificado, con o sin presiones. Por suerte, los niveles de seguridad alimentaria hoy por hoy en España son elevadísimos. Lo puedes comprobar en el libro *Comer sin miedo* de José Miguel Mulet.

Dicho esto, es importante que tengas en cuenta que el pescado conviene mucho no tomarlo crudo, algo cada vez más de moda, por motivos relacionados con la seguridad alimentaria: los productos de origen animal suelen ser caldo de cultivo idóneo para que se reproduzcan microorganismos. De hecho, la mayoría de las infecciones alimentarias tienen su origen en un mal procesado (casi siempre en el hogar) de los alimentos.

Vitamina D, yodo y omega-3

Si alguien está preocupado por la vitamina D (el pescado es fuente de ella) debe saber que la síntesis cutánea de la vitamina D es la ruta fisiológica para el suministro de esta vitamina. Es cierto que una excesiva exposición al sol puede aumentar la probabilidad de sufrir un cáncer de piel, pero, *en líneas generales*, bastan unos 10-15 minutos de exposición de la piel al sol (cara, brazos, espalda o piernas —sin protector solar—) unas tres veces por semana para que sinteticemos suficiente vitamina D. Pasados esos minutos, debemos utilizar una crema de protección solar (o, mejor aún, cubrirnos la piel o ponernos en la sombra). Hemos puesto en cursiva «en líneas generales» por varios motivos. En bebés amamantados y en personas mayores es posible que sea preciso acudir a suplementos. Además, la nubosidad de la zona puede influir, así como el hecho de tener la piel oscura (se necesita más tiempo de exposición). Asimismo, la irradiación solar es mucho menor en zonas septentrionales, por lo que quienes vivan en ellas no podrán producir cantidades apropiadas de vitamina D en los meses de invierno. Ante la duda, consulta con tu médico.

En cuanto al yodo, es muy difícil cubrir las recomendaciones con la dieta, incluso tomando grandes cantidades de pescado, por eso se aconseja consumir sal yodada, como ya hemos indicado anteriormente. En el capítulo anterior, asimismo, apuntamos que las algas no son una buena opción.

Y si a alguien le obsesiona el omega-3 le aconsejamos leer un texto cuyo título habla por sí solo: «Los Omega-3 mejoran la salud... económica de sus vendedores» (<http://goo.gl/hQqMTf>). A lo allí mencionado añadiríamos unas palabras pronunciadas en marzo de 2009 por Jenkins y colaboradores (revista *Canadian Medical Association Journal*): los gobiernos deberían abstenerse de promover un aumento de la ingesta de ácidos grasos omega-3 a través del consumo de pescado, además de por la falta de pruebas de beneficios para la salud, por la gran amenaza medioambiental que supone incrementar las ya muy elevadas tasas de pesca. Añadieron algo que ya sabrá todo el que lleve un rato leyendo este libro: unos buenos hábitos de vida mejoran de manera mucho más convincente la salud que tomar más pescado o más omega-3.

No hemos mencionado al fósforo, también abundante en el pescado, porque cubrimos el 275 % de las recomendaciones. Es decir, a ningún nutricionista le preocupa una posible carencia de este nutriente en la población general.

¿No me faltarán proteínas o hierro?

Preocupación «infundada» (superamos holgadamente las «recomendaciones» de proteínas)

En su libro *Mi niño no me come*, el pediatra Carlos González incluyó esta consulta que recibió en su día de una mamá preocupada:

Yo soy vegetariana digamos en un 80 %, ya que de vez en cuando como algo de pescado, y quisiera criar a mi hija de la misma manera. Los que disienten conmigo dicen que la carne es necesaria, que es para fortificar los tejidos, etcétera.

Quien conozca o haya escuchado o leído a este pediatra sabrá que sus respuestas, además de ciencia, desbordan sentido común. Aquí va la que proporcionó a esa madre:

El otro día, en el zoo, vi un rinoceronte que, según me aseguraron, no prueba la carne. Parecía tener los tejidos bastante fortificados. Claro que no me acerqué, igual lo tocas y resulta que está blando.

Carlos González aportó más datos, desde luego, como la presencia de proteínas de suficiente calidad en la leche materna, o en vegetales poco procesados. El caso es que una de las principales preocupaciones asociadas a la recomendación de tomar menos productos de origen animal es el miedo a que nos falte proteína o a desarrollar anemia por falta de hierro, así que vamos a dar algunas pinceladas sobre esta cuestión. Tenemos tanto miedo que la OMS escribió esto en su libro *CINDI dietary guide*:[16] «Convencer a la población de que el excesivo consumo de carne, especialmente si contiene mucha grasa, puede ser peligroso para la salud parece difícil en algunos países». A ello añadió lo siguiente: «La recomendación de la OMS de reducir la ingesta de carnes grasas y productos de origen animal ha dado lugar a cierta preocupación por el posible riesgo de deficiencia de proteínas. Esta preocupación es infundada».

Para empezar, la encuesta ENIDE concluyó que tomamos el doble de las recomendaciones de proteína. Una encuesta poste-

16. CINDI son las siglas del programa de la OMS «Countrywide Integrated Noncommunicable Disease Intervention» (Conjunto de Acciones para la Reduccion Multifactorial de Enfermedades No transmisibles-CARMEN).

rior, de similares características (estudio ANIBES) añade que el 90 % de los españoles superamos el rango de recomendaciones de ingesta de proteína. Recomendaciones que se establecen «al alza», para asegurarse de que cubrimos las «necesidades». De ello podemos deducir que nuestra ingesta proteica será sin lugar a dudas muy superior a las «necesidades». Se nos ocurre una pequeña metáfora para que entiendas la diferencia entre necesidades y recomendaciones. Si es muy importante que tu coche te lleve a un destino que está a una distancia que requerirá un consumo de combustible de 5 litros, esos litros serían la «necesidad». Pero no vamos a poner solo 5 litros en el depósito, ¿verdad? Es mejor que, por si acaso, pongamos algo más. La última cifra (Ej.: 7 litros), sería la «recomendación». El caso es que, a diferencia de lo que ocurre con esta metáfora, si a nuestro «depósito» le añadimos habitualmente mucha proteína animal, podríamos estropear a largo plazo el «vehículo», es decir, nuestro organismo.

En España, los cárnicos y derivados son los productos que más contribuyen a nuestra ingesta proteica. Hay entidades, como la Sociedad Española de Nutrición Comunitaria (SENC) que sugieren una ingesta media de carne de entre 43 y 71 g/día. Son cifras discutibles, pero nos sirven para entender que tomamos muchos cárnicos, porque nuestra ingesta real asciende a 179 g/día. O sea, del 252 al 416 % de las recomendaciones de la SENC.

En suma, por ahora duplicamos las recomendaciones de proteína. Insistimos, por ahora. Porque llevamos el camino de alcanzar a Estados Unidos, donde su consumo de proteína casi multiplica por cuatro las recomendaciones (370 %, para ser exactos).

Dietas ricas en proteína ¿para adelgazar?

Un año tras otro triunfan sin distinción de género o condición social las dietas «hiperproteicas», muchas de las cuales quieren hacernos creer que o bien nos faltan proteínas, o bien que tomar más cantidad de estos nutrientes sanará todos nuestros males. Por ejemplo, la obesidad. De ahí que hayamos decidido incluir aquí las afirmaciones que ahora leerás (que tienes justificadas y ampliadas en <http://goo.gl/R3PNZM>) en relación a las dietas ricas en proteínas para adelgazar:

- Las dietas o métodos para adelgazar que cuentan con el reclamo de la palabra «proteína» pueden inducir a error al paciente con exceso de peso. No hay evidencias que señalen que la proteína tiene efectos positivos a medio-largo plazo en el control de peso.
- La creencia popular (también arraigada entre no pocos profesionales sanitarios) de que la proteína es saciante y conserva la masa muscular en la pérdida de peso no se sostiene en evidencias sólidas.
- Las dietas ricas en proteínas, que suelen acompañarse de grandes promesas, pueden provocar un sentimiento de culpa en la mayoría de las personas que las siguen. Pueden, también, generar diversas enfermedades a largo plazo.
- Es habitual perder peso de manera rápida mediante cambios bruscos y a menudo poco convencionales en la manera de alimentarse, lejos de una dieta saludable. Esto suele ser la norma, pero debería evitarse por confundir a la población y por ser arriesgado e ineficaz a medio-largo plazo.
- Los cambios drásticos en los patrones de alimentación no educan para mantener el peso perdido (en caso de perderlo), y, sobre todo, pueden impedir la adquisición gradual de los cambios en el comportamiento alimentario necesarios para el éxito en el mantenimiento de un peso corporal saludable.

Sumemos esta frase: «El elevado consumo de carne y productos cárnicos podría incrementar la ganancia de peso y el perímetro abdominal». Aparece en el más reciente consenso para la prevención y el tratamiento de la obesidad de la Federación Española de Sociedades de Alimentación, Nutrición y

Dietética (FESNAD), que contó con la colaboración del Ministerio de Sanidad. Estudios más recientes apuntan en la misma dirección. Algunas de las dietas ricas en proteína, por cierto, aportan escasísimas cifras de fibra dietética (entre 3 y 10 g/día), lejísimos de los 25-38 gramos recomendados, algo bastante arriesgado, como veremos en el capítulo siguiente.

Aprovechamos para aconsejarte encarecidamente que huyas de cualquier persona o «método» que te prometa algo que suene demasiado bueno como para ser cierto, que recurra a testimonios para aportar credibilidad o que te proponga un método fácil o con garantías de éxito a corto plazo.

Quitémosle hierro al asunto

En cuanto al hierro, la encuesta ENIDE detalló que «no se observan ingestas inadecuadas de hierro». En Estados Unidos cubren el 260 % de las «recomendaciones». Puedes pensar que no nos faltan proteínas o hierro porque tomamos animales. Pero la cosa no es tan simple porque, como veremos en el capítulo que dedicamos al vegetarianismo (página 232), la falta de proteína es rarísima en vegetarianos occidentales, y la anemia por deficiencia de hierro no es más frecuente en vegetarianos o veganos.[17] Si piensas que es porque los vegetarianos se pasan el día «empastillados», te equivocas. De hecho, muchos investigadores consideran que la mejor salud que suele observarse en este colectivo o en personas que toman menos cárnicos puede guardar relación precisamente con el hecho de que consumen menos proteína animal y menos hierro (varios estudios relacionan el consumo de hierro de origen animal con un mayor riesgo cardiovascular). Dejar de comer animales sí puede traducirse en una deficiencia de vitamina B12 si la dieta no cuenta con alimen-

17. La anemia, en todo caso, es una patología frecuente (en España afecta a entre el 0,5 y el 2,2% de la población).

tos enriquecidos con esta vitamina o no se consumen suplementos de B12. Hablamos de ello en el capítulo 6.

PERO, OIGAN, ¿NO HABÍA QUE COMER «DE TODO»?

La última investigación sobre el dogma «hay que comer de todo», publicada en la revista científica *PLoS One* en octubre de 2015, concluyó que «[Nuestros resultados] no apoyan la idea de que "comer de todo con moderación" conduzca a una mayor calidad de la dieta o a una mejor salud metabólica».

¿Te sorprende? A nosotros no. La investigación evaluó la dieta de casi 7.000 personas durante diez años, para constatar que a más variedad dietética, más peso corporal y más perímetro abdominal. En concreto, quienes siguieron una dieta con más variedad aumentaron su cintura un 120 % más que quienes tomaron dietas más «monótonas». No es un hallazgo nuevo, por cierto, estudios publicados en 2001, 2003, 2006 y 2011 también han observado que cuanto más se varía el abanico dietético, mayor es el riesgo de sufrir obesidad. El último que ha pasado por nuestros ojos es el publicado en 2016 por la doctora Carmen Fernández y sus colaboradores en la revista *Pediatrics*. Concluye que los niños también sufren el efecto «engordante» de la variedad dietética.

Si volvemos a la investigación de *PLoS One*, veremos que uno de sus responsables, el doctor Dariush Mozaffarian fue entrevistado tras la publicación del estudio. ¿Qué declaró? Que quienes suelen seguir una dieta más sana consumen habitualmente una pequeña gama de alimentos saludables. No es la primera vez que Mozaffarian reniega del dogma «comer de todo». Guardamos como oro en paño esta frase que pronunció en una entrevista para *The New York Times* en julio de 2011:

La afirmación de la industria alimentaria de que no existe esa cosa llamada «alimentos malos» no es cierta. Hay alimentos buenos y malos, y el consejo debe ser comer más alimentos buenos y menos de los malos. La noción de que está bien comer de todo con moderación es simplemente una excusa para comer lo que nos venga en gana.

Chandon y Wansink dieron la razón a Mozaffarian, un año después, en la revista *Nutrition Reviews*: indicaron que la variedad de alimentos «aumenta el volumen de consumo, ya que reduce la sensación de saciedad». De ahí que la industria alimentaria sea tan proclive a insistir en que se debe seguir una dieta muy variada.

Pero en España también tenemos investigadores que opinan de manera similar. Es el caso del doctor Miguel Ángel Royo-Bordonada, que incluyó en el libro *Nutrición en Salud Pública*, estas dos consideraciones:

1. Pese a que la variedad dietética puede mejorar el perfil nutricional de la alimentación, también puede modificar el umbral de saciedad y, por tanto, incrementar la cantidad de alimentos ingeridos.
2. En poblaciones con un patrón dietético de carácter occidental (es nuestro caso), una mayor variedad de la dieta se asocia a un mayor consumo de alimentos muy procesados y con alta densidad energética.

Por ello, este experto en salud pública y nutrición no dudó en indicar que «parece razonable redirigir la recomendación de consumir una dieta variada hacia aquellos alimentos considerados saludables, tales como cereales (sobre todo integrales), frutas y verduras». Estamos muy de acuerdo, y también lo está la OMS, que recomienda lo siguiente: «Siga una dieta nutritiva basada en una *variedad* de alimentos de origen principalmente vegetal, en lugar de animal».

En nuestro medio, rodeados como estamos de alimentos no saludables, deberíamos desconfiar de los conceptos «dieta variada», «comer de todo» o «la clave es la diversidad dietética». ¿Cuál es «la clave»? Intentamos dar con ella en el capítulo siguiente, pero antes detallamos lo más importante de lo que hemos explicado en este.

En resumen

- El elevado consumo de carnes rojas que se observa en nuestro medio aumenta el riesgo de padecer diversas enfermedades, de entre las que destaca el cáncer colorrectal.
- Lo ideal es no consumir a la semana más de 300 gramos de carnes rojas. Consumir menos no será peligroso, dado que no son imprescindibles.
- Aunque los estudios no observan graves problemas de salud atribuibles al consumo de carnes blancas, lácteos y huevos, si se consumen en grandes cantidades desplazarán a los alimentos de origen vegetal poco procesados, base de toda dieta saludable.
- Pese a la buena fama del pescado, las investigaciones rigurosas no observan que su mayor consumo genere disminuciones en las tasas de mortalidad. Lo ideal es no consumir más de 2-3 raciones semanales de una variedad de pescado. En niños y en mujeres embarazadas o lactantes es preciso tener en cuenta una serie de recomendaciones sobre el pescado (ver página 171).
- Dejar de comer productos de origen animal no generará deficiencias de proteínas o hierro o de otros nutrientes, salvo vitamina B12 (ver página 245), a no ser que tomemos a menudo productos superfluos. La falta de pescado podría generar una menor ingesta de yodo, pero se compensa tomando sal yodada, tal y como recomienda el Ministerio de Sanidad a toda la población, o de vitamina D, que se puede compensar con una adecuada exposición solar.
- El dogma «hay que comer de todo» no solo está desacreditado, sino que en nuestro medio puede hacer que ganemos peso con el paso de los años.

5

Más vegetales (alimentos de origen vegetal poco procesados)

Existe una convergencia de opinión entre académicos, políticos y organizaciones no gubernamentales en apoyar, en base a un importante cuerpo de evidencias científicas, la necesidad de una transición hacia una dieta basada en alimentos de origen vegetal, con el objetivo de promover la salud de las poblaciones humanas y reducir al mínimo los impactos ambientales perjudiciales asociados con la producción de alimentos.

DOCTOR KITTI SRANACHAROENPONG Y COLABORADORES
Public Health Nutrition, 2015

INTRODUCCIÓN

Si ya comprendes que es cuestionable la afirmación «tenemos un cerebro privilegiado gracias a la carne» (capítulo 1), si ya tienes clara la importancia de «s.a.l.t.a.r.» (capítulo 2), si ya entiendes que, de igual manera que es mejor dejar de insultar a tu pareja que piropearla a menudo, es mejor comer menos superfluos que pensar que existen alimentos «sanadores» (capítulo 3), si ya comprendes que conviene comer menos animales, que no es cierto que eso nos vaya a generar deficiencias de proteínas, y que no hay nada de ciencia detrás del mantra «hay que comer de todo con moderación» (capítulo 4), es el momento de seguir adelante y preguntarnos si tiene sentido y sustento científico una frase repetida hasta la saciedad en los manuales serios o en las investigaciones rigurosas sobre nutrición: basa tu alimentación en alimentos de origen vegetal poco procesados. Nosotros creemos que sí lo tiene, como intentaremos mostrar en este capítulo. También lo cree el Fondo Mundial para la Investigación del Cáncer, entidad que detalló en un extenso informe publicado en 2007 (pero que sigue vigente) que para prevenir el cáncer, además de otras recomendaciones, conviene consumir «principalmente alimentos de origen vegetal» («Eat mostly foods of plant origin»), consejo que acompaña de consideraciones como limitar el consumo de cereales refinados. Dada su importancia, hemos incluido el resto de sus recomendaciones en la tabla 6.

Manténgase lo más delgado posible, sin llegar a tener un peso insuficiente.
Realice actividad física como parte de la vida cotidiana.
Limite el consumo de alimentos ricos en energía y evite las bebidas azucaradas.
Consuma principalmente alimentos de origen vegetal.
Limite el consumo de carnes rojas y evite las carnes procesadas.
Limite el consumo de bebidas alcohólicas.
Limite el consumo de sal y evite la ingesta de cereales (granos) o legumbres (leguminosas) que estén mohosos.
Las madres deben amamantar y los niños deben ser amamantados.
Las personas que han sobrevivido a un cáncer deben seguir las anteriores recomendaciones.
Trate de satisfacer sus necesidades nutricionales a través de la dieta (no de suplementos).

Tabla 6. Recomendaciones para la prevención del cáncer. Fondo Mundial para la Invesgación del Cáncer.

Fuente: World Cancer Research Fund/American Institute for Cancer Research. Food, nutrition, physical activity, and the prevention of cancer: a global perspective; 2007.

Dedicaremos algunas líneas a este último consejo (no confiar en los suplementos), pero en este capítulo también nos preguntaremos si comer verduras adelgaza, si las frituras las carga el diablo, si el trigo es la reencarnación del mal, si existen alimentos anticáncer o si las plantas «medicinales» esconden un secreto poder que compensa nuestros malos hábitos. Como el sedentarismo es peligroso te sugerimos que tengas a mano, por ejemplo, una cuerda de saltar a la comba, para dar unos cien saltos cuando llegues a la mitad del capítulo. Sí, lo reconocemos, estamos obsesionados con «s.a.l.t.a.r».

Apabullantes datos

Antes de hablar de alimentos de origen vegetal poco procesados, es preciso insistir una vez más, para evitar equívocos, que para tu salud va a ser mucho mejor seguir un buen estilo de vida que confiar en unos supuestos mágicos poderes de dichos alimentos.[18] En todo caso, a estos alimentos sí parece que podemos atribuirles beneficios para la salud. En unas líneas explicaremos por qué hemos dicho «parece». Mientras tanto, veamos las conclusiones de algunos estudios publicados después de que viera la luz el informe del Fondo Mundial para la Investigación del Cáncer, recién citado.

Junio de 2009. Estudio con 49.485 personas (*British Journal of Nutritrion*):

> La ingesta de alimentos de origen vegetal, en particular de fruta, se asoció con una reducción de la mortalidad.

Agosto de 2013. Estudio con 71.706 personas (*American Journal of Clinical Nutrition*):

> La ingesta de menos de cinco raciones diarias de frutas y verduras se ha asociado con una supervivencia progresivamente más corta y con mayores tasas de mortalidad.

Enero de 2014. Estudio con 554 personas (*American Journal of Hypertension*):

> [La ingesta de] legumbres redujo de forma significativa la presión sanguínea tanto en personas con hipertensión como en personas sin ella.

---

18. Las bebidas alcohólicas, el chocolate negro, la horchata, el azúcar o la sal, por poner algunos ejemplos, tienen un origen 100% vegetal, pero no por eso podemos recomendarlos alegremente.

Mayo de 2014. Estudio con 1.037 personas (*Canadian Medical Association Journal*):

> Las dietas que enfatizan el consumo de legumbres en una dosis media de 130 gramos diarios (alrededor de una ración al día) redujeron los niveles de colesterol LDL[19] de manera significativa en comparación con las dietas de control.

Julio de 2014. Estudio con 833.234 personas (*BMJ —British Medical Journal—*):

> Un mayor consumo de frutas y verduras se asoció significativamente con un menor riesgo de mortalidad por cualquier causa. [...] Se observó un umbral de alrededor de cinco raciones de frutas y verduras al día, por encima del que el riesgo de mortalidad por cualquier causa no se redujo aún más. [Es decir, tomar más de cinco raciones de frutas y hortalizas no redujo más las tasas de mortalidad.]

Julio de 2014. Estudio con 501.791 personas (*American Journal of Clinical Nutrition*):

> [Este estudio] apoya asociaciones inversas entre el consumo de frutos secos y la enfermedad isquémica del corazón y la diabetes, y el consumo de legumbres y la enfermedad isquémica del corazón. [Dicho de otra manera, a más ingesta de frutos secos o legumbres, menos frecuencia de enfermedad isquémica del corazón, y a más ingesta de frutos secos, menos frecuencia de diabetes.]

Septiembre de 2014. Estudio con 450.000 personas (*European Journal of Epidemiology*):

> Quien consumió más de 569 gramos diarios de frutas y

19. El colesterol LDL es un tipo de colesterol sanguíneo cuya elevación por encima de ciertos niveles se relaciona con un mayor riesgo cardiovascular.

verduras tuvo menos riesgo de muerte por enfermedades del sistema circulatorio, respiratorio y digestivo en comparación con quien tomó menos de 249 gramos diarios.[20]

Marzo de 2015. Estudio con 367.442 personas (*BMC Medicine*):

El consumo de cereales integrales se ha asociado de forma inversa con el riesgo de mortalidad por cualquier causa. [Es decir, a más consumo, menos tasas de mortalidad.]

Marzo de 2015. Estudio con 118.05 personas (*JAMA Internal Medicine*):

Un mayor consumo de cereales integrales se asocia con una menor mortalidad total [...] independientemente de otros factores de la dieta y estilo de vida. [El estudio definió como «cereal integral» no a los mal llamados «cereales de desayuno», sino: trigo integral, harina integral de trigo, avena integral, maíz integral, harina integral de maíz, centeno integral, harina integral de centeno, cebada entera, bulgur, trigo sarraceno, arroz integral, harina integral de arroz, palomitas de maíz o amaranto.]

Mayo de 2015. Estudio con 206.029 personas (*JAMA Internal Medicine*):

El consumo de frutos secos[21] se asoció con una disminución de la mortalidad.

20. Esta investigación observó una asociación positiva entre una alta ingesta de frutas y verduras y la mortalidad por enfermedades del sistema nervioso. Los autores detallan que quizá se trate de un hallazgo casual. Otra posibilidad es que los participantes que ya tenían la enfermedad hayan pasado a tomar más frutas y verduras, lo que generaría un «falso positivo». Por nuestra parte, pensamos que quizá en ese subgrupo existan vegetarianos que no suplementan su dieta con vitamina B12, algo que se sabe que afecta de forma negativa al sistema nervioso.

21. Es mejor, sin duda, que los frutos secos sean sin sal u otros aditivos añadidos (muchos contienen miel, potenciadores del sabor...).

Agosto de 2015. Estudio con 120.010 personas (*British Journal of Nutrition*):

Una mayor ingesta de cereales integrales se ha asociado con una menor mortalidad.

Diciembre de 2015. Análisis de 16.906 estudios (*Journal of Neurology, Neurosurgery, and Psychiatry*):

Una alta ingesta de folatos [marcador del elevado consumo de alimentos de origen vegetal] reduce el riesgo de Alzheimer aproximadamente un 49 %.

Enero de 2016. Estudio con 150.969 personas (*The International Journal of Behavioral Nutrition and Physical Activity*):

El consumo de frutas y hortalizas se ha relacionado de forma inversa con la mortalidad por todas las causas. [Así, a más ingesta, menos tasas de mortalidad.]

Enero de 2016. Estudio con 1.409.014 personas (no, no nos hemos equivocado con la cifra) (*Archives of Cardiovascular Diseases*):

Una alta ingesta de fibra dietética[22] se asocia con un menor riesgo de mortalidad por enfermedades cardiovasculares y todos los cánceres. Estos resultados apoyan la actual recomendación de que una elevada ingesta de fibra dietética forme parte de una dieta saludable. [...] La ingesta de fibra dietética a partir de cereales [Ej.: cereales integrales] se asoció fuertemente con la reducción de la mortalidad cardiovascular, y la ingesta de fibra

---

22. La fibra dietética abunda en alimentos de origen vegetal poco procesados, y es mejor no consumirla, salvo excepciones, en forma de «pastillas» (<www.pubmed.gov/20593113>). Hablamos de ella en unas páginas.

dietética a partir de legumbres también mostró una relación inversa [a más consumo, menos mortalidad].

Marzo de 2016. Estudio con 90.534 mujeres (*Pediatrics*):

> Nuestros hallazgos apoyan la hipótesis de que el consumo elevado de fibra dietética reduce el riesgo de cáncer de mama y sugiere que la ingesta durante la adolescencia y en los primeros años de la edad adulta puede ser particularmente importante.

Los resultados de las investigaciones citadas son de lo más contundente, así que imaginamos que estás deseando que digamos por qué hemos puesto ese «parece» hace unas líneas. La razón es... ¿y si resulta que lo que sucede en dichos estudios es que las personas que consumen habitualmente más alimentos saludables en realidad mejoran su salud porque no están consumiendo alimentos insanos? La verdad es que no sabemos a ciencia cierta por qué ocurren los beneficios, pero sí que ocurren. Tampoco sabemos a ciencia cierta por qué es saludable pasar una tarde caminando por la playa con tu familia, mientras contáis chistes. ¿Es por el ejercicio físico? ¿Por el aire puro? ¿Porque sintetizas vitamina D del sol? ¿Porque respiras yodo del mar? ¿Por los chistes? ¿Porque no estás trabajando? ¿Porque no hay estresantes pitidos de coche como ruido de fondo? Si fuese así, podríamos eliminar de la ecuación a tu familia, y sustituirla por pasear con una bombona de oxígeno, unas cuantas pastillas de vitamina D y yodo, y unas grabaciones con chistes.

Esperamos que entiendas ahora por qué somos reacios a atribuir beneficios a nutrientes concretos. En cuanto lo hacemos, alguien nos los vende a un nada módico precio, pregonando las mil maravillas de ellos, y sin darnos cuenta sustituimos algo irreemplazable. Por eso, y porque si decimos, por ejemplo, que la fruta es buena por la fibra, en cuanto salga un estudio que indique que no es así, alguien dejará de comer fruta.

El «parece» también tiene que ver con esta nueva pregunta: ¿y si las personas que consumen más vegetales tienen mayores y mejores niveles de convivencia e interacción social que los que no lo hacen? Son aspectos que influyen, y mucho, en nuestra salud. También vale la pena plantearse si las personas que incrementan su consumo de vegetales poco procesados acaban mejorando su estilo de vida. Tiene más lógica de la que parece: sabemos que quien comienza a hacer deporte es muy probable que acabe comiendo más saludablemente, pero también observamos que quien instaura unos buenos hábitos dietéticos suele incrementar las horas que dedica al ejercicio físico.

En todo caso, hay dos factores que dan sentido, de nuevo, al título de este libro, y también a las campañas de promoción de alimentos vegetales. El primero es que existen mecanismos plausibles que justifican los beneficios del consumo de dietas basadas en alimentos de origen vegetal (puedes consultarlos en el artículo que publicaron en 2015 Tuso, Stoll y Li, y que citamos en la bibliografía).

Y el segundo es que si bien es posible que nuestro principal problema nutricional resida en que tomamos demasiados alimentos insanos, lo cierto es que incrementar la ingesta de frutas y verduras, pero también de cereales integrales, de legumbres y de frutos secos, además de aportarnos sustancias nutritivas y posiblemente protectoras, desplazará la presencia de productos superfluos.

ALIMENTOS VEGETALES Y CONTROL DE PESO

Cuenta la leyenda que hubo un día en el que los quioscos de prensa no estaban inundados por palabras como «adelgaza», «dieta» o «régimen». Sean o no habladurías, es difícil encontrar hoy una revista en la que no se mencione un método para adelgazar, casi siempre absurdo y peligroso. ¿Verdad que no exterminarás las cucarachas de tu casa si pintas la pared de color blanco? ¿Y si cambias de color? Pues tampoco revertirás la obesidad con engañifas como bayas «sanadoras», sopas «depurativas», pastillas «drenantes» o batidos «desintoxicantes», sean del color que sean. La pérdida de peso no pasa por confiar en «métodos» que nos atraigan con falsas esperanzas sostenidas en frases genéricas y ambiguas, sino por realizar un cambio sustancial de nuestro estilo de vida. Un cambio que requiere «s.a.l.t.a.r.», como ya sabes, pero también autocontrol (pesarnos a menudo, registrar cuánto y qué comemos, anotar el ejercicio que hacemos) y, sin duda, una revisión por un médico y un seguimiento por un dietista-nutricionista.

Las guías clínicas de referencia señalan que lo ideal es que el nutricionista (asegúrate de que tiene el título y está colegiado) nos plantee un mínimo de catorce visitas en un lapso de seis meses, nos insista para que realicemos un mínimo de 150 minutos semanales de ejercicio físico y nos oriente para realizar cambios en nuestro comportamiento. Ah, y si te recomienda que consumas complementos alimenticios «como ayudita» (jarabe de alcachofa, salvado de avena, batidos proteicos, extracto de mango africano, etc.), pega la vuelta.

Dicho esto, pensamos que la alimentación a seguir para evitar ganar peso con el paso de los años, o para disminuirlo (en su caso) debe cumplir el precepto «más vegetales, menos animales y nada o casi nada de carnes procesadas y alimentos superfluos» que hemos mencionado en la introducción de este libro. Nos dan la razón dos recientes investigaciones. La primera, publicada en octubre de 2015 en la revista *PLoS One*, evaluó la ingesta de 563.277 personas, para concluir que a más frutas y verduras, menos incremento en el peso corporal. La segunda se ha publicado en 2016 en *European Journal of Nutrition*, y la ha coordinado Heinz Freisling, doctor en epidemiología nutricional y miembro de la Agencia Internacional para la Investigación del Cáncer de la OMS. El estudio ha evaluado durante cinco años la evolución del peso en 235.880 europeos en función de diferentes patrones de alimentación. Tras controlar los factores que podrían alterar los resultados (actividad física, educación, tabaquismo, etc.) han concluido que en el patrón de alimentación asociado a un menor aumento de peso abundaban los alimentos de origen vegetal, como frutas, hortalizas y legumbres, y había pocas cantidades de carnes rojas o procesadas, huevos y leche. Por contra, el patrón de alimentación que se relacionó con un mayor incremento de peso con el tiempo fue uno caracterizado por una mayor presencia de productos de origen animal (lácteos, carne, pescado y marisco), así como de alcohol. La ingesta de carbohidratos fue similar en ambas categorías. Los dos estudios corroboran algo que ya habían observado estudios previos de similares características.

¿Por qué estos resultados? Los autores del último estudio apuntan lo siguiente: «Sospechamos que la alta ingesta de proteína, combinada con un bajo consumo de fibra dietética, es responsable de las asociaciones positivas con el incremento de peso». Llegados a este punto, no olvidan mencionar que numerosas investigaciones han constatado que, a corto plazo, aumentar la ingesta proteica puede ayudar a perder peso, pero que a largo plazo las investigaciones no sostienen esta observación (ver página 175 —capítulo anterior—) e incluso algunas constatan lo contrario.

Somos conscientes de que ambos estudios están sujetos a potenciales factores de confusión residuales y al efecto de posibles sesgos de selección, por ser investigaciones observacionales, pero por una parte disponemos de ensayos clínicos rigurosos que muestran que una dieta basada en vegetales puede ayudar en la pérdida de peso (hablamos de ello en el siguiente capítulo), y por otra parte, creemos que sus fortalezas son mayores que sus debilidades. La magnitud de las diferencias es «de pequeña a moderada», y por tanto no justifican que un individuo preocupado por su peso se lance a «consumir lechugas» y se olvide de hacer ejercicio. Pero tampoco puede dejar de lado estos hallazgos, sobre todo porque sabemos que incluso pequeñas disminuciones en el peso corporal en personas con obesidad (del orden del 5 al 10 % de su peso) reducen de forma considerable múltiples factores de riesgo de padecer patologías como diabetes tipo 2, enfermedades cardiovasculares o cáncer. Sea como fuere, los beneficios a escala poblacional a largo plazo serán enormes, como es lógico.

LOS REMEROS Y LA DIETA MEDITERRÁNEA

Quizá te extrañe que hasta este momento no hayamos hablado de la archifamosa dieta mediterránea. No lo hemos hecho porque nos parece que este concepto está en muchas manos, algunas poco interesadas por la salud poblacional, como empresas que venden bebidas alcohólicas como vino o champán (su objetivo, no lo olvides, es vender más, y cuanto más vendan, más problemas habrá asociados al consumo de alcohol).[23] Tienes nuestra opinión sobre los supuestos beneficios del consumo «moderado» de vino en la página 98. Añadamos que «el alcohol es la droga psicoactiva más extendida en España y una de las principales causas evitables de mortalidad prematura, enfermedad y discapacidad» (*Revista Española de Salud Pública*, agosto de 2014). Con estos datos en mente, te sugerimos que examines de cerca la definición de «dieta mediterránea» de la Real Academia Española: «Régimen alimenticio de los países de la cuenca del mar Mediterráneo basado preferentemente en cereales, legumbres, hortalizas, aceite de oliva *y vino*». Basar nuestra dieta «preferentemente» en el consumo de vino es una imprudencia temeraria.

¿Que hay estudios que observan que la dieta mediterránea,

23. Según la OMS, «el consumo de alcohol es un factor causal en más de doscientas enfermedades y trastornos. Está asociado con el riesgo de desarrollar problemas de salud tales como trastornos mentales [...] algunos tipos de cáncer y enfermedades cardiovasculares, así como traumatismos derivados de la violencia y los accidentes de tránsito» (<http://goo.gl/n9dZyd>).

que incluye el vino, mejora la salud? Desde luego, pero ¿a qué atribuimos el beneficio? Lo decimos porque el concepto «dieta mediterránea» incluye una larga lista de factores, y puede ser que algunos no tengan efectos positivos, como es el caso de las bebidas alcohólicas, cuyo consumo «moderado», ya lo hemos dicho, pero lo repetimos, se relaciona con un mayor riesgo de determinados tipos de cáncer. Ponemos «moderado» entre comillas porque lo correcto es decir «de bajo riesgo».

Para entender mejor lo anterior hemos de hablar de un deporte: el remo. Una de sus modalidades son las llamadas «traineras», en las que encontramos trece remeros y un patrón. Imaginemos ahora que de entre sus remeros hay uno que no mueve los brazos, y otro que incluso mantiene su remo de tal manera que frena la propulsión de la embarcación. Si la tripulación compite contra rivales de peor categoría, ganará pese a los remeros «infiltrados», pero eso no significa que podamos decir que todos los componentes de la trainera sean, sin excepción, atletas dignos de admirar. Algo así sucede con la dieta mediterránea, en nuestra opinión. Muchos de sus componentes son protectores, así que si la «trainera» llamada «dieta mediterránea» compite contra otra «trainera» denominada «dieta occidental típica» (muy desequilibrada), generará beneficios para la salud (ganará la «competición»), pese a incluir entre sus «remeros» elementos infiltrados como el alcohol o los cárnicos procesados. ¿Sabías que la Autoridad Europea de Seguridad Alimentaria no permite que ningún fabricante de alimentos acompañe el concepto «dieta mediterránea» de beneficios para la salud debido, entre otros motivos, a que esta dieta contiene una bebida alcohólica llamada vino entre sus componentes?

La metáfora de las traineras puede ir más allá, porque hemos dicho que incluye trece remeros y un patrón. ¿Cuál es el «patronato» de la «Fundación Dieta Mediterránea»? En su página web leemos que, además de Danone, Gallina Blanca o Turrones Vicens, encontramos al Consejo Regulador del Cava, a Codorniu, a Freixenet, y a fabricantes de vino como

Bodegas Torres o Bodegas Murviedro. Por eso no es difícil encontrar en su web frases como «Estudios científicos demuestran que el consumo moderado de vino [...]». No continuamos la frase por decoro, y sobre todo porque la palabra «demuestran», vinculada al vino, pone los pelos de punta a cualquier investigador que se precie.

UNA DIETA SALUDABLE NO TIENE APELLIDO (¿QUÉ ES UNA DIETA SANA?)

Seguro que conoces la frase con la que comenzó Tolstói su novela *Ana Karenina*: «Todas las familias felices se parecen, pero las infelices lo son cada una a su manera». Es aplicable a muchos ámbitos, y la alimentación saludable es uno de ellos. Podemos desequilibrar la dieta de muchas maneras, como tomando mucha sal, bebiendo mucho alcohol, consumiendo muchos productos azucarados, etc. Sin embargo, todas las dietas saludables (como todas las familias felices) se parecen. ¿Qué tienen en común las dietas que mejoran la calidad y la esperanza de vida? La OMS parecía tenerlo bastante claro en 2004 (libro *Vitaminas y minerales en nutrición humana*):

> Las poblaciones deberían consumir dietas [...] basadas principalmente en alimentos de origen vegetal con una adición de pequeñas cantidades de alimentos de origen animal. Los hogares de todas las regiones deberían seleccionar predominantemente dietas basadas en alimentos vegetales, ricas en una variedad de hortalizas, frutas, legumbres y cereales poco procesados [integrales]. La evidencia de que dichas dietas prevendrán o demorarán la aparición de una fracción significativa de las enfermedades crónicas no transmisibles, es sólida. Una dieta basada en alimentos de origen vegetal presenta una baja densidad energética, lo cual podría proteger contra la obesidad.

Pensarás, con razón, que han pasado muchos años desde dicha publicación, así que adelantaremos el reloj hasta marzo de 2013, momento en el que vió la luz una extensa revisión sobre el tema (revista *Food & Nutrition Research*), que reveló que los patrones de alimentación que se relacionan con un mejor estado de salud cumplen tres características:

- Se basan en el consumo de alimentos vegetales poco procesados: frutas frescas, verduras, hortalizas, legumbres, frutos secos y cereales integrales (arroz integral, pasta integral, pan integral).
- Hay una menor presencia de pescado, lácteos bajos en grasas y aceites vegetales.
- Existe un aporte muy bajo de cereales refinados (pasta blanca, pan blanco, arroz blanco, etc.), azúcar o productos azucarados (bollería, repostería, bebidas azucaradas), y carnes rojas y procesadas.

Este estudio es particularmente interesante porque sus autores se tomaron la molestia de dar la vuelta a la moneda y revisar qué puntos tienen en común las dietas asociadas a un mayor riesgo de padecer enfermedades crónicas. Toma nota:

- Abunda la «comida chatarra» (*junk food*);
- Se priorizan los cereales refinados sobre los integrales;
- Se consumen a menudo alimentos muy procesados y productos superfluos tales como repostería, bebidas azucaradas (mal llamadas «refrescos»), aperitivos salados, bebidas alcohólicas, etc., y
- Predominan las carnes rojas y procesadas.

Los responsables del estudio (pertenecientes a la Universidad de Lund, en Suecia) explican que las dietas saludables reciben diferentes nombres en función del país o del equipo de investigación que las ha evaluado, pero siempre presentan una composición similar. Por eso este apartado se titula «Una dieta saludable no tiene apellido». Por eso y porque en el preciso momento en el que pongamos un apodo, un mote o un apellido a un patrón de alimentación, aparecerá alguien que querrá ganar dinero promocionándolo, aunque eso nos cueste la salud al resto.

Puede que pienses que no podemos transferir las deducciones de un equipo de suecos a la población española. Opinamos que son perfectamente extrapolables a España. Y opinó como nosotros, en 2012, la Agencia Española de Consumo, Seguridad Alimentaria y Nutrición (AECOSAN)[24] cuando hizo pública la encuesta ENIDE. Para la AECOSAN, deberíamos:

- Incrementar el consumo de cereales, preferentemente integrales (pan integral —es mejor que sea «sin sal»— pasta integral, arroz integral... u otros cereales integrales, como la avena o el centeno).
- Tomar, a diario, más frutas frescas y hortalizas.
- Incluir más a menudo legumbres en nuestros menús.
- Comer más frutos secos (avellanas, almendras, nueces, etc.).
- Moderar el consumo de azúcares y bollería.
- Moderar la ingesta de carnes rojas y, sobre todo, de embutidos.

¿Seguimos sin convencerte? Pues acudamos a la revista *Journal of the Academy of Nutrition and Dietetics*, en concreto a su edición de mayo de 2015. En ella veremos que los doctores Lukas Schwingshackl y Georg Hoffmann evaluaron de forma exhaustiva (revisión sistemática y metaanálisis) qué relación hay entre distintos patrones dietéticos y tanto el riesgo de morir de forma prematura, como el riesgo de sufrir patologías cardiovasculares, cáncer, diabetes tipo 2 o enfermedades neu-

24. La AESAN ha pasado a denominarse en febrero de 2014 AECOSAN (Agencia Española de Consumo, Seguridad Alimentaria y Nutrición).

rodegenerativas. Seguro que te suenan de algo tales enfermedades: son las causas más comunes de mortalidad en el mundo occidental desde 1970.

La conclusión del estudio ha sido que a mayor consumo de alimentos vegetales poco procesados, menos posibilidades tendremos de morir de forma prematura y de padecer varias enfermedades crónicas. ¿Por qué? Pues no está claro. Quizá surja de una sinergia entre distintos componentes protectores (¿fibra dietética?, ¿potasio?, ¿magnesio?, ¿flavonoides?), o quizá ocurra, y a estas alturas ya sabrás qué vamos a decir, porque estos alimentos desplazan la presencia de alimentos no saludables.

Sea como fuere, aunque no está claro por qué existe esta protección, sí está claro que existe. Se nos ocurre que si te atrae un bonito cuadro, o un bello poema o una preciosa canción: ¿serías capaz de pormenorizar por qué te gusta? Seguramente no, ni falta que hace: lo mejor es disfrutar de estos regalos que nos da la vida sin darle demasiadas vueltas. En el estudio se observó que quien toma más vegetales poco procesados disminuye su riesgo de mortalidad por cualquier causa un 22 %. Los investigadores hilaron más fino y constataron que este patrón de alimentación disminuye el riesgo de sufrir cáncer en un 15 %, el de padecer enfermedades cardiovasculares o diabetes tipo 2 en un 22 %. Seguro que sabes que las enfermedades cardiovasculares son la primera causa de mortalidad en nuestro medio, pero quizá no sepas que la diabetes tipo 2 (conocida como «diabetes del adulto»), aunque es prevenible en cerca del 90 % de los casos, se estima que afectará en 2030 a unos 552 millones de personas.

Hablaremos ahora de la fibra dietética, un marcador que determina que aunque cada vez tengamos más información a nuestro alcance sobre nutrición, nos alejamos sin frenos de una dieta saludable.

Dos cosas que debes saber de la fibra dietética antes de seguir

¿Te has lanzado ya a comer vegetales poco procesados? Pues debes saber que es posible que tu intestino no esté, hoy por hoy, preparado para tolerar las altas dosis de fibra que les acompañan. La fibra dietética es un componente de todo producto de origen vegetal poco procesado, que resiste a la digestión y absorción del intestino delgado. Dicha «resistencia», pese a que es beneficiosa (previene el estreñimiento, además de diversas enfermedades crónicas), puede generar cierta distensión abdominal o un pasajero incremento en la producción de gases intestinales si pasamos a tomar mucha fibra de forma brusca, o si consumimos fibra en forma de pastillas, polvos o extractos de «salvado».

La cuestión es que las molestias citadas es probable que te ocurran tras leer este libro, porque pese a que se recomienda que consumamos entre 25 y 38 gramos de fibra al día (a partir de alimentos), en España tomamos 12,7 g/día de media según el estudio ANIBES. ¿Verdad que no te lanzarías a nadar en el océano si antes no te has adaptado a nadar en aguas más tranquilas? Pues a nuestro intestino le pasa algo parecido.

La fibra dietética es, en buena medida, responsable de la producción de gases intestinales. Dichos gases son una prueba de que todo va por buen camino. En uno de sus comunicados, la Universidad de Harvard indicó que emitir de diez a veinte gases es una buena señal, a lo que añadió que «un poco de flatulencias extra podría ser un indicador de que estás comiendo de la manera adecuada».

Y es que la fibra de los alimentos es necesaria para que hagamos bien la digestión y para normalizar el funcionamiento de nuestro intestino. Como leíste en la tabla 5 (página 164), la fibra también nos puede proteger del cáncer colorrectal. Hay bastantes estudios que relacionan el consumo de fibra con la protección de otras enfermedades e incluso de las tasas de mortalidad. Pensamos, de nuevo, que la fibra dietética es un marcador de que nuestra dieta es sana (o no es insana). Nos da la razón un estudio aparecido en diciembre de 2013 en la revista *BMJ* que concluye que los beneficios de los alimentos con fibra no son equiparables a los de los productos «enriquecidos» con fibra, es decir, a los que el fabricante les ha añadido dicha fibra. La investigación corrobora lo que han observado investigaciones anteriores.

De este apartado queremos que recuerdes dos cosas: que tu aumento en el consumo de alimentos ricos en fibra (algo recomendable) debe ser progresivo, y que los beneficios de los alimentos de origen vegetal no son aplicables a alimentos enriquecidos en fibra o a complementos alimenticios (píldoras, extractos, sobres, polvos, etc.), con fibra.

¡A POR LAS FRUTAS Y HORTALIZAS! (CINCO RACIONES)

El 30 % de los españoles no tomamos suficientes frutas y hortalizas. Se considera «suficiente» tomar un mínimo de cinco raciones de frutas y hortalizas cada día. Repetimos: «un mínimo». Lo decimos porque una reciente encuesta ha constatado que la mayoría de los españoles (el 60 %, para ser exactos) creemos que «cinco al día» es un límite a no superar.

¿Por qué pensamos que hay un máximo en el consumo de frutas y hortalizas, a la vez que consumimos alegremente altas dosis de alimentos superfluos? Es un misterio. Resulta la mar de curioso la cantidad de gente que cree que la fruta es perjudicial si se toma después de las comidas, que su consumo habitual nos hará engordar, que sus azúcares nos provocarán caries, que ciertas verduras retienen líquidos u otras creencias irracionales. Y decimos irracionales porque no solo no hay pruebas de que sean ciertas, es que tenemos serios motivos para afirmar que el consumo frecuente de estos alimentos puede ejercer diversos beneficios para nuestra salud. Sobre la caries, por cierto, debes leer lo que opina la OMS: «Existen pocas pruebas que muestren que la fruta es un factor importante en el desarrollo de la caries dental». A ello añade que «si la ingesta de azúcares libres[25] se limitase, y aumentase el consumo de frutas, verduras, granos enteros y alimentos naturalmente ricos en almidón, es muy probable que la caries dental se redujera».

Ya que estamos con la OMS, leamos su recomendación sobre frutas y hortalizas: «Tome una variedad de verduras y hortalizas, preferentemente frescas y locales, varias veces al día». Nuestro Ministerio de Sanidad, por su parte, indica que el consumo diario de cinco o más raciones de frutas y verduras puede reducir el riesgo de enfermedad coronaria en un 17 % y que es probable que estos alimentos reduzcan las posibilidades de padecer cáncer de boca, faringe, esófago, colon y recto.

El objetivo es que consumamos a diario unos 600 gramos de frutas y hortalizas, pero los datos indican que no llegamos a los 400. Es más, casi la mitad de los españoles (niños, jóvenes o adultos) no tomamos a diario frutas u hortalizas. Los datos provienen del Comité Científico de la asociación 5 al día, que también indica que «la ingesta insuficiente de frutas y hortalizas en España se asocia, al igual que en otros países europeos, al elevado consumo de productos cárnicos y cereales refinados».

Si te estás preguntando en qué consiste aproximadamente una ración, toma nota:

Una ración de hortalizas (140-150 g en crudo y limpio) equivale a:

- un plato pequeño de hortalizas cocinadas (acelgas, espinacas, col, brócoli, champiñones, cardo, zanahoria, calabaza, judías verdes...), o
- un plato grande de escarola o lechuga, o
- media berenjena, o
- medio calabacín, o

25. Azúcares añadidos a los alimentos por el fabricante, el cocinero o el consumidor, incluidos los azúcares naturalmente presentes en la miel, los jarabes y los zumos de frutas.

- un tomate mediano, o
- una endibia, o
- un pimiento mediano, o
- un pepino pequeño, o
- una zanahoria grande, o
- cuatro alcachofas medianas, o
- seis espárragos finos, o
- medio vaso de zumo de tomate.

Conviene tomar al menos dos raciones de hortalizas al día.

Una ración de frutas (140-150 g en crudo y limpio) equivale a:

- una pieza de fruta mediana (pera, manzana, naranja, plátano, membrillo, pomelo, etc.), o
- una rodaja mediana de melón, sandía o piña, o
- dos o tres piezas medianas de albaricoques, ciruelas, dátiles, mandarinas, higos, etc., o
- cuatro o cinco nísperos, u
- ocho fresas medianas, o
- un plato de postre con cerezas, uvas, moras, grosellas, etc.

Conviene tomar al menos tres raciones al día.

Estas recomendaciones se aplican en mayores de 5 años. Sea como fuere, en niños debemos siempre recordar que lo prioritario es que los adultos demos ejemplo y respetemos sus sensaciones de hambre y saciedad. Tienes más información en el artículo «Generalitat de Catalunya a familias y monitores de comedor: no obliguen a comer a los niños», que puedes consultar aquí: <www.goo.gl/SVcHfz>.

Si te fijas, no hemos citado ni las legumbres ni las patatas. Hablamos de estos alimentos a renglón seguido.

LEGUMBRES, FRUTOS SECOS E INTEGRALES TIENEN MUCHAS COSAS EN COMÚN

Hemos puesto en el mismo apartado a legumbres, frutos secos e integrales por dos razones. La primera es porque son alimentos que debemos consumir en más cantidad de lo que lo hacemos, idealmente a diario. Y la segunda es porque, por increíble que parezca, numerosas voces (no acreditadas) vinculan a estos alimentos con perjuicios para la salud. Podríamos responder simplemente acudiendo a algunos de los estudios que hemos incluido en el apartado «Apabullantes datos» de este mismo capítulo, pero vamos a profundizar un poco más.

De las legumbres (lentejas, garbanzos, alubias, etc.) es fácil escuchar que provocan flatulencias, que son indigestas, que arrastran vitaminas y minerales e impiden que las absorbamos, o que acarrean «antinutrientes». Ya hemos indicado que las flatulencias son una de las pruebas de que todo va por buen camino y de que tenerlas controladas pasa por una incorporación gradual en nuestras vidas de los vegetales poco procesados. En el caso de las legumbres, un buen remojado previo y una buena cocción minimiza la formación de gases en nuestro intestino. En cuanto a que contienen antinutrientes o que arrastran vitaminas o minerales, lo desmintió en 2002 el Instituto de Medicina de Estados Unidos (IoM, en sus siglas en inglés) en su libro *Ingestas dietéticas de referencia para energía, carbohidratos, fibras, grasas, ácidos grasos, colesterol, proteínas y aminoácidos.* Estudios posteriores han confirmado su postura.

Hoy por hoy tomamos unos 18 gramos diarios de legumbres. Es bastante recomendable multiplicar esa cifra por dos o por tres. ¿Sabías que ingerimos más calorías a partir del alcohol que de las legumbres? Es un dato que deprime a cualquier sanitario. Por eso no extraña que la Asociación Americana del Corazón sugiera, en base a los beneficios observados en diversos estudios, que sustituyamos a menudo el típico segundo plato proteico (carne o pescado), por legumbres. Quizá para convencernos, añade que comer a menudo legumbres puede ayudar a controlar el peso corporal debido a su efecto saciante. No hará maravillas, te lo adelantamos, pero vale la pena tener en cuenta que deberíamos cambiar a menudo el cuchillo y el tenedor por la cuchara.

Los frutos secos también cargan con el sambenito de tener antinutrientes. Si te lo dicen, responde lo que ya hemos indicado, porque es totalmente válido. Como en el caso anterior, pueden producir gases si no estamos adaptados a consumir más fibra dietética en nuestro día a día. Si es tu caso, es mejor optar por los frutos secos tostados (mucho mejor si son sin sal). Pero lo más habitual es escuchar que engordan, porque tienen muchas grasas. Es cierto que tienen bastante grasa, pero no es verdad que engorden. Los estudios disponibles no solo indican que es probable que su consumo nos haga perder peso (poco, pero lo que es seguro es que «no engordan»). ¿Cómo puede ser? Si revisamos de cerca dichos estudios veremos seis posibles explicaciones:

— La energía de los frutos secos es poco aprovechable por el intestino humano.
— Su digestión requiere mucha inversión de energía por parte de nuestro sistema digestivo.
— El tipo de ácidos grasos presentes en los frutos secos no se almacena con facilidad en nuestras reservas de grasa, o incluso ayuda a su movilización.
— Su fibra dietética arrastra parte de la energía de los alimentos presentes en el intestino, que no se absorbe.
— Al ser alimentos saciantes, su consumo desplaza la ingesta de alimentos insaludables.
— Las personas que los consumen de forma habitual son más proclives a seguir un patrón de dieta saludable.

Sea cual sea el mecanismo que hay detrás de esta constatación, lo cierto es que los frutos secos también han mostrado desempeñar un papel preventivo de numerosísimas enfermedades crónicas, de entre las que se incluye el cáncer, e incluso disminuir el riesgo de mortalidad. Es mejor que no tengan sal añadida, eso seguro. Con este último consejo en mente, estamos muy seguros de que tomar cada día un puñado de frutos secos es una buena idea.

Todo lo dicho es aplicable a los integrales (arroz integral, avena, cebada, quinua, trigo integral —o sus derivados, como el pan integral o la pasta integral—, etc.). Pero aquí la cosa se complica, a causa de que esconden una palabra maldita llamada carbohidratos. Para comprobar que no exageramos te invitamos a que pronuncies dicha palabra delante de dos nutricionistas: es posible que acaben peleados. Aunque no deberían: el único problema con los carbohidratos viene cuando consumimos a menudo azúcares (que son un tipo de carbohidratos)[26] o cereales refinados en vez de integrales. Es lo más habitual, por desgracia. Pese a ello, las dietas bajas en carbohidratos siguen de moda, en buena medida por la abundancia de falsos gurús que basan sus consejos en fulminar cualquier alimento con carbohidratos. A ello ayuda que algunos estudios, de duración bastante limitada, observan pérdidas de peso a corto plazo. Pérdidas que no se mantienen en el tiempo: los estudios que han durado más de un año no constatan diferencias significativas tras seguir una dieta rica o pobre en carbohidratos. Muchas de estas dietas pobres en carbohidratos son bajas en fibra (algo bastante arriesgado —ver página 188—), ricas en grasas insaludables (lo que puede elevar el colesterol sanguíneo) o contienen demasiadas proteínas (y su exceso incrementa el riesgo de daño renal, según un riguroso estudio publicado en mayo de 2014 en la revista *PLoS One*).

Estamos muy de acuerdo con esta afirmación que incluyeron el doctor Jim Mann y sus colaboradores en la edición de octubre

26. Muchos estudios no los diferencian de otros tipos de carbohidratos a la hora de evaluar su impacto sobre la salud, por cierto, y de ahí salen muchos malos entendidos.

de 2014 de la revista *Lancet*: «Es recomendable consumir fuentes apropiadas de carbohidratos, en vez de restringir su consumo».

El gluten es otra palabra que complica la promoción de los integrales. Antes de seguir, permítenos un paréntesis: no hablamos aquí de galletas «integrales» o cereales «de desayuno» «integrales» (y disculpa las dobles comillas, pero eran necesarias). Eso entra en la categoría de productos superfluos. Sigamos con el gluten: es una proteína presente en el trigo, la avena, la cebada, el centeno, el kamut, el triticale y la espelta. Deben evitar dicha proteína las personas con enfermedad celíaca, que padece un 1 % de la población. Está en investigación una dolencia llamada «sensibilidad al gluten no celíaca», en la que también suele ejercer beneficios la eliminación dietética de alimentos con gluten, aunque los estudios al respecto no son concluyentes. Ambas condiciones debe diagnosticarlas un médico... algo que no suele ocurrir. Pues bien, mira qué titular leímos en *Diario Médico* en diciembre de 2015: «Diez veces más personas hacen dieta con restricción de gluten que las diagnosticadas como celíacas». Un poco antes, en octubre del mismo año, el doctor Benjamin Missbach y su equipo llegaron a una conclusión similar (revista científica *PeerJ*): el 85 % de las personas que consumen dietas sin gluten no tenían un diagnóstico de enfermedad celíaca. Su investigación, además, no observó beneficios atribuibles a la exclusión del gluten en pacientes sin enfermedad celíaca. No solo eso, añadieron que algunos nutrientes pueden resultar deficitarios si se sigue durante mucho tiempo una dieta sin gluten, que los productos diseñados para personas con enfermedad celíaca («sin gluten») son mucho más caros y que dichos productos, en sus palabras, «no proporcionan beneficios adicionales para la salud desde una perspectiva nutricional».

Antes de cerrar este apartado queremos rescatar uno de los estudios que hemos citado en el apartado «Apabullantes datos», el publicado en 2016 en *Archives of Cardiovascular Diseases*, basado en datos de 1.409.014 personas. En él leemos que «la ingesta de fibra dietética a partir de cereales [Ej.: cereales integrales] se asoció fuertemente con la reducción de la mortalidad cardiovascular».

PATATA

También tiene mala fama la patata, como les ocurre a los anteriores tres alimentos. Pensamos que es mejor que hable de ella Juan Revenga, un conocido y reconocido nutricionista, autor del blog *El nutricionista de la general* y de los recomendables libros *Con las manos en la mesa* y *Adelgázame, miénteme*. Juan dedicó un artículo en su blog a la patata, titulado «La "patata caliente": sí en la pirámide pero no en el plato de la alimentación saludable». En él explica que en una guía dietética, el *Healthy Eating Plate* (plato saludable de la alimentación), publicada por la Escuela de Salud Pública de Harvard, se aconseja limitar su consumo, mientras que en las guías dietéticas españolas no se da este consejo. Desde Harvard explican que no debemos computar la patata como una de las cinco raciones de verduras u hortalizas, de las que ya hemos hablado, dado que algunos estudios observan que su consumo habitual se relaciona con un mayor riesgo de patologías crónicas, como la diabetes del adulto. Juan, sin embargo, nos invita a reflexionar sobre las diferencias existentes entre el consumo de patatas por los norteamericanos y los españoles. Tanto la cantidad que comemos como de qué manera lo hacemos son bien distintas. En Estados Unidos toman el doble de patatas por persona al año que en España, y suelen tomarla en forma de puré de patatas. Aquí, sin embargo, las tomamos en multitud de presentaciones. Juan detalla algunas de ellas: «pisto, ensaladilla rusa, patatas rellenas, a la riojana, ensaladilla, en salsa verde, purrusalda, en forma de ensalada, en tortilla, casi con cualquier verdura (coles, alubias verdes, acelga, menestra...), gratinadas al horno con pimientos rojos... etcétera». Como ves, en España la patata no se suele tomar «a palo seco», sino combinarse con verduras y hortalizas, algo que cambia su efecto en nuestra salud. Por tomar de vez en cuando puré de patatas o patatas fritas (en breve hablamos de los fritos, descuida), no pasará nada de nada, pero lo ideal es que tengamos por costumbre combinar la patata, como se ha hecho siempre, con verduras y hortalizas. Si nada de lo anterior te convence, revisa el estudio de Bosch y colaboradores (agosto de 2016, *Am J. Clin Nutr*), que hallarás en la bibliografía de este capítulo.

ACEITE DE OLIVA. ¿DE VERDAD ES ORO LÍQUIDO?

Dejamos de hablar de alimentos con injusto descrédito para adentrarnos en uno al que se otorgan inmerecidas proezas: el aceite de oliva. En los últimos años ha pasado de ser un enemigo de cualquier «dieta» a verse rodeado de un aura de saludabilidad solo superada por la poción mágica de Astérix. Seguro que es mejor tomar aceite de oliva o de girasol (que ha dejado de tener la mala fama que tuvo hace unos años) que consumir manteca de cerdo, mantequilla, margarina o grasas de coco, palma o palmiste. Sin embargo, aquí no estamos seguros de que «más es mejor», como sí lo estamos con frutas, hortalizas, legumbres, frutos secos o granos integrales. No decimos que sea insaludable (no es el caso), pero tampoco que podamos comparar sus efectos a los vegetales poco procesados. Y es que el aceite es un alimento en el que se combina un muy elevado aporte calórico con una total ausencia de fibra dietética. Los estudios que hilan fino y comparan distintas dietas que solo difieren en la fuente de grasas observan más beneficios si dichas grasas provienen de alimentos «enteros», como los frutos secos o el aguacate, que cuando provienen del aceite.

Últimamente se ha puesto de moda atribuir al aceite de coco propiedades milagrosas. Por si llegan a tus oídos, debes saber, en primer lugar, que cuando algo relacionado con el mundo de la nutrición te suene asombroso, es que no es verdad. Si alguien te dijera que existe un elixir que hace que un árbol crezca en un mes lo que está previsto que crezca en diez años, o que permite que florezca sin que le toque la luz ni le nutra el agua, ¿le creerías? Pues lo mismo con las promesas dietéticas. Y en segundo lugar, que es desaconsejable sustituir los aceites de oliva o de girasol, que son los que solemos usar, por aceite de coco, porque ello podría incrementar nuestro riesgo de padecer una enfermedad cardiovascular. Llegó a esta conclusión una interesante revisión científica publicada por la Fundación del Corazón de Nueva Zelanda en agosto de 2014.

CAFÉ CON MIEL AL TOQUE DE ALGAS MARINAS

Incluimos las algas, el café y la miel en el mismo apartado porque tienen en común ser productos difíciles de abordar. Pese a todo, vamos a intentar ser breves.

Café

Lo tomamos para socializarnos, pero sobre todo para despertarnos. Tomar un poco de café estimula el sistema nervioso central, alivia (un poco) la fatiga y mejora (también un poco) la concentración en adultos. Con el café ha pasado algo curioso en el ámbito científico: cuarenta años atrás varios trabajos constataron que quien lo tomaba a menudo solía morir más prematuramente. Pero eran trabajos que cometieron el error de no eliminar a los fumadores de entre el grupo de personas que toma café. No cometieron dicho error estudios posteriores, que no observaron tales diferencias en la mortalidad entre «cafeteros» y «no cafeteros». Paradójicamente, muchos trabajos recientes cometen un error similar al que ocurrió cuatro décadas atrás: constatan que quien toma café presenta un menor riesgo de sufrir ciertas enfermedades crónicas, pero no tienen en cuenta todas las diferencias que hay entre los «cafeteros» y los que no lo son, más allá del tabaquismo. Explicamos esto para que no des crédito a quien te asegure que tomar café es mejor que no hacerlo. Ni en sueños puede sustituir al papel protagonista del estilo de vida a la hora de conservar o mejorar la salud. Si te hacen creer que es un talismán es muy posible que dejes de prestar atención, sin darte cuenta, a la importancia de unos buenos hábitos de vida. En todo caso, los estudios rigurosos concluyen que, salvo contraindicación médica, tres tazas de café al día (en adultos) son perfectamente compatibles con una vida sana.

Miel

Ya que mencionamos falsos talismanes, qué mejor que hablar de la miel. No es de origen vegetal, somos conscientes de ello, pero es muy consumida por colectivos proclives a consumir más vegetales. Cuando indicamos que solo aporta calorías suelen tacharnos de radicales (sobre todo los vendedores de miel), cuando es la dulce verdad. La cantidad de nutrientes en la miel es irrisoria. Si revisas cualquier tabla de composición de alimentos verás que para intentar cubrir el 15 % de las recomendaciones de cualquier nutriente con miel deberíamos tomar no 100 gramos de miel (con sus gratuitas 300 kilocalorías, ideales para nuestras crecientes tasas de obesidad), sino muchísimo más. A modo de ejemplo, para cubrir el 15 % de las recomendaciones de niacina (vitamina B3) tendrías que zamparte dos kilos de miel. Es un ejemplo extrapolable al resto de nutrientes. Añadamos que la Asociación Americana de Diabetes advierte que abusar de la fructosa (azúcar característico de la miel) puede aumentar los niveles de colesterol en personas con diabetes, y los niveles de colesterol y triglicéridos en sujetos sanos. Por su parte, la Autoridad Europea de Seguridad Alimentaria (EFSA en sus siglas en inglés), considera que la miel:

- No tiene propiedades antioxidantes.
- No beneficia al sistema inmune.
- No estimula el metabolismo.

- No protege las células del envejecimiento prematuro.
- No mejora la salud respiratoria.

Esto último incluye los resfriados o la tos (no hay pruebas que justifiquen un mecanismo antitusígeno atribuible a la miel). No debemos olvidar que la miel es un alimento que aporta muchas calorías y pocos nutrientes, que puede producir caries y que está desaconsejada en menores de 1 año por el riesgo de que contraigan botulismo.[27]

Algas

No solo la miel tiene, según las malas lenguas, la capacidad de mejorar nuestro sistema inmune. También se dice de un sinfín de alimentos, sobre todo si son extraños, lejanos, infrecuentes en nuestra dieta. Es el caso de las algas. Acompáñalas del altisonante palabro «macrobiótica» y entenderás por qué hay quien las incluye en el engañoso grupo de «alimentos anticáncer». Porque algunos creen que la nutrición funciona como los cómics: tiene que haber un superhéroe, todopoderoso y eterno, y un supervillano, sanguinario y mortífero. Y no funciona así. Pero vayamos a las algas, a ver si nos convierten en el hombre de acero o son más bien la criptonita.

Pese a que cada vez están más de moda, nuestro consumo de algas, salvo excepciones, es bajo. Y creemos que es bueno que siga siendo bajo, porque como no es un alimento básico en la dieta de los europeos, nuestro organismo no está adaptado, como sí lo está el de habitantes de otras regiones (como Japón) para tolerar la gran cantidad de yodo que suelen contener. Sí, es

---

27. Enfermedad causada por esporas de la bacteria *Clostridium botulinum*, que pueden encontrarse en la miel. Genera un bloqueo en las funciones nerviosas que puede ser mortal. El riesgo es elevado en bebés de entre seis semanas y seis meses de edad, y muy bajo aproximadamente al año de edad.

verdad eso que dicen de que tienen muchos nutrientes (no lo es que tengan propiedades terapéuticas), pero concentran, en general, muchísimo yodo, y eso puede poner en riesgo nuestro organismo. Recuerda que el gran problema nutricional que tiene cabizbajos a los responsables sanitarios no es la carencia de vitaminas o minerales, sino el exceso de azúcar, sal, grasas, y calorías provenientes de productos superfluos.

Pues bien, cada vez más artículos científicos alertan que consumir habitualmente algas marinas puede generar toxicidad a causa del yodo. Unos simples cálculos bastan para constatar que un solo gramo de la alga kombu o hierba de mar multiplica por cinco y por ocho, respectivamente, el límite máximo de consumo de yodo establecido por las autoridades sanitarias. Algo similar ocurre con otras algas como wakame, nori, dulse, etc. La última investigación que hemos leído sobre este tema es la de los doctores Bouga y Combet. En su estudio, publicado en enero de 2015 en *Proceedings of the Nutrition Society*, desaconsejan una larga lista de algas o productos elaborados con ellas por suponer un riesgo para la salud a causa de su elevado contenido en yodo. Si los toma una mujer embarazada el riesgo es mayor, porque los daños al feto pueden ser más inmediatos. También hay estudios que observan que estos alimentos pueden acumular altas dosis de arsénico y otros contaminantes. Tienes más información en este hipervínculo: <www.goo.gl/5tUKF6>.

En resumen, las algas más que un supermán son un «Superlópez»: arreglan una cosa y estropean otra. El principio de precaución nos lleva a aconsejar que cuantas menos, mejor.

LAS FRITURAS NO SON EL DEMONIO

Este apartado es importante, porque muchísimos libros divulgativos de «dietas» nos invitan a comer solo crudos, al vapor, a la plancha y, siendo benévolos, guisados. La razón (leemos de uno de dichos libros) es «porque se conservan mejor las vitaminas que nos dan la felicidad y el optimismo». No existe dicha clase de vitaminas, créenos. En otro libro similar encontramos que las frituras nos dejan «excitados y deprimidos». Lo cierto es que pese a su malísima fama, las frituras ejercen un impacto mínimo sobre el contenido de proteínas o minerales del alimento. En cuanto a las vitaminas, si la fritura se hace correctamente (alta temperatura —sin humear— y poco tiempo) existirá poca pérdida de nutrientes sensibles al calor, como las vitaminas C o B1. Tienes más información en el texto «Recomendaciones de manipulación doméstica de frutas y hortalizas para preservar su valor nutritivo», citado en la bibliografía.

Pero aún no hemos abordado la pregunta del millón: ¿engordan los fritos? La respuesta es (redoble de tambores) que solo lo hacen si los tomamos de forma habitual, por sistema... y sobre todo si los consumimos en locales de comida rápida. Y si más que el peso te preocupa tu salud, debes saber que un seguimiento, durante once años, de la dieta de 40.757 adultos españoles, y publicado en enero de 2012 en la revista *BMJ*, concluyó lo siguiente:

> En España, un país mediterráneo en el que se utiliza para freír el aceite de oliva o de girasol, el consumo de alimentos fritos no se asocia con la enfermedad cardiovascular o con cualquier causa de mortalidad.

Los autores insisten en que sus conclusiones solo son aplicables en España, donde, además de usar aceite de oliva o girasol, reutilizamos poco el aceite.

No hay vegetales mejores que otros (sean o no ecológicos o transgénicos), y muchísimo menos «anticáncer»

Aunque hace unas líneas hemos indicado que los superhéroes deben quedarse en los cómics, la verdad es que aparecen en muchos textos nutricionales. Aquí no son Supermán, sino «super-foods», y no se llaman Clark Kent, sino que cambian su nombre en función de la moda. Ayer eran las frutas del bosque, el jarabe de arce o el salvado de avena, y hoy puede que escuches hablar maravillas de la cúrcuma, las semillas de lino o el jenjibre. Cuanto más lejanos estén a nuestras costumbres, mejor, quizá por aquello de que nadie, ni siquiera la manzana de tu huerto, es profeta en su tierra. En muchos casos las declaraciones que acompañan a estas propuestas son ilegales, tal y como puedes comprobar en el texto «La regulación de la publicidad de alimentos: un estriptís por entregas», coordinado por el abogado Francisco Ojuelos, y que puedes consultar en este enlace: <www.goo.gl/uIbdRN>.

Por desgracia, pese a que nadie en su sano juicio cree que exista Supermán, mucha gente cree en superalimentos. Y dar crédito a las insostenibles promesas que les acompañan no siempre es inocuo. Hay investigaciones serias que muestran que malgastar nuestra fe en productos alimentarios con supuestas propiedades beneficiosas es arriesgado, entre otros motivos, porque nos volvemos indulgentes con el resto de nuestros hábitos de salud. ¿Por qué? Porque al consumirlos sentimos una especie de invulnerabilidad, y ello desinhibe, casi sin que nos demos cuenta, nuestros comportamientos insanos.

Que quede bien claro: ningún alimento, de forma aislada, jamás ejercerá prodigios en nuestra salud. Sí lo hará, a largo plazo, una dieta rica en alimentos de origen vegetal poco procesados. ¿Te han hablado maravillas de los «batidos verdes», «zumos detox», «jugos depurativos», «néctares desintoxicantes» o «alimentos anticáncer»? Te han timado: no hay prueba alguna de las atribuciones que recaen sobre ellos. Y cuando faltan pruebas científicas que respalden los beneficios de una propuesta sanitaria, conviene mirar de cerca los posibles riesgos, de entre los que cabe citar estos:

- **Nos alejan de un patrón de alimentación saludable.** Hacer creer que un solo alimento es capaz de mejorar la salud nos desorienta y nos impide aprender a comer saludablemente, algo con imprevisibles consecuencias. Insistimos: no es cuestión de añadir productos sanadores, para «compensar», sino más bien de restar alimentos insanos en el día a día.

- **Nos hacen perder dinero.** Comprar productos extraños sube el importe de nuestra cesta de la compra, eso sin contar el montante que suelen cobrar en sus consultas los charlatanes que promocionan esta clase de quimeras.
- **Pueden hacernos engordar.** Como lo oyes. Repasa la página 133, en la que hablamos de los zumos, y lo entenderás.

Pero la gravedad de acompañar con la palabra «anticáncer» a uno o varios alimentos, algo que hoy está muy de moda, es más flagrante de lo que parece. Además de suponer un feo engaño, habrá quien los use como sustitución de terapias eficaces. Utilizar enfoques «alternativos» en dolencias leves no tiene tanta relevancia, pero hacerlo en enfermedades graves en sustitución de tratamientos de eficacia comprobada (o demorando su implementación) es potencialmente mortal. Incluso si no sustituyes el tratamiento puedes poner en riesgo tu vida: un consenso científico publicado en enero de 2016 en la revista *Journal of Cancer* desaconsejó formalmente las dietas alternativas «anticáncer» porque pueden empeorar el estatus nutricional del paciente y, por tanto, el pronóstico de la enfermedad. Esto ocurre en buena medida porque suelen ser pobres en calorías, cruciales para una correcta recuperación en esta patología.

Escuchemos ahora al doctor Carlos Alberto González Svatetz, responsable de la Unidad de Nutrición, Ambiente y Cáncer del Instituto Catalán de Oncología: «Para reducir el riesgo de cáncer no funciona el consumo de té verde, ni de agua ni de dietas anticáncer de moda». El doctor González también resumió, en una entrevista reciente, qué factores pueden prevenir (ojo, nadie ha dicho «curar») el cáncer: «Mantener una dieta saludable (rica en frutas y verduras), evitar el exceso de peso, practicar ejercicio físico de manera regular, no fumar y no beber alcohol». Por nuestra parte, pensamos que creer que un alimento o una dieta hará milagros en tu salud es como creer que la magia mejorará tu vida de pareja: lo único que genera esa creencia es alejarnos de nuestra responsabilidad.

Aunque Jean de La Fontaine sostenía que «todos los cerebros del mundo son impotentes contra cualquier estupidez que esté de moda», y aunque tenemos pocas esperanzas de que esta clase de manías dietéticas caigan en el olvido, vamos a intentarlo en las siguientes líneas. Imaginemos que alguien asegura que un alimento concreto, por ejemplo, la col lombarda, tiene propiedades preventivas o terapéuticas, y pongámonos en la piel de ocho posibles lectores.

Lector 1: «Odio la col lombarda. La odio con todas mis fuerzas, pero como en la tele dicen que es "sanadora", no queda más remedio que metérmela entre pecho y espalda. ¿Disfrutar comiendo? ¡Eso es imposible!».

Lector 2: «Hay que ver qué maravilla lo que hace la col lombarda, es tan buena que puedo seguir demorando la decisión de hacer ejercicio/dejar de fumar/dejar de beber tanto alcohol, etc.».

Lector 3: «Hay un médico que pone a la col lombarda en la lista de alimentos anticáncer. A su vez, muchos terapeutas alternativos aseguran que los tratamientos convencionales para el cáncer son fruto de la industria farmacéutica, que quiere robarnos, envenenarnos y asesinarnos. No como ese sonriente médico. Ergo, abandono el tratamiento que me ha prescrito el oncólogo para mi tumor, que eso es pura química, y a comer col lombarda se ha dicho». Lo mismo se aplica a otros trastornos, como diabetes, hipertensión o hipercolesterolemia, claro.

Lector 4: «¡Qué cara está la col lombarda, y cuánto tiempo me cuesta localizarla! En fin, todo sea por la salud de mi familia».

Lector 5: «¡Qué bien! ¡No hace falta que deje de comer tanta bollería, tantos refrescos, tantas galletas, tanto embutido y tantos aperitivos salados! Me jalo una col lombarda y compenso».

Lector 6: «Fíjate si es buena la col lombarda, que incluso cubriéndola de mayonesa sigue siendo beneficiosa».

Lector 7: «Si tan saludable es la col lombarda, mejor que le vaya espaciando las tomas de pecho a mi bebé y le introduzca este alimento que seguro que es mucho más saludable y que además le aporta vitamina C, potasio, magnesio, fibra prebiótica y fitoquímicos polifenólicos, que de eso no hay en la leche materna».

Lector 8: «Mis hijos odian la col lombarda, pero si un ente superior afirma que es sanadora, a obligarles se ha dicho».

¿Comprendes ahora por qué maldecimos mentalmente a los falsos gurús que otorgan fantásticas propiedades (imaginarias) a los alimentos?

Antes, como recordarás, hemos hablado de legumbres, cereales y frutos secos, pero no hemos encumbrado ningún «ejemplar» de dichos grupos de alimentos, ni tampoco hemos hundido en la miseria a otro, por la sencilla razón de que no hay diferencias importantes entre ellos, tanto desde un punto de vista nutricional como de salud. Hay investigaciones que suscriben estas afirmaciones, como la recogida en diciembre de 2015 en la revista *American Journal of Clinical Nutrition*, que evaluó los efectos de diferentes frutos secos sobre la salud o la publicada en febrero de 2011 en la revista *Nutrition, metabolism, and cardiovascular diseases*, y centrada en las legumbres. Eso incluye a la soja, que ni tiene propiedades extraordinarias, ni tampoco genera problemas endocrinológicos. Y eso incluye a cualquier fruta u hortaliza, sea barata o cara siendo irrelevante cómo las mezclemos o a qué hora las consumamos (antes, durante o después de las comidas). No es extraño encontrarte con un comensal que cree que las verduras frescas no deben combinarse con las cocinadas, por vaya usted a saber qué rocambolesca razón. Está bien variar los alimentos que consumimos, no decimos que no, pero más para conseguir una mayor riqueza gastronómica que por motivos nutricionales. No dejes de leer, si te interesan los mitos nutricionales, el libro *Mi dieta cojea*, del dietista-nutricionista Aitor Sánchez.

Queremos dedicar unas líneas a ciertos test a través de los cuales, dicen, podemos saber qué alimentos nos sientan bien y cuáles nos sientan como una patada. No estamos hablando de pruebas hechas por alergólogos hechos y derechos, sino de pruebas que, aunque no es imposible que las realicen verdaderos profesionales sanitarios (en una clínica privada o en ciertas farmacias) lo normal es que las lleven a cabo autodenominados «terapeutas alternativos», «profesionales de la medicina naturista» o simples estafadores. El test recibe nombres como «test de intolerancia alimentaria», «test IgG de intolerancia a los alimentos», «test de sensibilidad alimentaria», «Test Alcat», «Novo by Immogenics», «Test A200», «Test Fis», «Yorktest Food Intolerance» o «ImmuPro30», entre otros. El test tiene diferentes modalidades, pero lo más común es que la supuesta intolerancia a cientos de productos alimenticios o aditivos se «diagnostique» mediante una simple prueba de sangre. Acto seguido, aparecerá ante nosotros una (larga) lista de alimentos a los que, en teoría, seríamos «intolerantes». Se nos promete que si dejamos de tomar dichos alimentos constataremos mejoras en diversas condiciones, y eso incluye el control del peso corporal. Es una pena, pero mucha gente cae como moscas en esta trampa. Cuando alguien hace una prueba a través de la sangre parece que estén ejerciendo la medicina, pero en este caso solo están ejerciendo el viejo arte de aprovecharse de la ingenuidad ajena.

Es el momento de hablar de los alimentos orgánicos o ecológicos (los que en teoría se han producido sin participación de sustancias químicas ni pesticidas artificiales) y de los modificados genéticamente, mediante la biotecnología.[28] En 2016 los pasó por el filtro de la ciencia el doctor Dariush Mozzafarian, experto en nutrición de la Universidad de Harvard. Su análisis, recogido en *Circulation*, se resume en que los motivos de salud no deben ser los que nos inclinen a tomar una decisión con respecto a los orgánicos. Sobre los modificados genéticamente,

---

28. Se alteran los genes de los cultivos o del ganado para mejorar su resistencia a factores de estrés ambiental, a insectos o a virus, su tolerancia a los herbicidas o sus cualidades nutricionales.

aunque señala que son prometedores «para mejorar la producción, la salubridad y la sostenibilidad» y que no hay pruebas que nos hagan pensar que supongan ningún riesgo para la salud, sostiene que la modificación genética debe ser considerada como una herramienta, no un punto final. La evolución más exhaustiva y rigurosa sobre los transgénicos la ha llevado a cabo la Academia Nacional de Ciencias de Estados Unidos en mayo de 2016. Su conclusión ha sido la esperada: no hay ni un solo indicio que nos haga pensar que pueden perjudicar nuestra salud. De hecho, hay evidencias de que los organismos modificados genéticamente (OMG) resistentes a plagas han reducido las intoxicaciones por pesticidas, y de que ciertos OMG enriquecidos, como el arroz dorado rico en carotenoides, podrían contribuir a evitar millones de casos de ceguera y muertes infantiles por desnutrición en países empobrecidos.

Plantas medicinales («fitoterapia»), complementos alimenticios y otras propuestas alternativas

Quien confía en propuestas dietéticas alternativas, consume plantas «medicinales» (fitoterapia) o toma otros complementos alimenticios, suele tener un buen estado de salud, no fumar y tener estudios. Seguramente es el mismo tipo de personas proclives a leer este libro que tienes en tus manos, porque diversos estudios muestran que un mayor nivel educativo se relaciona con un menor consumo de cárnicos, así que es probable que tú seas una de esas personas, por lo que vamos a hablar de todo ello.

Plantas «medicinales»

Aunque haya quien te haga creer lo contrario, la pura verdad es que las plantas y sus efectos se estudian constantemente en el ámbito científico (muchísimos de los medicamentos que consumimos están basados en la botánica). De hecho, cuando ciertas plantas o sus extractos (esos que se venden en herbolarios o por internet, pero que últimamente también pueden hallarse en farmacias) superan un estudio riguroso y demuestran su efectividad y su ausencia de riesgos para la salud, la principal preocupación de las autoridades sanitarias es que pase a formar parte de los fármacos, entre otros motivos porque ello permite controlar la dosis eficaz y segura, así como sus posibles interacciones con medicamentos u otras sustancias.

Lamentablemente, las plantas «medicinales» no suelen estar sometidas a controles estrictos ni estudios rigurosos, y eso significa, ni más ni menos, que estamos haciendo de conejillos de Indias cada vez que tomamos altas dosis de extractos de: menta, regaliz, sol de oro, semillas de zaragatona, hipérico, espino albar, valeriana, ginseng, cimicifuga, ajo, ortiga, diente de león, lavanda, ginkgo biloba, saúco, etc. Si crees que es el altruismo lo que mueve a todos los vendedores de estas «cosas» debes saber que el mercado mundial de productos a base de plantas se situaba en 2003 en más de 60.000 millones de dólares anuales según la OMS. Una cifra que a buen seguro será muy superior mientras lees estas líneas, ya que (de nuevo, según la OMS) la popularidad y las ventas de la fitoterapia representan un aumento «constante».

A día de hoy, consumir plantas medicinales supone correr varios riesgos: inefectividad para tratar la enfermedad para la que se usan, interacción con medicamentos, con otras plantas «medicinales» o con complementos alimenticios, contaminación con otras sustancias (Ej.: metales pesados), adulteración con fármacos o toxicidad de uno o varios de los componentes de la planta. Serios estudios, como el publicado en octubre de 2013 en *BMC Medicine*, indican, asimismo, que en muchos casos lo que dice la etiqueta (si es que la tiene) no es lo que en realidad nos estamos tomando. Es notable la presencia de numerosas paradas de vendedores de hierbas «medicinales» a granel con múltiples indicaciones o «health claims» (declaraciones de salud) escritas con bella y sugerente caligrafía en cartulinas de serenos colores, en mercadillos de ferias rurales, medievales o grecorromanas. Retrocede en el tiempo y disfruta en ellos de los saltimbanquis, los objetos artesanales y del folclore histórico con las recreaciones y ambientaciones históricas que acompañan a este tipo de eventos, pero mejor pasa de largo por las paradas de hierbecitas, que en este tema no conviene retroceder.

Complementos alimenticios

En el apartado anterior hemos mencionado la respuesta de ocho hipotéticos lectores tras dar crédito a que la col lombarda tiene propiedades preventivas o terapéuticas (y quien dice col lombarda dice cacao andino, trigo verde ecológico o estevia en cualquiera de sus formas). Pues bien, nos faltaba por escuchar una respuesta más, la novena (y no es la de Beethoven). Este no es un lector cualquiera, dado que es algo más «espabilado»:

Lector 9: «Si la col lombarda tiene particulares propiedades preventivas o terapéuticas es porque en su interior hay alguna sustancia misteriosa e impronunciable, responsable de sus virtudes. Así pues, pondré esa cosa (escrita en latín) en unos comprimidos sanadores, en unos frascos medicinales, en unas grageas terapéuticas, en unas pastillas curativas, en unas píldoras holísticas, en unos sobres reparadores, en unas tabletas galénicas o en un elixir rejuvenecedor. Acto seguido, denominaré a mi mejunje "complemento alimenticio", diré que es ecológico y lo acompañaré de adjetivos como energizante, ancestral, milenario, tradicional y, sobre todo, natural. No olvidaré lo más importante: que anuncie mi producto un famoso o una esbelta y risueña veinteañera. ¿Invertir dinero para hacer estudios científicos para comprobar sus beneficios o sus riesgos? Tonterías».

¿Recuerdas que hemos afirmado que muchas plantas «medicinales», al analizarlas en el laboratorio, resulta que no son lo que nos han vendido? Pues esto también sucede a menudo con el resto de complementos alimenticios. En ellos podemos encontrar plantas «medicinales» (hablando con propiedad, las plantas medicinales forman parte de la categoría «complementos alimenticios»), pero suelen ser una extraña combinación de nutrientes, fitoquímicos, antioxidantes, extractos concentrados de sustancias presentes en alimentos, etc. Tampoco somos en absoluto partidarios de la utilización de los complementos alimenticios, por motivos muy similares a los que nos llevan a abjurar de las plantas «medicinales». Algunos de ellos (pocos, muy pocos) están justificados en algunas ocasiones, como la vitamina B12 en personas que siguen una dieta vegetariana. Pero la mayor parte de complementos alimenticios que encontramos en el mercado no son necesarios, no son útiles e incluso no son seguros. La famosísima vitamina C, tomada en forma de pastillas puede causar diarrea, náuseas y calambres estomacales si se superan los límites de seguridad (2 gramos diarios, en adultos). Los suplementos de betacarotenos, por su parte, aumentan el riesgo de cáncer de pulmón en fumadores. También son famosos los multivitamínicos, que sabemos de buena tinta que no mejoran la salud (su uso solo está justificado en algunas situaciones médicas).

Pero el peor problema viene con la adulteración. Un estudio recogido en la revista *Journal of Sexual Medicine* en noviembre de 2015 evaluó los complementos alimenticios que se venden para mejorar la función sexual masculina (Ej.: ginseng, tribulus, fenogreco, epimedio, ginkgo, yohimbina, maca, zinc, magnesio, vitaminas del grupo B, complejos multivitamínicos, antioxidantes, L-arginina, DHEA u hormona dehidroepiandrosterona, entre otros, además de una combinación caótica de las anteriores sustancias). Pues bien, dicho estudio detalló que en el 81 % de ellos encontramos sildenafilo. Si no te suena, debes saber que es el compuesto farmacéutico que se utiliza para tratar la impotencia, conocido por el primer nombre comercial que recibió: Viagra. Cuidado, que más del 20 % de las muestras contenían cantidades de sildenafilo que superaban la dosis máxima que puede prescribir un médico de este fármaco. Peligroso, muy peligroso.

Esto sucede, más o menos en la misma proporción, con los «quemagrasas»: esconden fármacos «de curso legal», en dosis elevadísimas. Lo que nos recuerda a este aforismo del recién citado poeta francés Jean de La Fontaine: «A menudo encontramos nuestro destino por los caminos que tomamos para evitarlo». Y nos recuerda porque muchas personas evitan tomar fármacos convencionales por miedo a efectos secundarios, y acaban por toparse con dichos efectos, generados por los complementos alimenticios que han tomado como sustitutos. Si te preocupa tu vida sexual o «quemar» grasas, por cierto, acude a un buen profesional sanitario y mejora tu estilo de vida. Los efectos no se observan a corto plazo, pero hay muchas más garantías de éxito.

De nuevo, las duras exigencias a que son sometidos los fármacos antes de su comercialización no se aplican a los complementos alimenticios. Ojo, no estamos defendiendo la polimedicalización, ni diciendo que la industria farmacéutica sea una cándida y altruista alma. Estamos muy de acuerdo con el doctor Ben Goldacre cuando indica, en su libro *Mala Farma*, que dicha industria es un importante y poderoso sector económico (a la altura de la industria armamentística y del narcotráfico) cuyas prácticas no son siempre «limpias» y «trasparentes». Sin embargo, esto no puede llevarnos a la conclusión de que los complementos alimenticios (o las «plantas medicinales») funcionan, porque caeríamos en la falacia del falso dilema. Es, según la Wikipedia, una falacia que involucra una situación en la que se presentan dos puntos de vista como las únicas opciones posibles, cuando en realidad existen una o más opciones alternativas que no han sido consideradas. Por decirlo con un ejemplo bastante gráfico, porque el recepcionista de un hotel nos haya tratado mal no se puede concluir que el personal que atiende los campings sea la quintaesencia de la bondad, simplemente por competir en un segmento diferente. ¿Sabías que hay fabricantes que comercializan más de un millón de cápsulas de complementos alimenticios al mes, y que las ventas de estas sustancias se han duplicado en la última década? La empresa General Nutrition Corporation, el mayor vendedor de complementos alimenticios de Estados Unidos, ingresa al año 2.700 millones de dólares.

Sumemos a ello que los medicamentos, aunque pueden causar problemas serios (motivo por el cual no debemos «automedicarnos»), también salvan millones de vidas a diario. Pensemos, por poner un caso, en la insulina para tratar la diabetes. ¿Cuántas vidas anuales salvan la «fitoterapia» o los complementos alimenticios? Según el riguroso análisis publicado por Guo y colaboradores en octubre de 2007 en la revista *Postgraduate Medical Journal*, muy pero que muy pocas. En cambio... ¿pueden causar efectos adversos? Desde luego. Es momento de leer un fragmento del texto «La falacia "natural equivale a seguro"», publicado en la revista *British Medical Journal* por el profesor Edzard Ernst:

> El valor de un tratamiento no se determina solo por su seguridad; hay muchas intervenciones seguras, pero inútiles, como también hay terapias dañinas, pero útiles. El valor de un tratamiento concreto se determina preguntándonos si se generan más beneficios que daños. Si el tratamiento no es efectivo, incluso el más pequeño de los riesgos podría inclinar la relación beneficio-riesgo hacia el «riesgo». Si otro tratamiento viene cargado con serios efectos adversos, pero su implementación puede salvar una vida, podría ser de gran utilidad.

Ya lo hemos dicho, pero insistimos: creer las promesas que acompañan a «superalimentos», plantas «medicinales» o complementos alimenticios puede volvernos indulgentes con el resto de nuestros hábitos de salud. Lo mostró, por ejemplo, una investigación titulada «Efectos irónicos de los suplementos dietéticos». En ella entendemos que al tomar estos alimentos o productos sentimos que somos, en mayor o menor medida, invulnerables. El peligro es que ello desinhibe, sin que nos demos cuenta, nuestros comportamientos insanos. Otro estudio (revista *Addiction*, diciembre de 2011) observó que tomar suplementos dietéticos puede generar un incremento en el tabaquismo, a causa de la errónea creencia de que dichos suplementos protegen del cáncer. Cerramos este apartado con cinco reflexiones:

- La persona que te atiende en una tienda de «dietética» casi nunca es un profesional sanitario, sino un vendedor, cuyo sueldo depende de las ventas.
- Lo «natural» no es sinónimo de «inocuo» y mucho menos de «sano».
- Nunca conviene automedicarse. Y tomarse un complemento alimenticio por cuenta propia es automedicarse. Vivimos en una sociedad no solo «medicalizada», sino también «nutrientizada».
- No todo el que se autoproclama como experto en nutrición es un dietista-nutricionista (un «psiconeuroinmunólogo», por ejemplo, no es un profesional sanitario).
- Hay que afilar el escepticismo en relación con los complementos alimenticios para no acabar desperdiciando el dinero (no son baratos) y poniendo en riesgo la salud.

Otras «terapias alternativas»

Medicina alternativa, medicina complementaria, medicina holística y medicina integrativa son, hoy por hoy, sinónimos tal y como detalló el doctor Ernst, recién citado, en marzo de 2016 en la revista *The Medical Journal of Australia*. En su artículo justificó que, a diferencia de la medicina convencional, estas propuestas promueven y utilizan terapias no probadas o directamente desacreditadas. No es un asunto baladí si tenemos en cuenta que los americanos gastan cada año 30.000 millones de dólares en terapias complementarias o alternativas. No tenemos datos de los millones que gastamos los españoles en estas pseudoterapias, pero seguro que, en proporción, son similares.

Abrimos este apartado porque en el ámbito de la nutrición

no solo campan a sus anchas indocumentadas plantas medicinales o fantasiosos complementos alimenticios, también abundan infinidad de timadores que creen que ignorancia y opinión son perfectamente compatibles. Nos ofrecen propuestas dietéticas absurdas, casi todas basadas en productos vegetales, como la dieta alcalina, la nutrición ortomolecular, los semiayunos, la macrobiótica, la nutrición energética, la dieta de las enzimas vivas y otros muchos sofismas dietéticos. Un sofisma, por si no lo sabes, es un argumento falso o capcioso que se pretende hacer pasar por verdadero. Como dice el refrán, «a veces es mejor no saber que mal saber». En cualquier caso, si quieres «saber bien», tienes analizadas la mayor parte de las propuestas dietéticas fraudulentas en el libro *No más dieta*. Aquí solo queremos añadir, a lo dicho en el apartado «Una dieta saludable no tiene apellido», que si depositas tus expectativas en promesas falsas o en talismanes quiméricos, recibirás a cambio frustración, desgastarás tu esperanza en hallar una solución a sus molestias, tardarás en asumir la responsabilidad de mejorar tu estilo de vida y, peor aún, demorarás la solicitud de ayuda profesional.

No hay una nutrición oficial y una nutrición «alternativa», hay sencillamente la nutrición basada en datos científicos rigurosos y la basada en el esoterismo o en la clarividencia. Ocurre como en medicina: hay la que funciona y la que no funciona (como la homeopatía). Huir de falsos gurús, por más persuasivos que te parezcan, es muy necesario, y no digamos si sus propuestas huelen raro, como es el caso de (lo que viene ahora no es un chiste, existe... y cientos de personas caen en sus redes): terapia bio-cuántica, tratamiento vibracional, técnica de la onda estacionaria, enfoque de la geometría sagrada, curación integrativa, pluralismo terapéutico, comunión amazónica, sinergia aromaterápica, medicina oligoelemental floral, paradigma magnetocromoterapéutico o sanación de los ejes metabólicos. Las terapias alternativas ni son «terapias» ni suponen una alternativa válida a la medicina moderna o a la nutrición basada en pruebas científicas. No debes confundir entre investigadores que hacen ciencia de la salud, profesionales que divulgan dicha ciencia, sanitarios que la aplican en sus pacientes y estafadores que simplemente comercian con la (y nuestra) salud. Si tienes dudas, acude al libro *El peligro de creer* de Luis Alfonso Gámez. Es como un antídoto contra la caterva de farsantes que nos rodea.

¿Cómo hacerlo?

«¿Te vas a tomar las judías blancas salteadas con ajo y perejil? ¿Sin nada más? ¿Ni chorizo ni tocino? Pues qué soso.» Es una conversación real como la vida misma, y que nos deja a los que nos dedicamos a la alimentación helados. ¡Con lo buenas que están las legumbres salteadas! Algo parecido pasa con los frutos secos («¿Tomas almendras? ¡Qué aburrimiento!» —falso—) o los integrales («Eso es comida de pobres, y además están malísimos» —también falso—). Decir que no se puede hacer comida sabrosa con productos vegetales es como afirmar que no podemos hacer buena música con tan solo instrumentos clásicos.

Si has llegado hasta aquí seguro que entiendes que todas las consideraciones anteriores persiguen un único fin: que entiendas que comer saludablemente es más fácil de lo que parece o de lo que nos hacen creer. No hace falta comer muy variado, evitar el aceite de oliva o las frituras, gastarse un dineral en alimentos ecológicos o «ancestrales», huir de los frutos secos porque engordan, ni pensar que hay alimentos que nos redimen del pecado eterno, aunque sepan a rayos. Tampoco es preciso (ni recomendable) que confíes en plantas «medicinales», en complementos alimenticios o en la dieta de moda.

Somos bastante reacios a ofrecer listados de recetas, porque pensamos que es mejor aprender firmemente unos buenos conceptos y a partir de ahí que cada uno escoja con libertad su camino. Es lo que insinúa la frase «El que mira hacia fuera, sueña. El que mira hacia adentro despierta», de Carl Jung. Pero en esta ocasión vamos a hacer la vista gorda a nuestros principios y a enumerar una pequeña lista de posibles recetas que son de nuestro agrado, a las que puedes añadir especias a tu gusto (ver apartado «Sal y alimentos salados» del capítulo «Nada o casi nada de alimentos superfluos y carnes procesadas»). Lo hacemos sobre todo para que veas que no tiene razón quien dice que comer sano es aburrido: por pocos que nos parezcan (en realidad son muchos), los productos vegetales bien combinados pueden darnos tanta satisfacción como contemplar el cielo, que siempre es distinto incluso si lo observamos desde un mismo balcón, recordándote que estas propuestas no tienen por qué gustarte a ti y que añadirles pequeñas cantidades de productos de origen animal ni las va a convertir en venenos ni tampoco en pociones mágicas.

- Alcachofas al horno
- Arroz integral con verduras o paella vegetal
- Berenjena (o cualquier otra verdura) rebozada
- Brócoli salteado con ajo
- Crema de calabaza (o de cualquier otra verdura)
- Croquetas o albóndigas vegetales
- Ensalada con pasta integral
- Ensalada con piñones fritos
- Escalivada (plato tradicional catalán con pimiento, berenjena en tiras y cebolla asados)
- Espárragos salteados con ajo tierno
- Espinacas con garbanzos
- Falafel
- Fideuá vegetal (con fideos integrales)
- Gazpacho tradicional
- Guisantes con cebolla
- Guacamole
- Habitas tiernas con sofrito de cebolla y tomate
- Hummus
- Judía verde con patatas (a veces lo más simple es lo más rico)

- Lasaña vegetal (haz la bechamel con harina integral y aceite de oliva y no te pases con el queso)
- Lentejas con verduras
- Pimientos rellenos de quinua salteada
- Pizza (elaborada con harina integral) con vegetales (no abuses del queso)
- Sopa vegetal
- Tabulé
- Tomates verdes fritos

Sabemos que nos dejamos muchísimas recetas y propuestas en el tintero, son solo pistas para invitarte a buscar por tu cuenta las mejores soluciones para tu alimentación. Y es que comer bien no consiste en «hacer dieta» o en consumir productos que nos desagradan, sino en conseguir disfrutar comiendo alimentos saludables. Es algo que requiere paciencia, práctica y confianza. Te aseguramos que nosotros disfrutamos tanto comiendo algunos de los platos recién citados como el batería de un grupo de rock en pleno concierto.

Como verás, en la lista no hemos puesto «alternativas a la carne». La razón es que no hacen falta, como tienes justificado en la página 173 (proteínas y hierro). Muchos «sustitutos de la carne» envasados, además, tienen muchísima sal (revisa la etiqueta: si tienen más de 1,25 gramos de sal por 100 gramos es que aportan demasiada sal). No es cuestión de competir con el sabor de una hamburguesa, sino de acostumbrar a nuestro paladar, poco a poco, a alimentos sanos. Resulta curioso cómo nos alarmamos porque hace dos semanas que no comemos carne, mientras que no nos preocupa comer aperitivos, refrescos, bollería o bebidas alcohólicas a diario. Aprovechamos para aconsejarte cautela con los libros de recetas, porque contribuyen al ambiente obesogénico que nos rodea: los libros de recetas tienen hoy más calorías que los que utilizaban nuestras abuelas, según detallaron en 2009, Brian Wansink y Collin R. Payine. En concreto analizaron las recetas que aparecen en el libro *The joy of*

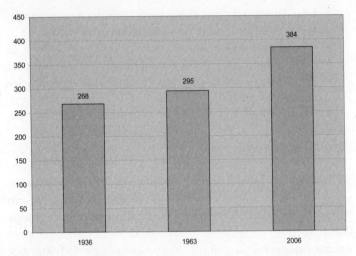

Tabla 7. Kilocalorías por ración en las recetas del libro *The joy of cooking* en sus ediciones de 1936, 1963 y 2006.

Adaptado de: *Ann Intern Med.* 2009 Feb 17; 150(4): 291-292.

cooking, un conocido best seller, y constataron que las ediciones recientes tienen un 37,4 % más de calorías que las antiguas, como puedes comprobar en la tabla 7.

Como muchas personas afirman que no consiguen comer sano porque no tienen tiempo, nada mejor que acudir de nuevo a Brian Wansink, quien, en 2015 (revista *Psychology & Marketing*) propuso que la falta de tiempo debe compensarse mediante una reorganización del ambiente «para que trabaje para nosotros». Eso significa poner a nuestro alcance alimentos saludables y que no requieran grandes conocimientos culinarios. Tales alimentos deben ser, según él, prácticos, atractivos y normales. Basta con colocar un recipiente con fruta fresca, «crudités» de verduras o frutos secos cerca de donde estemos de forma habitual, o por donde pasemos a menudo. Debemos «tropezarnos» con dichos alimentos (cerca de las llaves del coche, por ejemplo, para coger una pieza de fruta antes de salir de casa), porque cada día tomamos unas doscientas decisiones relacionadas con la comida, y la mayoría son rápidas e instintivas.

Si la comida sana está en la nevera, no solo está fuera de nuestra vista, también lo está de nuestra mente. Si compras alimentos sanos y los tienes en casa, acabarás por consumirlos (no morirás de hambre). La investigación sugiere que estos pocos consejos son más efectivos que pedir a las personas que recurran a su fuerza de voluntad para resistirse a los alimentos tentadores. «La fuerza de voluntad solamente funciona para el 5 al 10 % de la población», declaró Wansink en una entrevista que le hicieron poco después de publicar su estudio. Si alejas los productos insanos de tu alcance, y tienes a mano alimentos saludables, no tendrás que recurrir a tu fuerza de voluntad.

Como cada vez comemos más a menudo en restaurantes, y las posibilidades de tomar allí muchas calorías, muchas grasas, muchos cárnicos, mucho azúcar y mucha sal son muy elevadas, traemos cinco consejos para sobrevivir con éxito al reto «comer sano fuera de casa»:

1. No ir a menudo a restaurantes de *fast food* (comida rápida), porque en ellos es más difícil comer saludablemente.

2. Revisar la carta antes de entrar (por internet, por teléfono o en el exterior del restaurante): si no hay opciones vegetales y abundan los embutidos y los productos grasientos, es mejor buscar otro establecimiento.

3. Ser conscientes de que solemos comer más cantidad de comida cuando estamos bajo el efecto del alcohol, aunque sea en cantidades moderadas.

4. No sentirnos obligados a comer todo lo que el cocinero nos ha puesto en el plato: comer por encima de nuestro apetito es ganar números para padecer obesidad.

5. Atrevernos a pedir al camarero dos cosas: que nos cocinen con menos sal, y que nos permitan sustituciones,

como dos primeros platos, fruta de postre en vez de un pastel o guarniciones de verduras en vez de embutidos o patatas fritas.

En resumen

Seguramente en este capítulo no te hemos revelado ningún gran secreto, pero tampoco era nuestra intención. Dicen que los nutricionistas cambian de opinión muy a menudo, cuando eso no es algo negativo: la ciencia de la nutrición avanza de forma inexorable, y los descubrimientos contribuyen a perfilar mejor los consejos dietéticos dirigidos a la población. En cualquier caso, hay un consejo que no ha variado en los últimos treinta años, y tú ya sabes cuál es: basa tu alimentación en alimentos de origen vegetal poco procesados. Traemos, para finalizar, unos cuantos puntos a recordar de todo lo explicado en este capítulo:

- Una larga lista de investigaciones científicas justifican diversos beneficios para nuestra salud atribuibles al consumo de vegetales poco procesados.
- Uno de dichos beneficios es la prevención de la obesidad, aunque no podemos pensar que comer más vegetales puede sustituir al ejercicio físico o al control por profesionales sanitarios.
- Es mejor que no pongamos «apellidos» a una dieta sana.
- Comer sano significa priorizar el consumo de alimentos vegetales poco procesados, con una menor presencia en nuestros menús de pescado, lácteos y aceites vegetales y con un aporte muy bajo de cereales refinados (pasta blanca, pan blanco, arroz blanco, etc.), azúcar o productos azucarados (bollería, repostería, bebidas azucaradas), y carnes rojas y procesadas.
- Si no solemos consumir habitualmente productos vege-

tales, debemos aumentar su consumo poco a poco, de manera progresiva, para evitar molestias intestinales.

- Conviene que tomemos a diario un mínimo de cinco raciones de frutas y hortalizas al día (ver página 198).
- Consumir a menudo (idealmente, a diario) granos integrales, legumbres y frutos secos no salados será positivo para nuestra salud a largo plazo, sin suponer riesgo alguno.
- No es arriesgado consumir patata de la manera en la que se ha cocinado tradicionalmente en España; desgraciadamente está sustituyéndose la olla por la sartén o la freidora y cada vez más las familias jóvenes comen más patatas fritas que hervidas...
- No creemos que el aceite de oliva sea un remedio mágico, ni tampoco que su consumo habitual, tal y como lo solemos tomar en España, suponga riesgo alguno, y eso incluye su uso en alimentos fritos.
- Tomar frecuentemente algas puede provocar problemas tiroideos a causa de su elevado contenido en yodo.
- Creer que existen «superalimentos» o alimentos «anticáncer» es peligroso.
- Desconfiar de plantas «medicinales», de complementos alimenticios y, sobre todo, de «terapias» alternativas es una buena manera de proteger nuestra salud.
- Comer sano pasa por tener los alimentos saludables tan a mano como el teléfono móvil, y aprender a manejarnos con soltura en situaciones difíciles, como en los restaurantes (ver página 229) y en todo tipo de celebraciones y/o fiestas familiares.

6

Dieta vegetariana

En el mismo comienzo del Génesis está escrito que Dios creó al hombre para confiarle el dominio sobre los pájaros, los peces y los animales. Claro que el Génesis fue escrito por un hombre y no por un caballo.

MILAN KUNDERA,
La insoportable levedad del ser

INTRODUCCIÓN

Numerosas voces reclaman, desde diferentes ámbitos, una reducción en el consumo de productos de origen animal. Sabemos que el consejo de comer menos animales es más realista que su completa exclusión, pero también sabemos que dicha exclusión, bien planificada, es compatible con un buen estado de salud en cualquier etapa de la vida. Por eso, entre otros motivos, le hemos hecho un hueco al vegetarianismo en este humilde libro, aunque eso suponga que nos ganemos la animadversión de ciertos vegetarianos (por no decir que esta dieta nos hace vivir cien años o por no defender los productos de herbolario) o de algunos omnívoros (por no afirmar que el omnivorismo es una tradición milenaria que deberíamos honrar y respetar, o que el hombre necesita sí o sí comer carne).

La verdad es que nos hemos decidido a escribir este capítulo, sobre todo, para ayudar a evitar la sensación de presión o de obligación que perciben bastantes personas para comer animales, cuando tal vez harían otra cosa de no verse bajo el influjo de dichas sensaciones. También para que nadie se sienta culpable tras tomar la decisión de seguir una dieta vegetariana. Son sentimientos la mar de lógicos si tenemos en cuenta que quienes nos rodean toman carne a diario, lo que significa que tenemos muy pocos ejemplos de lo que en el ámbito científico se conoce como «long-term vegetarians» (vegetarianos que lo son durante mucho tiempo). Sumemos que la decisión de ser vegetariano se acompaña en ocasiones de los comentarios no pedidos de personas que sitúan a esta dieta en el terreno de la excentricidad o la catalogan directamente como enfermedad mental. Es muy probable que no les guste este libro ni a tales personas ni a las que acusan de sádicos sanguinarios a quienes comen carne, pero qué se le va a hacer, nunca llueve a gusto de todos.

Así que la pretensión de este capítulo no es la de convertir a la humanidad en vegetariana, sino de dar información breve, pero fiable, tanto a quien esté interesado en este modelo de alimentación como a quien crea que el vegetarianismo es una irresponsabilidad sanitaria de primer orden.

De lo que viene en las siguientes líneas lo más importante es recordar que todo vegetariano conviene que se preocupe por la vitamina B12. No hacerlo puede tener consecuencias muy negativas en adultos (a largo plazo), y desastrosas, e incluso irreversibles, en niños (a corto plazo). Si crees que el hecho de precisar la suplementación con una vitamina convierte la dieta vegetariana en «antinatural», te conviene seguir leyendo.

No, un vegetariano no come gambas o pollo, ni tampoco jamón dulce. (¿Qué es ser vegetariano?)

«Lo bueno de tener una novia vegetariana es que si le regalas flores también cuenta como si la invitaras a comer.» El chiste (que no es nuestro) es malísimo, lo sabemos, pero refleja el desconocimiento supino que buena parte de la sociedad tiene sobre el vegetarianismo. Es bastante frecuente (y erróneo) deducir que alguien es vegetariano porque no toma alcohol, porque se pide el café con «leche» de soja o porque se lleva para comer al trabajo, en un recipiente de plástico, una ensalada de pasta con legumbres. Dicho desconocimiento se acrecienta, a menudo, en los restaurantes, en los que no es extraño que un profesional de la hostelería traiga una hamburguesa de rape al comensal que se ha definido como vegetariano, tras proferir un «no se preocupe, le hago algo en un minuto». Y quien dice hamburguesa de pescado dice pavo asado con verduras. No vemos ni el rape ni el pavo muy «de origen vegetal», la verdad.

¿Qué es, entonces, un vegetariano? Hay quien lo define como alguien que cuando ve un animal no piensa en comérselo, sino más bien en darle de comer, o como alguien que como no se ve capaz de matar a un animal, considera coherente no comer su carne. Pero la pura verdad es que un vegetariano, también denominado «ovolactovegetariano», es alguien que no come carne, sea roja, blanca o procesada, ni tampoco pescado o marisco, o cualquier alimento elaborado con dichos productos.[29] Si come de vez en cuando carne o pescado, entonces ya no es vegetariano, de igual manera que alguien que bebe alcohol de vez en cuando no es un abstemio. Podríamos definirlo, si nos lo tomamos a broma, como «vegetariano no practicante». Hacemos estas aclaraciones porque solo una de cada siete personas que dicen ser vegetarianas lo es realmente. Las otras seis pueden definirse o autodefinirse de muchas otras maneras (semivegetarianas, flexitarianas, pescovegetarianas, gambovegetarianas, jamóndejabugovegetarianas), pero vegetarianas no son, eso seguro. Es por ello que conviene mirar de cerca los estudios que hablan de personas vegetarianas: no es lo mismo decir a los participantes «marque en esta casilla si es usted vegetariano» que revisar de cerca qué alimentos forman parte de su dieta habitual.

Los veganos, por su parte, no solo excluyen cárnicos o pes-

---

29. Hay dos variantes, minoritarias, del ovolactovegetarianismo: ovovegetarianos (no toman lácteos, pero sí huevos) y lactovegetarianos (no toman huevos, pero sí lácteos).

cados, sino también cualquier producto de origen animal, y eso incluye los lácteos, los huevos o sus derivados. No hablaremos en este capítulo de «crudivegetarianos» (solo toman alimentos vegetales crudos) o «frugívoros» (solo toman frutas) por ser prácticas muy minoritarias y porque pensamos que pueden poner en riesgo la salud. Tampoco trataremos otra dieta llamada «macrobiótica» por cuatro motivos: 1) no es una dieta vegetariana; 2) la inclusión de algas la convierte en una dieta peligrosa (ver página 209); 3) sus fundamentos (división de los alimentos en yin y yang) son un sinsentido, y 4) las promesas que suelen acompañar a esta dieta, además de falsas, pueden poner en riesgo la salud de muchísimas personas.

¿Crees que los vegetarianos son una panda de suicidas? O, por el contrario, ¿crees que eso les garantiza la vida eterna? Veamos.

NO SOMOS LOS ÚNICOS QUE CREEN QUE LA DIETA VEGETARIANA ES FACTIBLE

El gobierno de Estados Unidos publica periódicamente las llamadas *Guías dietéticas para los americanos*, pensando en mejorar la salud de los más de trescientos millones de habitantes que hay en su país. Desde hace muchos años, leemos en dichas guías que toda dieta vegetariana bien planteada es compatible con una buena salud, algo relevante si tenemos en cuenta que el 5 % de los americanos son vegetarianos (quince millones de personas) y el 2 %, veganos (seis millones de personas). En la última edición (2015-2020) se indica que esta dieta «se alinea» con dichas guías.

Si te parece que Estados Unidos está muy lejos, podemos cruzar el Atlántico, a ver qué opinó en octubre de 2015 el Servicio Nacional de Salud del Reino Unido (NHS, en sus siglas en inglés). Dijo que «una dieta vegetariana puede ser muy saludable [...]». Dejamos la frase sin acabar para subrayar su importancia teniendo en cuenta que, según el propio NHS, el

2 % de la población del Reino Unido (más de 1,2 millones de personas) es vegetariana, y un 1 % es vegana (600.000 personas). Acabamos ahora la frase, que nos encanta: «[...] pero tu dieta no será automáticamente saludable por el hecho de dejar de comer carne. Como todo el mundo, los vegetarianos deben asegurarse de seguir una dieta saludable». De lógica aplastante.

El porcentaje de vegetarianos en Portugal, un país más cercano todavía, es más bajo, dado que ronda el 0,3 %, lo que equivale a unas 30.000 personas. No son muchas, pero si estuvieran enfermas seguro que el gobierno del país consideraría que está ante un serio problema de salud. Escuchemos también su opinión, hecha pública por la Direção-Geral da Saúde (el equivalente a nuestro Ministerio de Sanidad) en 2015: «Una dieta vegetariana bien planificada es saludable, adecuada y puede ser beneficiosa para la salud, en concreto para prevenir y tratar algunas enfermedades». Más adelante hablaremos de la prevención o el tratamiento de dichas enfermedades.

No tenemos constancia de que el gobierno español haya hablado formalmente, a sus casi 47 millones de «contribuyentes», sobre la dieta vegetariana. Sabemos que en la encuesta ENIDE, realizada en 2011 por el Ministerio de Sanidad, se constató que el porcentaje de personas que dicen no comer carne ni pescado asciende al 1,5 % de la población (705.000 individuos). Sin embargo, si navegamos un poco en su página web nos encontraremos con el «Consenso FESNAD-SEEDO»,[30] elaborado en 2011 con la colaboración del Ministerio de Sanidad, Política Social e Igualdad. En dicho documento, titulado «Recomendaciones nutricionales basadas en la evidencia para la prevención y el tratamiento del sobrepeso y la obesidad en adultos», se reconoce de forma indirecta que una dieta vegetariana no es necesariamente insana, al considerarla una opción

---

30. SEEDO y FESNAD son las siglas de Sociedad Española para el Estudio de la Obesidad y Federación Española de Sociedades de Nutrición, Alimentación y Dietética, respectivamente.

válida como herramienta de prevención de la obesidad. Volveremos a mencionar este consenso en unas páginas.

La postura «formal» más cercana que conocemos sobre la dieta vegetariana proviene de Cataluña, donde hoy viven 7,5 millones de personas. Dicha postura no es de una asociación animalista, sino de la Agencia de Salud Pública de Cataluña, en cuya página web encontramos, desde 2008,[31] un apartado dedicado a la dieta vegetariana (y vegana). En él se reconoce que, bien planificada, es una opción perfectamente válida, como puedes comprobar aquí: <www.goo.gl/vxNJGC>. Dijo lo mismo cuatro años después, en la *Guía de la alimentación saludable en la etapa escolar* y en este mismo año (2016) ha detallado que el vegetarianismo, de nuevo bien planificado, y siempre recordando la importancia capital de la vitamina B12, es incluso factible en bebés y niños pequeños. Este nuevo documento se titula «Recomendaciones para la alimentación en la primera infancia (de 0 a 3 años)».

Como ves, no estamos solos cuando afirmamos que una dieta vegetariana no solo es factible, también es compatible con la vida humana, lo que incluye el deporte de élite, de lo que ya hablamos en el libro *Comer y correr*. Eso quiere decir que podemos vivir sin consumir productos de origen animal ni morir por ello en el intento. Ya sabemos que no resulta imprescindible adoptar esta dieta, como tampoco son imprescindibles los bolígrafos o los espejos, pero del mismo modo que tenemos buenos motivos para escribir o para comprobar qué tal estamos antes de salir a la calle, también los hay para que las personas dejemos de consumir tanta carne. Quizá te preguntes qué responder a quien afirme que el ser humano siempre ha comido carne. A lo dicho en el capítulo 1, añadiríamos que el argumento «siempre se ha hecho así» no tiene por qué sustentar nuestras decisiones. De lo contrario, también deberíamos seguir organizando sangrientos combates de gladiadores, ofreciendo sacrificios humanos a deidades imaginarias o practicando la esclavitud, puntos negros que jalonan la historia del hombre.

31. Última actualización en agosto de 2015.

Pero ¿los vegetarianos no están famélicos? (vegetarianismo y salud)

Hay quien imagina que los vegetarianos son gente macilenta que regala cada mañana ofrendas de flores a un dios inmisericorde que sumirá al mundo en la oscuridad más tenebrosa. O, al contrario, bellísimas personas que realizan esfuerzos denodados excluyendo de su dieta, por el bien del planeta, el chorizo y el entrecot de ternera. Hasta Charles Dickens pensaba esto último, puesto que David Copperfield, el protagonista de la novela que lleva su nombre, se propone seguir una dieta vegetariana a modo de sacrificio para conseguir llamar la atención de Dora, su amada:

> Hice de mí una verdadera víctima. Incluso albergué la idea de ser vegetariano, con la vaga impresión de que transformándome en un animal herbívoro me sacrificaría por Dora.

Ya puedes imaginarte que ni una cosa ni la otra, los vegetarianos son personas normales y corrientes con sus defectos y virtudes. La cuestión importante ahora, al menos en el contexto de este capítulo, es dilucidar si de entre sus defectos podemos contar la malnutrición. No vamos a hablar aquí de anemia o falta de proteínas, pese a que es lo primero que le suele venir a todo el mundo a la cabeza al mencionar el vegetarianismo. Lo reservamos para más adelante. Ahora revisaremos los efectos que tiene sobre la salud el seguimiento a largo plazo de esta dieta. Hemos dicho hace unas líneas que es imprescindible mirar de cerca los estudios sobre vegetarianismo, porque en ocasiones quien se define como vegetariano en realidad no lo es. Otro motivo para hacerlo es que no es lo mismo revisar la salud de alguien que acaba de hacerse vegetariano que la de quien lleva dos décadas siéndolo. Como es lógico, en el primer caso podemos encontrarnos, sobre todo en el caso de adultos, a personas que han decidido hacerse vegetarianas tras

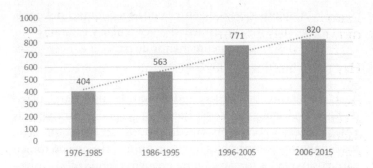

Tabla 8. Evolución del número de artículos sobre vegetarianismo publicados en revistas científicas desde el 1 de enero de 1976 hasta el 31 de diciembre de 2015.

Fuente: Elaboración propia según datos tomados de <www.pubmed.gov> (Descriptor: «Diet, Vegetarian»[Mesh]).

recibir el diagnóstico de una enfermedad grave. Si evaluamos su estado de salud podemos concluir erróneamente que es la dieta vegetariana la que ha causado su enfermedad, cuando es al revés: es la enfermedad la que ha conducido al vegetarianismo. El problema es que no hay un par o tres de estudios, hay unos cuantos más, como puedes comprobar en la tabla 8.

Por suerte, no es preciso que revisemos todos los estudios científicos que han evaluado la salud de los vegetarianos. Se han tomado la molestia de «ahorrarnos el trabajo» los doctores Paul N. Appleby y Timothy J. Key, dos expertos de la Unidad de Epidemiología del Cáncer de la Universidad de Oxford. Su artículo, titulado «La salud a largo plazo de vegetarianos y veganos», apareció en diciembre de 2015 (publicación en línea previa a la publicación impresa) en la revista *The Proceedings of the Nutrition Society* y llegó a la conclusión de que los vegetarianos presentan, en comparación con los omnívoros:

— Menos tasas de sobrepeso y obesidad (hablaremos de ello en el siguiente apartado)

— Un menor riesgo de enfermedad isquémica del corazón, diabetes, enfermedad diverticular y cataratas
— Un riesgo ligeramente menor de padecer cáncer
— Menos riesgo de mortalidad

La conclusión final de su estudio es que la salud a largo plazo de los vegetarianos parece ser buena en general, y para algunas enfermedades y condiciones médicas puede ser mejor que la de los omnívoros comparables (es decir, omnívoros que no toman cárnicos o que los toman en muy pequeñas cantidades). Volveremos a citar a Appleby y a Key ahora mismo, pero antes traemos las conclusiones de un estudio similar al suyo, el capitaneado, en febrero de 2016, por la doctora Monica Dinu, y publicado en la revista *Critical reviews in food science and nutrition*. Dinu y su equipo llevaron a cabo una revisión sistemática de la literatura para evaluar todos los posibles efectos que ejercen sobre la salud las dietas vegetarianas o veganas. Aquí su conclusión:

> Este metanálisis integral informa de un significativo efecto protector de una dieta vegetariana en la incidencia de enfermedad isquémica del corazón o en la mortalidad por dicha enfermedad, así como en la incidencia de cáncer [es decir, el seguimiento de una dieta vegetariana se relaciona con menos posibilidades de padecer un cáncer, de padecer una enfermedad isquémica del corazón o de morir a causa de una enfermedad isquémica del corazón]. La dieta vegana se relacionó con una reducción significativa en la incidencia del cáncer.

Es momento de preguntarnos lo siguiente: las menores tasas de cáncer (sobre todo cáncer de colon y de páncreas), de diabetes, de hipertensión o de mortalidad que se observan en el colectivo vegetariano, ¿a qué debemos atribuirlas? Quizá obedezcan a que los vegetarianos toman más frutas, hortalizas, frutos secos, cereales integrales o legumbres. Es posible que sea porque su consumo de bebidas azucaradas es bajo, o porque no toman embutidos o carne roja. Es más que probable que guarde relación con el hecho de que el sedentarismo, el alcoholismo o el tabaquismo son mucho menos frecuentes en ellos. Sin duda influirá el hecho de que sus tasas de obesidad son más bajas. También que la lactancia materna es más habitual en el colectivo vegetariano, o que este estilo de alimentación es más común en personas con un nivel socioeconómico y cultural alto. En todo caso, también podemos preguntarnos algo más profundo, por llamarlo de alguna manera: ¿y si el hecho de adoptar una dieta vegetariana nos hace más proclives a mejorar nuestros hábitos de vida? No es absurdo pensarlo, dado que está bastante claro que alejarnos del típico patrón de dieta insana seguido por la mayoría de la población occidental genera beneficios en la salud. Esos beneficios harán que nos encontremos mejor, y al encontrarnos mejor tendremos más facilidad para hacer ejercicio físico o más motivos para dejar de fumar.

Estas reflexiones nos llevan, de nuevo, a los doctores Paul N. Appleby y Timothy J. Key. Ambos participaron en un estudio que queremos citar en este libro, el publicado en enero de 2016 en la revista *American Journal of Clinical Nutrition*. Se tituló «Mortalidad en vegetarianos y no vegetarianos comparables en el Reino Unido» y en él contrastaron el riesgo de mortalidad de los vegetarianos con el de personas que o bien comen muy poca carne o bien no consumen carne pero sí pescado. El resultado es que las tasas de mortalidad fueron similares en ambos grupos. Si revisas el apartado que dedicamos al pescado en el capítulo 4 (página 166), entenderás estos resultados. ¿Ya lo has repasado? Pues añade a lo allí dicho que comer en casa a menudo, con los tuyos, es probable que disminuya más tu riesgo de ciertas enfermedades crónicas, como la diabetes tipo 2, que hacerte vegetariano.

Sea como fuere, de lo que sí estamos seguros es de dos cosas: 1) que al comparar la salud de los vegetarianos con la del «omnívoro tipo», el vegetariano sale mejor parado, y 2) que los vegetarianos no tienen mayores tasas de mortalidad, o de enfermedades crónicas (como el cáncer de mama) incluso si los comparamos con personas que cuidan mucho su dieta. No estamos diciendo que el vegetarianismo sea la clave para salvarnos de nuestras humanas imperfecciones, pero tampoco entendemos la práctica habitual de poner peros al vegetarianismo. De hecho, quizá por eso se esfuerzan los vegetarianos en seguir un buen estilo de vida: para no dar la razón a ciertos agoreros (que a veces son incluso profesionales sanitarios) que presagian infinidad de males a quien dice públicamente que es vegetariano.

En realidad, a la pregunta «¿Es saludable ser vegetariano?» podríamos responder con esta otra pregunta: «¿Es saludable ser omnívoro?». Como hemos dicho en el capítulo 2, uno de cada dos varones y una de cada tres mujeres padecerá un cáncer a lo largo de su vida y las actuales cifras de hipertensión, diabetes u obesidad son espantosamente altas, así que no parece que ser omnívoro, por sí mismo (es decir, sin una mínima planificación, la misma que se exige a la dieta vegetariana), sea garantía de salud. Es momento de hablar de la obesidad.

VEGETARIANISMO Y PESO CORPORAL

En un mundo que se acerca al 75 % de su población con exceso de peso, leer frases como «Se ha demostrado que una dieta vegetariana puede ser efectiva para reducir el peso corporal» nos obliga a reflexionar. Máxime si la frase la leemos en una revista científica. La recién citada apareció en *Nutrients* el 17 de julio de 2015. Pero retrocedamos antes a 2011, momento en el que se publicó el «Consenso FESNAD-SEEDO», que hemos citado más arriba y que, como recordarás, contó con la colaboración de nuestro Ministerio de Sanidad. Traemos el párrafo introductorio que se incluyó en el apartado «Dietas vegetarianas»:

Tanto la Asociación Americana de Dietética como la Asociación de Dietistas de Canadá señalan que las personas vegetarianas tienden a presentar un IMC [Índice de Masa Corporal] más bajo que las omnívoras. Una revisión de Berkow *et al.* señaló que los estudios observacionales indican que el peso y el IMC de las personas vegetarianas es aproximadamente un 3-20 % menor que el de las no vegetarianas, y que mientras que las cifras de prevalencia de obesidad oscilan entre un 0 y un 6 % en personas vegetarianas, en personas no vegetarianas oscilan entre un 5 y un 45 %. El Consejo Asesor de las Guías Dietéticas de Estados Unidos, por su parte, indica que el colectivo vegetariano presenta menores prevalencias de obesidad, y sugiere que es posible que ello se deba, entre otros motivos, al diferente perfil dietético de su alimentación, que suele ser menos energético, con un aporte proporcional de energía menor a partir de las grasas y una mayor presencia de fibra dietética en la dieta.

Tras esta introducción, en el consenso se llevó a cabo una revisión, para concluir que «el consumo de dietas vegetarianas podría conducir a una menor ganancia de peso con el tiempo en adultos sanos». Pero dicho consenso se publicó en 2011, así que ahora veremos brevemente la conclusión de los dos estudios rigurosos más recientes que han evaluado la posibilidad de utilizar la dieta vegetariana ya no como prevención, sino como tratamiento del exceso de peso.

Junio de 2015. Estudio con 755 personas (*Journal of the Academy of Nutrition and Dietetics*):

> La prescripción de dietas vegetarianas reduce la media de peso corporal, lo que sugiere un valor potencial de esta dieta para la prevención y el tratamiento de las condiciones relacionadas con el peso.

Enero de 2016. Estudio con 1.151 personas (*Journal of General Internal Medicine*):

Las dietas vegetarianas parecieron ejercer beneficios significativos en la reducción de peso en comparación con las dietas no vegetarianas.

Ojo, las pérdidas de peso en ningún caso son espectaculares, son más bien modestas (que es lo recomendable —ver página 175—). Recuerda que los milagros no existen en el mundo real. En cuanto a por qué sucede esto, pues te diremos que los estudios serios señalan algo así como que «los mecanismos no están claros». Lo primero que diría un aficionado a la nutrición es que en una dieta vegetariana hay más alimentos saciantes y por tanto se acaba consumiendo una menor cantidad de calorías. Pero las cosas no son tan simples, puede que la razón de base sea algo tan poco científico como que, por ahora, es más difícil encontrar comida insana vegetariana (sobre todo vegana) que no vegetariana. Decimos «por ahora» porque en cuanto un fabricante de galletas con chocolate lea este libro no tardará en cambiar sus ingredientes para poder añadir en letras mayúsculas, en su etiqueta, «100 % veganas».

Se nos ocurre otra explicación más prosaica todavía: al decirle a alguien que siga una dieta vegetariana le obligamos, indirectamente, a pensar en lo que se lleva a la boca. La mayor parte de las personas no son conscientes de lo a menudo que comen productos malsanos, y es probable que un giro tan drástico como sugerirles que se hagan vegetarianos (es lo que se ha hecho en los estudios antes citados) provoque un cambio de perspectiva que favorezca la autoconciencia de sus hábitos dietéticos. Y es que pensar las palabras o los insultos que salen de nuestra boca es tan importante como pensar los alimentos (o «sustancias comestibles») que entran en ella. Esto se aplica a vegetarianos y a omnívoros. Lo decimos porque en más de una ocasión hemos escuchado a un vegetariano profiriendo desafortunadas frases como «me voy a meter hasta arriba de queso» o «sí, me he puesto mucha mayonesa vegana, pero como es vegetal no pasa nada, ¿no?».

Vitamina B12

Quizá te sorprenda que en este apartado de «nutrientes conflictivos» no empecemos hablando de las proteínas y del hierro. La explicación es que la importancia de la vitamina B12 es capital, mientras que la del resto de nutrientes no lo es tanto. Es tan capital que el consejo de prestar atención a esta vitamina lo dan no solo las entidades médicas o nutricionales, sino también decenas de asociaciones de vegetarianos, como la Unión Vegetariana Internacional o, más cerca, la Unión Vegetariana Española. Su importancia llega hasta tal punto que te aconsejamos que si hace años que eres vegetariano pidas una analítica de B12 a tu médico lo antes posible,[32] salvo si 1) tomas a diario lácteos y huevos, o 2) consumes suplementos de vitamina B12 o alimentos enriquecidos con dicha vitamina (ver tabla 9). Es cierto que en adultos puede pasar bastante tiempo para que se consuman las reservas de B12, pero cuando están agotadas los síntomas de su deficiencia (los hay leves, como la pérdida de cabello, y no tan leves, como serios problemas mentales) pueden sobrevenir rápidamente.

Hay estudios, como el de Koebnick y colaboradores, que muestran altas cifras de deficiencia de B12 en embarazadas vegetarianas. Es algo muy preocupante. La vitamina B12 atraviesa la placenta, cubre los requerimientos del feto y está presente en la leche materna, por lo que también contribuye a las necesidades del bebé amamantado. Si las reservas de la madre son bajas, el bebé no solo nacerá con bajos niveles de B12 en su cuerpo, sino que tampoco recibirá la B12 a partir de la leche de su madre, y podría desarrollar los síntomas de deficiencia de B12 a los pocos meses de nacer. Los síntomas son tan poco

---

32. Si tus niveles son bajos, las dosis que tu médico indicará para tratar la deficiencia de B12 serán más altas que las pautadas para prevenirla.

románticos como el retraso mental, y por ello se aconseja que madre e hijo tomen vitamina B12 de forma regular.

Antes de seguir con la B12 hemos de hablar de otra vitamina, el ácido fólico. Su consumo en vegetarianos es elevado, dado que es una vitamina muy abundante en alimentos vegetales. Esto es algo positivo... salvo en el caso de que a la vez el vegetariano no esté tomando suficiente cantidad de vitamina B12. Resulta que el primer síntoma de deficiencia de B12 es la anemia megaloblástica, un tipo de anemia que cursa con cansancio. Dicho cansancio nos llevará al médico, quien rápidamente detectará la anemia. Sin embargo, si tomamos habitualmente mucho ácido fólico, no tendremos anemia megaloblástica, pese a la falta de B12. Pero como la deficiencia de B12 no solo causa anemia, sino también daños neurológicos, que no provocan síntomas a corto plazo, es posible que cuando acudamos al médico ya sea tarde (una anemia se puede revertir con bastante facilidad, pero el daño neurológico no). Dicha deficiencia también puede ocasionar problemas cardíacos, por cierto. En el ámbito científico se suele decir que el ácido fólico enmascara los síntomas de la deficiencia de vitamina B12, sin corregir el daño neurológico que genera.

Dejando de lado los suplementos de B12 o los alimentos enriquecidos con esta vitamina, las únicas fuentes fiables de vitamina B12 son los productos de origen animal. Insistimos: no hay ninguna fuente fiable de B12 en el mundo vegetal, y eso incluye algas,[33] setas, verduras orientales o productos fermentados, salvo si el fabricante ha añadido la vitamina e indica la dosis en la etiqueta. Dicho esto, hemos de sumar que pese a que siempre se ha creído que la deficiencia de esta vitamina solo era habitual en veganos, una investigación publicada en febrero de 2013 en la revista científica *Nutrition Reviews* llegó a esta conclusión:

33. Un estudio reciente parece apuntar a la alga Chlorella como posible fuente de vitamina B12, pero se trata de una investigación preliminar (más información en <http://goo.gl/Ck8gYr>).

Aunque en un principio se creía que la deficiencia de B12 era extremadamente rara, excepto entre los vegetarianos estrictos [veganos], ahora se sabe que la deficiencia de B12 es relativamente común entre las personas que se adhieren a todos los tipos de dietas vegetarianas, incluyendo las ovolactovegetarianas, además de otros subgrupos de población, como las personas mayores.

Hablaremos en breve de las personas mayores, pero antes queremos indicar que es posible que el consumo de lácteos y huevos no sea suficiente en ovolactovegetarianos como para cubrir los requerimientos, y de ahí la conclusión del estudio recién citado. También puede que se deba a ciertos problemas de absorción o a interacciones farmacológicas, entre otras. La buena noticia es que los suplementos de B12, tomados en dosis adecuadas, son muy efectivos previniendo y tratando la deficiencia de B12, y además son baratos, no presentan efectos secundarios preocupantes e incluso no se observan problemas de toxicidad ante altas dosis (algo que sí ocurre con muchos otros nutrientes). Numerosos vegetarianos y bastantes no vegetarianos creen que la B12 de los suplementos o de los alimentos enriquecidos proviene de animales, cuando no es así: procede de cultivos de microorganismos.

La información que nos parece más fiable sobre B12 en vegetarianos es la aportada por tres dietistas-nutricionistas: Reed Mangels, Jack Norris y Virginia Messina. En la tabla 9 tienes las recomendaciones de ingesta de vitamina B12 en diversas etapas de la vida. En ella verás que tales recomendaciones se pueden cubrir con lácteos y huevos (aunque será complicado y probablemente desequilibre la dieta), con alimentos enriquecidos (Ej.: batido de soja enriquecido con vitamina B12), o bien con suplementos. Estos últimos puedes escoger tomarlos una vez al día, o dos veces por semana. Para saber la cantidad de B12 que hay en los alimentos enriquecidos deberás revisar su etiqueta. En cuanto a lácteos y huevos, detallamos tres ejemplos para que te hagas una idea de cuánta vitamina B12 contienen:

- Un vaso grande de leche[34] (unos 225 gramos): 0,78 microgramos de B12.
- Una loncha de queso semicurado (50 gramos): 0,75 microgramos de B12.
- Una tortilla de un huevo, o un huevo frito (45-55 gramos): 0,54- 0,71 microgramos de B12.

Edad	Seguir una de estas tres opciones:		
	Tomar una cantidad de lácteos y huevos (o bien alimentos enriquecidos), que permita cubrir las recomendaciones de ingesta diaria descritas en esta columna (en microgramos)	Tomar un suplemento dietético de vitamina B12 (cianocobalamina) cada día que contenga la cifra descrita en esta columna (en microgramos)	Tomar dos veces por semana un suplemento dietético de vitamina B12 (cianocobalamina) que contenga la cifra descrita en esta columna (en microgramos)
0-5 meses	-	1.5*	-
6-11 meses	1.5**	5 - 20	200
1-3 años	1.5	10 - 40	375
4-6 años	1.5	13 - 50	500
7-10 años	2.5	20 - 75	750
11-14 años	3.5	25 - 100	1000
15-64 años	4	25 - 100	1000
≥ 65 años	4	500 - 1000	Sin información
Embarazo	4.5	25 - 100	1000
Lactancia	5	30 - 100	1000

Tabla 9. Recomendaciones de ingesta de B12 en personas vegetarianas o veganas.

Adaptado de: Norris J., 2014, Mangels y Messina, 2001, y European Food Safety Authority, 2005. * No aplicable a bebés que toman leche de fórmula (que ya lleva vitamina B12) o a lactantes cuyas madres se suplementan con B12. ** Se desaconseja que los bebés menores de 1 año reciban una leche distinta a la de su madre o, en su defecto, a la leche de fórmula.

---

34. Si se calienta mucho la leche esta cifra disminuirá.

En la tabla verás que hay una gran variación en función de si tomamos la B12 a diario o semanalmente. Se explica porque cuanto mayor es la dosis que tomemos de B12, mucho menor será su absorción, es decir, deberemos subir cada vez más la cifra de B12 que tomemos para conseguir aumentar un poco los depósitos de esta vitamina en nuestro organismo. Si compras suplementos de B12 es mejor que solo lleven esta vitamina, para asegurarnos de que se absorbe bien. Es importante que no contengan ácido fólico (vitamina conocida también como B9 o folatos), por lo que hemos indicado más arriba en relación a enmascarar la deficiencia de B12. Hay estudios que muestran que las altas dosis de ácido fólico en vegetarianos podrían incluso empeorar los síntomas cognitivos asociados con la deficiencia de vitamina B12.

La dietista-nutricionista Lucía Martínez incluyó en su blog *Dime qué comes* tres interesantísimas entradas dedicadas a los suplementos de B12 en vegetarianos:

<http://www.dimequecomes.com/2016/01/que-suplemento-de-b12-me-compro-guia.html>

<http://www.dimequecomes.com/2016/02/suplementos-de-b12-para-bebes-y-ninos.html>

<http://www.dimequecomes.com/2015/06/b12-en-vegetarianos-puntos-clave.html>

Encontrarás más información en su recién publicado libro *Vegetarianos con ciencia*.

¿Te parece que el hecho de tener que tomar una vitamina convierte a la dieta vegetariana en antinatural? Para empezar te diremos que el Instituto de Medicina de Estados Unidos, una entidad de referencia en nutrición a escala mundial, recomienda a todos los mayores de 50 años, sean o no vegetarianos, tomar alimentos enriquecidos con B12 o bien tomar suplementos de la vitamina. Como recordarás, un estudio reciente ha observado deficiencias de esta vitamina en personas mayores, lo que refuerza el consejo de dicha entidad. En segundo lugar, conviene que todos tomemos sal yodada, según nuestro Ministerio de Sanidad, y que las embarazadas consuman suplementos de ácido fólico, y nadie piensa por ello que la dieta española sea antinatural. En tercer lugar, buena parte de la población adulta occidental toma a diario fármacos para tratar enfermedades crónicas, muchas de las cuales están relacionadas con una mala alimentación, por lo que convendría preguntarse también por la naturalidad de esta situación. Por último, los animales no fabrican la B12, sino que la consumen a partir de microorganismos presentes en el suelo. Son los mismos microorganismos (o muy parecidos) que se utilizan en los laboratorios para fabricar cantidades adecuadas de B12 con las que enriquecer alimentos o producir pastillas con la vitamina. Es curioso que haya a quien le parezca natural matar un animal para obtener B12, y antinatural tomar la vitamina en alimentos enriquecidos o en comprimidos. Lo que nos recuerda a este fragmento de la novela *El Evangelio según Jesucristo*, de José Saramago:

> Junto a las mesas hay unos altos pilares donde cuelgan, de ganchos emplomados en la piedra, las osamentas de las reses y se ve la frenética actividad del arsenal de los mataderos, los cuchillos, los ganchos, las hachas, los serruchos [...] un alma cualquiera, que ni santa tendría que ser, simplemente de las vulgares, tendrá dificultades para entender que Dios se sienta feliz en esta carnicería, siendo, como dicen que es, padre común de los hombres y de las bestias.

Que conste que en su texto, Saramago no pretendía hacer apología del vegetarianismo sino más bien criticar las muchas matanzas que se han hecho a lo largo de la historia en el nombre de Dios.

Otros nutrientes (proteínas, hierro, yodo, calcio, fibra, vitamina D y omega-3)

Englobamos el resto de nutrientes «conflictivos» en un mismo apartado para que quede claro que no son tan importantes como la vitamina B12, cuya carencia, como hemos dicho, puede deteriorar el delicado sistema nervioso central. Ponemos entre comillas lo de «conflictivos» porque en este tema hay mucho ruido y pocas nueces. Mira qué frase encontramos en la última edición (7.ª) del manual de referencia en nutrición pediátrica, el libro *Pediatric Nutrition*, coordinado por el Comité de Nutrición de la Academia Americana de Pediatría:

> La creencia general de que las personas que siguen dietas vegetarianas o veganas sufren de carencias nutricionales puede ser exagerada, porque es muy poco habitual hallar informes de tipos específicos de malnutrición en este colectivo.

En todo caso, que sea algo poco habitual no significa que no exista, así que vamos a dedicar unas líneas a este asunto. Empecemos con la proteína. Para el común de los mortales, proteína es sinónimo de carne, ergo, si no han comido carne, les faltará proteína. Pues bien, el consumo de proteínas en vegetarianos o veganos cubre o excede los estándares de ingesta de este nutriente, sin más. A lo dicho en el apartado «Preocupación "infundada" (superamos holgadamente las "recomendaciones" de proteínas)», del capítulo 4 (página 173) solo nos falta añadir las consideraciones que tienes en la tabla 10. Quizá ya la hayas visto en el libro *Secretos de la gente sana*, pero, como se suele decir, «más vale ser pesados que descuidados».

Sobre el hierro te diremos que la cantidad de personas vegetarianas o veganas con anemia ferropénica[35] es similar a la del

---

35. Afección que ocurre cuando el cuerpo no tiene suficiente cantidad de hierro. No se revierte, ni en vegetarianos, ni en no vegetarianos, median-

MITOS	REALIDADES
Las proteínas vegetales por sí solas no son suficientes como para seguir una dieta adecuada	Las ingestas dietéticas pueden ser adecuadas con proteínas vegetales
Las proteínas de origen vegetal no son tan «buenas» como las de origen animal	Las proteínas de origen vegetal pueden ser equivalentes a las proteínas animales de «alta calidad»
Se deben consumir a la vez (en la misma comida) proteínas de diferentes fuentes vegetales para obtener un alto valor nutricional	No es necesario consumir diferentes proteínas vegetales en la misma comida: el balance a lo largo del día tiene más importancia
Las proteínas de origen vegetal no se digieren tan bien como las de origen animal	La digestibilidad dependerá del tipo de alimento y de la preparación culinaria. La digestibilidad puede ser alta
Las proteínas de origen vegetal son «incompletas» (les faltan aminoácidos esenciales)	Las combinaciones usuales de proteínas de origen vegetal forman proteínas completas

Tabla 10. Mitos y realidades sobre las proteínas.
Adaptado de: Am J Clin Nutr. 1994 May; 59 (5 Suppl): 1203S-1212S.

resto de mortales, quizá porque se produce un incremento en la absorción del hierro dietético. Los bebés veganos que no sean amamantados (lo ideal es que lo sean más allá de los 2 años) deberían tomar hasta el año una fórmula infantil de leche artificial que esté enriquecida en hierro. En el período de alimentación complementaria (que empieza aproximadamente a los 6 meses), los niños vegetarianos pueden tomar huevo, legumbres, frutos secos triturados, tofu («requesón de soja»), otros preparados a base de soja, seitán (gluten de trigo), aguacate y cualquier otro alimento saludable de la dieta de los adultos, siempre sin olvidar 1) que se priorice la leche materna (o de fórmula, en

---

te la dieta o con complementos alimenticios, sino con medicación prescrita por un médico.

su defecto); 2) el suplemento de vitamina B12, y 3) que no se pretenda que el niño tome grandes cantidades de cereales integrales o legumbres (su gran cantidad de fibra puede hacer que el niño no absorba suficiente energía, por lo que en bebés vegetarianos tiene sentido combinar los integrales con refinados).

Creemos que en niños vegetarianos está justificada una visita a un dietista-nutricionista colegiado, mejor si es conocedor de las características de la dieta vegetariana. La Academia de Nutrición y Dietética, en todo caso, aconseja que los niños vegetarianos tomen a partir de los 6 meses y hasta el año o bien alimentos enriquecidos con hierro (revisa la etiqueta, y no solo por el hierro, también por el azúcar, que abunda en muchos alimentos infantiles) o bien suplementos de hierro (pregunta a tu pediatra si es tu caso, aunque como orientación te diremos que la suplementación suele consistir en 1 mg/día de hierro elemental). ¿Pueden desarrollar una anemia? Sin duda, como también sucede en miles de niños no vegetarianos, en cuyo caso deberá tratarse médicamente.

Sobre el calcio dietético o en forma de suplementos, ya vimos en el capítulo «Menos animales» que su supuesta relación con la salud ósea está en entredicho. Debes saber, además, que la incidencia de fracturas óseas no es mayor en vegetarianos, y eso incluye a los veganos, según muestran los estudios de Sambol y colaboradores, Ho-Pham y colaboradores y Knurick y colaboradores, que tienes en la bibliografía.

Nada de lo anterior quita para que las personas vegetarianas o veganas consuman a diario alimentos saludables que aporten calcio, proteínas y hierro. Es el caso de: la soja o sus derivados, otras legumbres (como lentejas, alubias o garbanzos), las crucíferas (coles de Bruselas, brócoli, nabo, coliflor, etc.), los cereales integrales (pan integral, pasta integral, arroz integral, quinua, etc.) o los frutos secos (almendras, avellanas, nueces). No insistimos mucho en ello porque los vegetarianos ya suelen tomar dichos alimentos. A modo de ejemplo, mientras que los españoles no vegetarianos toman entre 1 y 9 gramos de frutos secos a diario, hay estudios que observan una ingesta de 30 a 42 gramos diarios de frutos secos en vegetarianos, y de entre 50 y 71 gramos diarios en veganos.

En cuanto al yodo, el consejo de consumir una pizca (unos 2 gramos diarios) de sal yodada, que se aplica a toda la población, es más relevante en este colectivo. Un colectivo más proclive a tomar algas, en la errónea creencia de que así cubrirán sus requerimientos de muchos nutrientes, como el yodo, cuando el contenido de yodo en las algas, como ya hemos dicho, más que elevado suele ser peligroso.

También es importante en vegetarianos seguir los consejos sobre exposición frecuente y moderada al sol para obtener vitamina D, que pormenorizamos en la página 172. Actualmente se aconseja que todos los bebés lactantes reciban suplementos de vitamina D, salvo si toman un litro o más al día de leche de fórmula (todas están suplementadas con vitamina D). Seguir este consejo es particularmente relevante en bebés vegetarianos. Tienes más información en este enlace: <http://goo.gl/uVZNBg>.

En el capítulo anterior dijimos que la incorporación de muchos vegetales en tu vida debe ser progresiva, sobre todo si no abundaban en tu patrón de alimentación anterior. Esto es más importante aún si decides hacerte vegetariano, dado que tu consumo de fibra se multiplicará todavía más. Un cambio muy brusco te generará problemas digestivos. Suelen ser leves, pero también algo molestos.

Solo nos falta hablar de los ácidos grasos omega-3. Hay grandísimos intereses para vendérnoslos en comprimidos, viales, cápsulas, grageas, pastillas y un aceitoso y nada barato etcétera. Unos billonarios intereses que no se corresponden con pruebas fiables de beneficios. Como los vegetarianos no toman pescado, los intereses antes citados afilan sus dientes e intentan convertirlos en su nicho de mercado. Hay algunos estudios sobre omega-3 en vegetarianos, pero ninguno de ellos ha observado efectos adversos atribuibles a la deficiencia de estos ácidos grasos. No somos, en suma, partidarios de estos suplementos, y sí que los vegetarianos se esfuercen por evitar el consumo habitual de bebidas alcohólicas, de productos ultraprocesados (ver página 139) o de cualquier producto superfluo, algo no solo beneficioso para todo lo relacionado con el metabolismo de los ácidos grasos o de otros nutrientes (como el zinc), sino también para su salud.

¿QUÉ COME UN VEGETARIANO?

Los vegetarianos no viven a base de brotes de mijo orgánico germinado, ni de proteína vegetal enriquecida en decenas de nutrientes. Un vegetariano es simplemente una persona que no incluye a los animales en la categoría «ingrediente». Suelen decirles que su dieta es aburrida, sosa, monótona o lindezas como «no sabes lo que te pierdes», cuando en su mayoría no solo sí saben lo que se pierden (porque decidieron ser vegetarianos de mayores), sino que cocinan deliciosos platos aptos para el paladar más exquisito. Podríamos comparar a un vegetariano (con sus similitudes y diferencias) con alguien que decide no pisar grandes ciudades. Sí, se pierde interesantes visitas, pero puede pasar meses viajando por pequeñas ciudades, paseando por encantadores pueblos, caminando por preciosas montañas o navegando por ríos, mares y océanos, evitando, de paso, respirar el aire con elevadas concentraciones de contaminantes nada glamurosos que asola a las grandes urbes.

Las personas que siguen una dieta vegetariana suelen seguir un patrón saludable de alimentación... pero esto no siempre es así: uno puede definirse como vegetariano y pasarse el día tomando patatas fritas de bolsa, refrescos, bollería, salsas y helados. Un seitán saladísimo, frito en mantequilla, cubierto de queso fundido y regado con ketchup es perfectamente vegetariano, pero de saludable tiene bien poco. Debería ser obligatorio en cualquier currículum académico que nos enseñaran a pensar antes de comer.

Vamos, que una dieta vegetariana no es una garantía de salud, ni una dieta omnívora es el pasaporte al hospital. El mercado de productos para vegetarianos va en claro aumento (en el Reino Unido, por ejemplo, se duplicó entre 2009 y 2013), y no tenemos claro que esa sea una buena noticia, porque numerosos productos «aptos para vegetarianos» tienen los mismos defectos que muchos otros productos manufacturados: excesos en grasas, azúcares y sal. En la tabla 11 te detallamos la propuesta de consumo de alimentos en una dieta estándar vegetariana, sugerida por el gobierno americano en sus últimas guías dietéticas. Nos ha ayudado a adaptar las raciones el doctor Giuseppe Russolillo (en el apartado de bibliografía encontrarás dos interesantes libros escritos por él y la doctora Iva Marques, dos de los mayores expertos en el tema).

Grupo de alimentos	Dieta vegetariana saludable
Frutas	3 piezas pequeñas al día (de unos 160 g/unidad)
Verduras	2 platos grandes al día (de unos 200 g/plato)
Legumbres	(708 gramos en cocido, o 234-240 gramos en crudo), a la semana
Cereales integrales	3 raciones al día de una de estas opciones: un plato pequeño en cocido (de unos 85 g/plato) de pasta integral, arroz integral u otros cereales integrales, o 2-3 porciones (de unos 30 g/unidad) de pan integral (mejor «sin sal»)
Lácteos*	3 raciones al día (una ración equivale, aproximadamente, a un vaso de leche o dos yogures)**
Huevos*	3 unidades grandes a la semana
Frutos secos o semillas	12 puñados a la semana (aproximadamente 16 g /puñado)
Derivados de la soja	Unos 230 g/semana
Aceite	3 cucharadas soperas al día

Tabla 11. Propuesta del gobierno americano para una dieta saludable vegetariana de unas 2.000 kilocalorías. *Los lácteos y los huevos pueden sustituirse, en veganos, por bebidas de soja enriquecidas u otros sustitutos de los lácteos, así como por legumbres o frutos secos. ** No incluimos quesos por los motivos detallados en el apartado «Carnes blancas, lácteos y huevos» del capítulo «Menos animales».

Adaptado de: <http://www.health.gov/dietaryguidelines/2015-scientific-report/>.

La tabla simplemente refleja una propuesta, a adaptar en función de nuestros mecanismos de hambre y saciedad (si hacemos mucho deporte, necesitaremos más calorías, mientras que si pesamos poco y somos más sedentarios, nuestro cuerpo consumirá y demandará menos energía). ¿Cómo adaptamos dicha propuesta a recetas? Ya puedes imaginarte que hay numerosísimas recetas en libros y en internet. El único requisito necesario para enfrentarte a ellas es plantearte si es algo para un consumo habitual o para ocasiones especiales. Con esto en mente, te sugerimos tres propuestas:

1. Esta página web de la Generalitat de Catalunya: <www.goo.gl/Vrqpm>. Está en catalán, pero la tendrás traducida en un minuto con la herramienta Google Translate (<www.translate.google.es>).
2. El libro *Cocina vegana*, de Virginia García y Lucía Martínez.
3. El libro *Delicias veganas*, de Toni Rodríguez.

EN RESUMEN

Quizá te estés preguntando por qué no hemos dedicado más páginas de este libro al vegetarianismo. La verdad es que pensamos que no es tan complicado como para requerir un libro entero de teorías y explicaciones, ni como para precisar que el vegetariano tenga un doctorado cum laude en ciencias de la salud. En general, una dieta vegetariana estará bien salvo si nos pasamos la vida tomando refrescos (que hay quien lo hace, claro) y no nos olvidamos de la vitamina B12, de la sal yodada y de tomar el sol con moderación (y según la latitud, la altitud, la estación y el tipo de piel, con protector solar). Es cierto que una dieta vegetariana requiere planificación, experiencia en la lectura de las etiquetas de los alimentos y disciplina, pero eso es algo aplicable a cualquier dieta saludable. Los siguientes puntos resumen lo más relevante de este capítulo.

- Un vegetariano no consume cárnicos o pescado, mientras que un vegano tampoco consume lácteos o huevos.
- Una dieta vegetariana bien planificada es compatible con la salud en cualquier etapa del ciclo vital, según diversas entidades de referencia.
- Los estudios científicos observan una y otra vez que los vegetarianos suelen tener un mejor estado de salud y un menor riesgo de enfermedades crónicas que el resto de la población.
- La dieta vegetariana es una opción válida para controlar el peso corporal, pero no hace milagros.
- Es importantísimo que todo vegetariano preste atención a la vitamina B12, cuya carencia puede generar serios trastornos, algunos irreversibles, sobre todo en niños. Ningún alimento de origen vegetal es una fuente fiable de vitamina B12.
- La relevancia de otros nutrientes en las dietas vegetarianas (proteínas, hierro, yodo, calcio, fibra, vitamina D y omega-3) es mucho menor que la de la vitamina B12, pero eso no significa que no tengan ninguna importancia.

7

Los otros motivos (no nutricionales)

> Nuestra vida moral es compleja: diferentes consideraciones
> tiran a veces de nuestra conciencia moral en direcciones opues-
> tas. La tarea de la ética consiste en iluminar esos conflictos, no
> en ignorarlos.
>
> JESUS MOSTERÍN, *El triunfo de la compasión:*
> *nuestra relación con los otros animales*

A lo largo de los capítulos anteriores hemos analizado los beneficios que presentan las dietas ricas en alimentos vegetales y
las de carácter vegetariano desde un punto de vista nutricional,
pero la nutrición y la salud en general son solo algunos de los
argumentos que las personas expresan para mostrar su adherencia a estos tipos de dietas. Alrededor de la preferencia por
las mismas subyace también todo un conjunto de consideraciones de tipo moral, ético o ideológico, que se relacionan fundamentalmente con lo que podríamos denominar el respeto
hacia los animales y también con la preocupación por el medio
ambiente. A pesar de tratarse de cuestiones no estrictamente
nutricionales, a nosotros, los autores de este libro, nos supone
un problema el pasarlas por alto y por ello hemos decidido
dedicarles también algunas páginas.

Destacar de entrada que no se trata de cuestiones fáciles de
abordar: solo el hecho de mencionarlas ya nos ha obligado a
adoptar un enfoque subjetivo, pues hemos utilizado las palabras «respeto» y «preocupación». Otras personas igual habrían elegido otras palabras con sentidos totalmente distintos
y tras las que podrían esconderse percepciones más negativas
sobre dichas motivaciones. Pero no es ese nuestro caso. Por el
contrario creemos que son dos cuestiones que merecen el máximo respeto por dos motivos.

En primer lugar, porque no nos parece un tema menor el examinar si un modelo de consumo alimentario puede tener mayores repercusiones para el medio ambiente que otro: no en vano la capacidad de seguir una recomendación dietética depende por encima de todo de la disponibilidad de alimentos que realmente existen. Aunque estamos acostumbrados a vivir en la abundancia, eso no significa que podamos dar por hecho que existen cantidades ilimitadas de cualquier tipo de alimento para consumirlas a nuestro antojo o que los costes de adoptar esas pautas de consumo no sean demasiado elevados si los valoramos en términos globales.

En segundo lugar, porque después de todo existe la posibilidad de hacer una lectura científica de los impactos que unas dietas u otras pueden tener sobre el medio o sobre el bienestar animal. Esto implica que podemos hacer análisis y diagnósticos sobre las dietas más aconsejables también desde estos puntos de vista. Hoy en día disponemos de un amplio abanico de estudios que han revisado las consecuencias de la producción alimentaria sobre el medio, del mismo modo que tenemos un conocimiento muy detallado de cuál es el número de sacrificios de animales que nuestra sociedad propicia a causa de su volumen de consumo de carne. Incluso tenemos un mejor conocimiento de los animales como tales, gracias a las aportaciones de la biología, la zoología o la etología, que nos están mostrando una perspectiva mucho más compleja de sus comportamientos y capacidades cognitivas.

Por razones de espacio y de prudencia ante un tema de un ámbito disciplinario distinto al que nos ocupa, no podemos hacer una exposición en profundidad de todas las dimensiones que presentan estas cuestiones, pero sí nos parece oportuno dar una pinceladas, hasta el punto de dibujar un cuadro que nos permita contrastar si tiene sentido al menos vincular nuestras recomendaciones nutricionales a estas dos realidades que tan a menudo se invocan por parte de personas vegetarianas como determinantes de sus preferencias alimentarias.

El problema ambiental ¿es también nutricional?

Los problemas ambientales son numerosos en nuestro planeta y la producción alimentaria se encuentra estrechamente relacionada con algunos de ellos, puesto que existen incompatibilidades evidentes entre producir alimentos y preservar ecosistemas de los que dependen animales y plantas. Tanto la agricultura como la ganadería son actividades con un fuerte impacto en ese sentido y al sumarse a otros fenómenos pueden poner a las sociedades humanas en serios aprietos. Un buen ejemplo de ello lo proporciona la deforestación. Dicho término enseguida nos evoca a muchos de nosotros el retroceso creciente que ha experimentado a lo largo de las últimas décadas la selva amazónica y en el mismo ha tenido bastante que ver la roturación de nuevas tierras de cultivo.

No obstante, fenómenos como la deforestación o la disminución de recursos hídricos no tienen como único motivo la presión que ejerce sobre el medio la producción alimentaria, puesto que, sin ir más lejos, los cambios que experimenta el clima también son una causa importante de la misma. Debemos anticipar que la relación entre producción alimentaria y cambio climático es una de las cuestiones que nos debe preocupar, pero vayamos por partes.

Hoy en día sabemos que la producción alimentaria es la actividad con mayor impacto en el uso de la tierra, en el uso del agua, en la sobreexplotación pesquera y en la polución generada por el nitrógeno y el fósforo, y tiene asimismo un importante papel en la emisión de gases con efecto invernadero. Particularmente la ganadería, según estimaciones de la FAO realizadas en 2006, sería responsable de aproximadamente el 14,5 % de las emisiones de gases con efecto invernadero de origen antropogénico. Es por ello que las estrategias de mitigación del cambio climático han puesto el énfasis en la mejora de la eficiencia tecnológica o en la reducción de residuos en la producción alimentaria, pero existe un consenso creciente sobre el hecho de que estas acciones se muestran insuficientes para alcanzar los objetivos previstos para la contención de los incrementos de las temperaturas globales.

Así, de acuerdo con un trabajo de Hedenus, Wirsenius y Johansson publicado en 2014 en la revista *Climate Change*, hay tres grandes opciones para mitigar esas emisiones: 1) mejoras en la productividad, particularmente en el sector ganadero; 2) medidas técnicas de mitigación, y 3) cambios en la dieta humana. Los autores examinaron las posibilidades de actuación sobre estos tres escenarios con el fin de alcanzar el objetivo de no producir un incremento de las temperaturas globales superior a 2 °C. Su conclusión fue que reducir el consumo de carne de vacuno, de leche y de derivados lácteos era indispensable para conseguirlo, excepto si tenían lugar grandes avances tecnológicos que ofrecieran otra alternativa.

El porqué de estas conclusiones que afectan especialmente al ganado vacuno tiene que ver con las características de la contribución que cada especie aporta a la emisión de gases. En el caso de los animales monogástricos, como los cerdos o los pollos, las principales causas son el suministro alimentario que reciben, seguido de los abonos que generan, siendo el óxido nitroso el principal gas emitido, seguido del metano. En cambio, en el caso de los rumiantes (vacas, ovejas...), es el metano el principal gas emitido y se origina durante la digestión del pienso mediante fermentación. Hay que señalar que en otros estudios semejantes, el resultado es idéntico: la obtención de proteínas de origen animal se descubre siempre asociada a un mayor volumen de gases con efecto invernadero.

Al mismo tiempo, son varios los autores que apuntan que es factible reducir el consumo de carne sin eliminarlo, alcanzando los requerimientos nutricionales y sin incrementos en los costes para los consumidores. Dichas aportaciones están contribuyendo a formular un «nuevo» tipo de propuesta dietética, que podríamos denominar «dieta sostenible», en cuyos supuestos se incluyen tanto objetivos nutricionales como ambientales e incluso las guías nutricionales empiezan a incorporar criterios de sostenibilidad ambiental. En todas ellas se contempla la necesidad de moderar el consumo de carne y de productos lácteos. No debería, pues, extrañarnos leer en el sumario ejecutivo de una de las más recientes guías dietéticas lo siguiente:

> Una dieta con una mayor proporción de alimentos de origen vegetal, tales como verduras, frutas, granos enteros, legumbres, frutos secos y semillas, y más baja en calorías y alimentos de origen animal, es más promotora de la salud y se asocia con un menor impacto ambiental que la dieta habitualmente seguida en Estados Unidos.

Pero las posibilidades de animar a reducir el consumo de carne por motivos ambientales topa con diversas dificultades entre los consumidores, algunas de las cuales fueron enumeradas por Macdiarmid, Douglas y Campbell en un estudio cualitativo publicado en 2015: falta de conciencia de la asociación entre consumo de carne y cambio climático, escepticismo hacia las pruebas científicas que establecen dicha relación, resistencia a la idea de reducir el consumo de carne propio, percepción de que el consumo es bajo o de que ya se ha reducido... Y todo ello conducía a la creencia de que cambiar comportamientos no relacionados con la alimentación era más prioritario para mitigar el cambio climático.

Asimismo, a pesar de lo comentado, no debemos dar por hecho que existe un modelo alimentario ambientalmente sostenible basado en productos vegetales y otro depredador de recursos fuertemente orientado al consumo de productos de origen animal. La forma como se obtienen y se comercializan los alimentos actualmente propicia que los impactos de los vegetales sean también importantes. Así, mientras que en general los productos animales exigen mayores recursos y causan emisiones más elevadas, el hecho de disponer de frutas no estacionales también propicia que existan elevadas emisiones como consecuencia de la producción en invernaderos, de la conservación de alimentos congelados o del transporte aéreo.

Conviene, pues, tener al menos en cuenta algún otro indicador ambiental para comparar las ventajas e inconvenientes de las dietas ricas en productos animales con las basadas en productos vegetales. Por nuestra parte proponemos echar un vistazo a la cuestión de los recursos hídricos. Los números en este sentido son bastante claros: la cría de animales exige un consumo de agua muy superior al de la agricultura. Hay que tener en cuenta que la ganadería ejerce sobre los mismos tanto la presión derivada de la producción de piensos, como el agua consumida y utilizada por los animales, de modo que los números difícilmente pueden ser favorables a la misma. Pero ¿cómo calcularlo? Actualmente se utiliza el concepto de huella hídrica para describir el impacto que las actividades económicas tienen sobre los recursos hídricos y algunos estudios realizados sobre aquellos merecen nuestra atención.

En el año 2012, los investigadores Mekonnen y Hoekstra examinaron la huella hídrica de los productos agropecuarios. Sus conclusiones muestran que la huella hídrica media por caloría generada por el ganado vacuno es veinte veces superior a la generada por los cereales. También señalan que la huella por gramo de proteína generada por la leche, los huevos y los pollos es 1,5 veces mayor que la de las legumbres y la generada por el ganado vacuno, seis veces mayor. En general también observaron que resultaba más eficiente obtener grasa de productos vegetales que de origen animal, si bien la mantequilla sorprendentemente presentaba una huella menor que la de los cultivos de oleaginosas.

Los investigadores apuntaban también que la huella hídrica de los productos alimentarios variaba mucho según el país y el tipo de sistema productivo: los países occidentales disponen de técnicas de cultivos y de tecnologías más avanzadas, que propician un menor consumo de agua. Ahora bien, hay que tener en cuenta que la producción ganadera en Occidente depende de la importación de productos utilizados para la alimentación animal, como la soja o el maíz, de modo que la huella hídrica de los mismos también debe incluirse en los cálculos de la huella hídrica total de la ganadería occidental. Por nuestra parte, debemos constatar que precisamente por ese motivo algunos países, como el nuestro, están externalizando una parte de la misma en terceros países.

Pero lo que nos interesa en este libro son las dietas vegetales y animales, de modo que echemos un vistazo a las mismas. ¿Existe algún trabajo que examine la huella hídrica de distintos tipos de dietas? Pues sí que lo hay. En el año 2013, Vanham, Mekonnen y Hoekstra publicaron en la revista *Ecological Indicators* un estudio donde se comparaban los impactos sobre la huella hídrica de tres tipos de dietas: dieta occidental, dieta saludable recomendada por la Sociedad Alemana de Nutrición y dieta ovolacteovegetariana. Los resultados fueron bastante claros. La dieta ovolacteovegetariana era la que generaba una menor huella hídrica asociada al consumo y la reducción del consumo de carne era el mecanismo que presentaba un mayor impacto en la reducción de la huella hídrica. También Mekonnen y Hoekstra, en el trabajo anterior, apuntaron un dato en la misma dirección: dado que la carne contribuye en un 37 % a la huella hídrica de un ciudadano americano medio, el remplazar toda la carne por una cantidad equivalente de productos vegetales podría resultar en una reducción del 30 % de la huella del mismo tipo de individuo.

Así pues, está bien fijarnos en la etiqueta del alimento, pero antes fijémonos en su origen. Y cuando decimos «origen» no solo nos referimos a si ha sido importado desde la otra punta del mundo (que también —el impacto medioambiental es muchísimo menor si consumimos productos locales—), sino, sobre todo, a si estamos frente a un producto de origen vegetal o animal. Lo explicamos porque nuestro patrón de alimentación, desgraciadamente, se parece bastante al americano

(¿sabías que estamos cerca de igualar sus tasas de obesidad infantil?), y muchas fuerzas conspiran para que cada vez se parezca más. Y por si las consideraciones anteriores te parecen insuficientes, vamos a ofrecerte ahora una perspectiva más global y no centrada únicamente en las emisiones de gases y en la huella hídrica.

Sabaté y colaboradores valoraron en noviembre de 2014 (revista *Public Health Nutrition*) cuánta tierra y cuánta agua se necesita para criar animales que luego servirán de alimento (en este caso, ellos mismos —carne de vacuno o pollo—, o sus huevos —de las gallinas—), y compararon la tierra y el agua que se precisa para cultivar alubias o almendras. También calcularon el combustible, los fertilizantes y los pesticidas utilizados en uno u otro caso. El resultado de sus cálculos es bastante revelador: producir 1 kilo de proteína comestible a partir de alubias requiere aproximadamente dieciocho veces menos tierra, diez veces menos agua, nueve veces menos combustible, doce veces menos fertilizantes y diez veces menos pesticidas que producir 1 kilo de proteína a partir de carne de vacuno. Por su parte, producir 1 kilo de proteína a partir de carne de vacuno genera de cinco a seis veces más residuos (estiércol).

Añadamos, además, que en opinión de Álvaro Ramos, director del Centro para la Calidad de Alimentos del Instituto Nacional de Investigación y Tecnología Agraria y Alimentaria (INIA) incrementar el consumo de legumbres, además de, en sus palabras, «prevenir el cáncer de colon», generará una reducción en las emisiones de gases con efecto invernadero y hará que la agricultura sea más sostenible. O los análisis de Springman y otros, que señalan que la transición hacia un modelo alimentario basado en productos vegetales podría reducir la mortalidad un 6-10 % y las emisiones de gases con efecto invernadero en un 29-70 % en 2050, en comparación con el escenario de referencia, además de presentar un impacto beneficioso sobre el producto interior bruto mundial que podría oscilar entre el 0,4 y el 13 %.

Y a todo lo dicho hasta ahora debemos sumar una serie de consideraciones que incluyó la OMS en su libro *Alimentación y salud en Europa: una nueva base para la acción* (*Food and health in Europe: a new basis for action*), donde nos recuerda que los mecanismos propuestos para paliar los efectos ambientales adversos son perfectamente compatibles con la lucha contra otros enemigos de la salud pública, como por ejemplo las enfermedades infecciosas:

> Los productos de origen animal (incluyendo los productos lácteos) contribuyen a la mayoría de las infecciones alimentarias. Los alimentos dulces (que contienen huevo) y los alimentos procesados constituyen la mayor parte del resto de casos [...]. Las frutas y hortalizas suponen una pequeña parte del total, aunque algunos patógenos zoonóticos se han asociado con alimentos de origen vegetal.

Tales coincidencias aconsejan, como apuntan Sabaté, Harwatt y Soret en un trabajo reciente, abordar dentro del análisis de los sistemas alimentarios, las relaciones existentes entre contaminantes tóxicos, agentes biológicos (por ejemplo, las bacterias) y cambio climático que afectan a la salud pública a nivel local y a escala mundial.

DERECHOS, BIENESTAR Y SUFRIMIENTO ANIMAL

La cuestión de los derechos y la protección de los animales es todo un tema y de difícil abordaje. Nuestra condición de omnívoros propicia que otros seres vivos sean un recurso alimentario para nosotros, lo que supone que el respeto hacia la vida de los mismos entra directamente en colisión con nuestras ganas de comérnoslos. Unas ganas, además, que hemos estimulado culturalmente, como hemos visto ya en el primer capítulo y como también seguiremos comentando más adelante.

Dado que somos seres que consumimos animales, nos corresponde asumir varias decisiones. Por un lado, definir unas normas sobre cómo debemos gestionar la crianza y sacrificio de los mismos, y por el otro, elegir individualmente qué hacemos: si los comemos habitualmente, si comemos pocos o si decidimos no comérnoslos. También podemos decidir si renunciamos o no a los productos que se obtienen de los mismos y si actuamos más allá de nuestra conducta alimentaria, promoviendo cambios en las leyes de bienestar animal o bien reivindicando sus derechos. En función de cuáles sean nuestros dilemas éticos y morales al respecto, elegiremos la vía de actuación que nos parezca más adecuada. No nos corresponde a los autores de este libro, por lo tanto, proponer una solución sobre dichos dilemas, por lo que nos limitaremos solamente a aportar algunas observaciones adicionales sobre los animales y sus circunstancias.

Pero antes que nada, ¿por qué decimos que es una cuestión compleja? Es un hecho que a lo largo de las últimas décadas hemos modificado drásticamente nuestra relación con los animales. Nuestras sociedades están cada vez más inquietas por el trato que reciben, ya sea en el contexto de un experimento, en una granja o en los hogares donde conviven con humanos. Dicha evolución ha ido acompañada de un extenso desarrollo legislativo, de la formación de comités de bioética y de sistemas de inspección y control, que en lo que se refiere al ámbito alimentario han impuesto importantes cambios en la forma de criar a los animales. Los dos grandes temas abordados con todo ello han sido los derechos de los animales y el bienestar animal, que son dos cuestiones muy diferentes, tanto en sus objetivos como en su misma naturaleza.

Como recuerda Agustín Blasco en su trabajo *Ética y bienestar animal*, el problema de los derechos, tanto de los animales como de los humanos, no es un problema científico y las razones por las que debemos comportarnos de una forma determinada con ellos tampoco, por mucho que las mismas puedan estar basadas en conocimientos sobre la biología de los animales y los humanos. Se trata, por el contrario, de una cuestión ética a la que debemos dar una respuesta como sociedad.

En cambio, el bienestar animal hace referencia a un ámbito investigable científicamente que tiene como objetivo averiguar cómo afectan a los animales las condiciones ambientales en que viven, con el fin de que se adapten lo mejor posible. El bienestar, además, puede evaluarse y medirse, de modo que a partir de las conclusiones extraídas se pueden introducir mejoras en el mismo. Sobre esta cuestión, el conocimiento científico de que disponemos actualmente nos indica que los animales sienten dolor. Otra cuestión distinta es determinar si se les pueden atribuir emociones —y a qué especies se les pueden atribuir— o, más aún, si pueden experimentar sufrimiento emocional. Pocos son los animales, además, que muestran signos de autoconsciencia.

Estas dos últimas cuestiones son importantes para reflexionar sobre los derechos y el conocimiento sobre las mismas puede ser determinante en el futuro para definirlos, puesto que no es indiferente saber, por ejemplo, si un animal tiene conciencia del paso del tiempo. Entretanto, tenemos elementos suficientes para saber a ciencia cierta que el maltrato animal tiene consecuencias sobre ellos y eso nos da numerosos argumentos contra fenómenos como la tauromaquia u otras celebraciones crueles con los animales.

De hecho la tauromaquia es representativa de nuestras dificultades para renunciar a actos que constituyen indudablemente maltrato animal. En su expresión más conocida, la corrida de toros, el animal es torturado antes, durante y al final del espectáculo. Primero, mediante todas las prácticas preparatorias de su salida al ruedo, entre las que se pueden contar dificultar su visión y respiración, contusiones en ciertos órganos para restar fuerza, limado de astas... Posteriormente, mediante un nuevo acto doloroso, el clavado de la divisa. Una vez en el ruedo, es agredido salvajemente: rotura de los músculos del cuello y la espalda por parte del picador, clavado de arpones en el dorso por parte de los banderilleros y, finalmente, estocada del matador, casi siempre mediante varios intentos de penetración de un estoque de aproximadamente un metro de longitud. Todo esto, en medio de un amplio baño de sangre. Y nada de esto impide que el toreo haya sido reconocido como patrimonio cultural, demostrando así que «las tradiciones» siguen siendo una gran amenaza para el bienestar animal.

En el ámbito de la crianza, también nos encontramos con cosas parecidas. Sabemos perfectamente que para la elaboración del foie gras, los gansos son sobrealimentados con grandes dosis de maíz engrasado, que se introduce a presión mediante la inserción de un tubo de hasta 40 cm en la garganta del animal. Con ello se consigue alterar el hígado del animal, llenarlo de grasa, y una vez cocido y sazonado, lo servimos en nuestras mesas. Disponemos también de formas de ganadería intensiva de gallinas o cerdos que conllevan prácticamente la inmovilización del animal. Tampoco le hacemos ascos a comer animales vivos, como las ostras. Sabemos que estas y otras prácticas son motivo de sufrimiento, pero ni siquiera la constatación de su grave impacto nos ofrece respuestas definitivas y aceptables para todos que justifiquen que los animales deban dejar de ser comidos. Especialmente si proponemos como una posible alternativa la abolición de las prácticas más crueles o la adopción de prácticas de ganadería responsable.

A pesar de lo comentado, creemos, sinceramente, que no estamos aún preparados para ofrecer nada más que respuestas individuales al dilema de comer o no animales, pero, con el paso de los años, avanzará el conocimiento sobre los mismos y madurarán aún más nuestras inquietudes hacia la relación que debe mantener el ser humano con el resto de especies. El desarrollo de los derechos de los animales y la mejora de sus condiciones de vida son avances irreversibles que irán ampliándose a medida que la sociedad siga tomando conciencia del papel que les otorgamos. Entretanto, no debemos olvidar que el número de animales afectados por nuestras decisiones es enorme, puesto que los animales que consumimos son muchos, muchísimos.

A finales de la década pasada se producían en España nada menos que 5.740.000 cabezas de ganado bovino, ya fuera con la finalidad de producir carne o de producir leche, pero ni siquiera era la especie más producida: mucho mayor era la producción ovina, que alcanzaba las 18.759.000 cabezas y, por encima de todo, la producción porcina: 23.424.000. Si sumamos todo esto nos salen unas 48 millones de cabezas de ganado que convivían con 47 millones de españoles, lo que nos deja en minoría aunque sea por un margen estrecho. Ocurría, además, por esas mismas fechas, en el año 2011, que el censo medio de gallinas ponedoras, según datos del Ministerio de Agricultura, Alimentación y Medio Ambiente, alcanzaba también los 48,6 millones, las cuales nos dejaron 1.074 millones de docenas de huevos.

A nosotros nos parecen cifras verdaderamente mareantes, porque siendo tantos humanos como somos en el planeta, resulta que las poblaciones de seres humanos y de cuadrúpedos utilizados para el consumo presentan un tamaño parecido en un país como el nuestro. Tenemos toda esta enorme población de animales a nuestro alrededor, cuyo fin es alimentar a los seres humanos, y eso que no hemos mencionado a conejos, caracoles, pavos u otros. Con estas cifras es más fácil hacerse una idea de la cantidad de recursos alimentarios e hídricos que consume la ganadería. Ahora bien, ¿podría ser que estas cifras que hemos elegido fueran especialmente elevadas? Pues un poco sí, porque España es uno de los principales productores de carne de ovino y bovino de la Unión Europea, una región, por cierto, donde en 2009 había 89 millones de cabezas de ganado bovino, 103 millones de ganado ovino y 155 millones de ganado porcino. Se mire como se mire, hay muchísimos animales en todas partes. Solo así es posible mantener nuestro elevado consumo, pero también el intenso ritmo de ventas de las grandes compañías alimentarias: en 2005 se calculaba que McDonald's vendía 75 hamburguesas por segundo.

También resulta interesante completar los recuentos con una observación de la tendencia. Según información proporcionada por la FAO, el número de gallinas existentes en el mundo se ha duplicado en poco más de veinte años: de 1990 a 2012, pasaron de 11.788 millones a 24.795 millones. No sucede (¡afortunadamente!) lo mismo con el ganado bovino, pero la tendencia a aumentar en número es compartida: de 1445 a 1684 millones en el mismo período.

Otro hecho a destacar es lo desligado que está el ciclo vital en la producción alimentaria del ciclo vital de la especie. Pongamos el caso de las aves de corral. La vida de un gallo o una gallina puede extenderse de los 5 a los 10 años, pero una vez el ejemplar se encuentra en la cadena alimentaria, existen dos grandes posibilidades: que se destine a la producción de carne, caso en el cual será sacrificado en un período comprendido entre 1 y 2 meses después de su nacimiento, o que se destine a la producción de huevos, donde puede llegar a tener una vida útil de entre 1 y 2 años. Y es que en efecto nos gusta la carne de individuos jóvenes, de modo que lo mismo pasa con el resto de especies: cerdos que pueden vivir 15 años se sacrifican entre los 6 y los 24 meses, y las terneras, con una esperanza de vida similar, difícilmente alcanzan el año de vida.

El estilo de vida del animal de cría tampoco tiene mucho que ver con el que sería su ciclo natural: la reproducción se realiza mediante inseminación, el sacrificio se produce en muchos de los casos citados antes de alcanzarse la edad adulta, la movilidad puede verse fuertemente limitada... En relación a esto último, las diferencias entre las formas de cría intensiva y extensiva pueden ser muy importantes, motivo por el cual los productos procedentes de ganado criado de forma extensiva son mejor valorados por los consumidores más sensibilizados, aunque paguen un precio superior.

Ninguna ley de bienestar animal, por desarrollada que esté, puede alterar significativamente esta realidad, pero sus esfuerzos sí que se orientan a desarrollar reglamentaciones que eliminen algunas de las penurias ligadas a ciertos sistemas productivos: las que se derivan de las condiciones de vida y estabulación, del transporte, del sacrificio, las mutilaciones... También persiguen la minoración de las diferencias entre la vida en la granja y la vida en libertad. Entre los principales problemas que deben resolver se encuentra igualmente el de permitir la expresión de los comportamientos naturales de los animales y buscar soluciones en este sentido, aunque los objetivos de la cría a menudo lo dificultan: no es fácil, por ejemplo, conciliar las necesidades de relación entre animales con la prevención de la aparición de enfermedades en el ganado y la protección del consumidor, ni tampoco averiguar cuáles son los medios idóneos para garantizar su bienestar. A menudo sucede también que nos hacemos ideas completamente equivocadas de lo que un animal necesita, a causa de la distancia que existe en la forma que las especies percibimos el mundo.

Podemos recapitular lo comentado señalando la enorme cantidad de animales que abarca la ganadería, la disociación del ciclo de vida de los animales que impone la crianza con fines alimentarios y las serias perturbaciones que genera en el comportamiento de los animales. Siendo cierto que la mayor parte de estos animales no existirían si el ser humano no los consumiera (porque no existirían las especies domésticas como tales, ni mucho menos las razas, sino ancestros de las mismas o ni siquiera eso si se hubieran extinguido), hay suficientes elementos sobre la mesa para suscitar dudas éticas sobre el uso alimentario de los animales, y de ahí que muchas personas manifiesten sus reservas en ese sentido.

A pesar de todo, la mayoría de seres humanos del planeta no solo muestran escasas reticencias a consumir carne, sino que la consideran un producto muy deseable. Antes ya hemos observado algunos elementos sobre los que descansa la insistente apetencia hacia el consumo de carne. Los antecedentes históricos son bastante claros en este sentido y son de hecho elementos históricos y culturales los que a menudo se ponen sobre la mesa para explicar la vocación de los individuos por ingerir cárnicos. El placer, la identidad personal, el deseo de expresar el estatus económico y social son algunos de los elementos frecuentemente aducidos, y este último factor merece una consideración especial: en aquellos países que a lo largo de las últimas décadas las clases populares han mejorado el poder adquisitivo, el incremento en el consumo de carne en detrimento de otros productos tradicionalmente ingeridos es una constante. También el género se propone frecuentemente como un factor explicativo, atribuyendo al consumo de carne un signo de masculinidad. En definitiva podemos considerar que existen una serie de valores asociados al consumo de carne, una serie de hábitos adquiridos y, en consecuencia, también unas preferencias, por lo que cualquier planteamiento que proponga una reducción choca con los mismos.

Finalmente, hay una cuestión adicional en esto que nos toca más de cerca: ¿es la preocupación por el bienestar de los animales un factor favorable o no a la mejora de la calidad nutricional de lo que ingerimos? Algunas investigaciones recientes se han empezado a plantear la cuestión, analizando precisamente el consumo de poblaciones vegetarianas. Radnitz, Beezhold y DiMatteo, en un trabajo publicado en 2015 en la prestigiosa revista *Appetite*, examinaron la dieta de una muestra de 246 individuos veganos, suponiendo que aquellos que la seguían por motivos relacionados con la salud consumirían alimentos con mayor valor nutricional que los que la seguían por razones éticas, pero dicha hipótesis solo se confirmó parcialmente. Lo cierto es que los individuos que la seguían por razones éticas manifestaban una adherencia más prolongada a la dieta, un mayor consumo de soja, de productos ricos en vitamina D o de suplementos vitamínicos, entre otros.

Más allá de lo curioso del resultado, nos toca retener una vez más algo importante: que en un sector de población, el de los veganos por razones éticas, no especialmente sensibilizado por perfeccionar la calidad de su dieta, mejora el perfil de la misma al decantarse por productos vegetales. Merece la pena comentar finalmente que ha correspondido a otros estudios el arrojar más luz sobre cómo se combina la influencia de diferentes factores en la adopción de un estilo alimentario vegetariano o semivegetariano. Así, DeBacker y Hudders, en 2014, encontraron una asociación más estrecha entre preocupación por los derechos de los animales e inquietudes ecológicas con el vegetarianismo, mientras que las motivaciones asociadas a la salud se asociaban más al semivegetarianismo.

Un último detalle: ¿sale más barato ser vegetariano?

Antes de cerrar este capítulo, nos parece necesario abordar algo que a todos nos preocupa. Siempre nos centramos en argumentos relacionados con la nutrición, los derechos de los animales o con el medio ambiente cuando abordamos estas cuestiones, pero hay otro factor decisivo a la hora de decidir lo que consumimos o lo que no, y este es el precio. De ahí que quepa preguntarse: ¿es más caro o más barato ser vegetariano? Pues depende.

Entre los argumentos a favor del sí se encuentra un trabajo de Mary Flynn y Andrew Schiff, dos investigadores de Rhode Island (Estados Unidos), publicado en la revista *Journal of Hunger & Environmental Nutrition*. En su trabajo, que parte de la premisa «los seres humanos no necesitan tomar carne o pescado a diario», compararon la diferencia en costes monetarios de dos planes de alimentación equilibrados durante siete días. Uno de ellos fue un plan económico, basado en las recomendaciones del Departamento de Agricultura de Estados Unidos, mientras que el otro incluyó tan solo alimentos de origen vegetal, además de aceite de oliva virgen extra. Ambos planes aportaban 2.000 kilocalorías, que es la Cantidad Diaria Orientativa (CDO) de calorías diarias, una cifra utilizada en el etiquetado de alimentos para realizar comparaciones.

Su conclusión fue que una dieta vegetariana equilibrada podía suponer un ahorro de casi 700 euros cada año al compararla con una dieta omnívora equilibrada y barata. La incorporación de incluso pequeñas porciones de carne aumentó el costo del plan de comidas, sin aportar nutrientes que pueden disminuir el riesgo de enfermedades crónicas. Pero hubo más diferencias, porque aunque el plan vegetariano cumplía con las recomendaciones de ingesta de nutrientes básicos, contó con más raciones de verduras, frutas y cereales integrales, lo que hace suponer que podría generar más beneficios para la salud a largo plazo.

No obstante, el anterior es un estudio experimental sobre las diferencias económicas que podrían existir entre dos planes alimentarios. En la realidad la planificación cotidiana viene marcada por muchos otros condicionantes, como es la preferencia de marca u otras garantías. Y lo cierto es que, por ejemplo, aquellas personas que tienen las preocupaciones ambientales como un elemento de la máxima importancia para optar por consumir más alimentos vegetales, es probable que también se sientan atraídos por ciertos productos específicos que destacan por su elevado precio: nos referimos a los productos ecológicos. El interés por los mismos o por otros tipos de productos que se encuentran asociados a la noción de naturalidad bien puede tener el efecto contrario: encarecer la cesta de la compra. Es por eso que los vínculos entre práctica del vegetarianismo y ahorro van a estar mediados por diversos factores y que no sea posible establecer relaciones directas con facilidad.

También hay otra reflexión a hacer sobre lo barato o lo caro de consumir más o menos productos vegetales y animales: lo más caro no es lo que se consume, sino lo que se tira. A principios de esta década, se calculaba que la generación anual de residuos alimentarios en la Unión Europea alcanzaba los 89 millones de toneladas, lo que daría una media de 179 kilos por habitante, sin tener en cuenta residuos de origen agrícola ni descartes de pescados arrojados al mar. Estos elevados porcentajes, no obstante, se matizan cuando se recurre a metodologías distintas, al menos en algunas regiones. Así, por ejemplo, la Agencia Catalana de Residuos, a partir del examen de la fracción orgánica recogida selectivamente, estimó en el año 2010 que la media de despilfarro neto por habitante era de 35 kg por año, y señalaba a los hogares como los principales precursores, con un 58 % del total.

Por su parte, la FAO sostiene que aproximadamente un tercio de toda la comida producida para consumo humano se pierde o se despilfarra, con las consecuencias que eso tiene para la seguridad alimentaria, los impactos ambientales y el consumo de recursos en la cadena alimentaria. Este nivel de malbaratamiento supone, por ejemplo, que el despilfarro alimentario se sitúe como el tercer emisor global de CO_2, tras Estados Unidos y China, que consuma una cantidad enorme de agua sin finalidad alguna (alrededor de 250 km³) y que su producción se extienda por aproximadamente el 30 % de la superficie agrícola mundial. La responsabilidad, además, se encuentra repartida entre todos los grupos de alimentos, aunque con variabilidad en función del tipo de impacto y del área geográfica analizada. Ello nos hace concluir que desde un punto de vista ambiental o económico, afrontar este problema puede resultar bastante más acuciante que sensibilizar sobre la reducción del consumo de productos de origen animal, pero siendo rigurosos o cuando menos prudentes, debemos asumir que ambas líneas de actuación se muestran bastante justificadas.

En resumen

Vamos a destacar, para finalizar, los elementos clave que hemos señalado:

- La opción por unos estilos alimentarios u otros tiene consecuencias sobre el medio ambiente: estas pueden minimizarse mediante el predominio del consumo de alimentos vegetales sobre productos de origen animal.
- La producción ganadera guarda una estrecha relación con las emisiones de gases con efecto invernadero y por lo tanto con el cambio climático: para mitigarlo debemos reducir globalmente la cría de ganado.
- El consumo de recursos hídricos también es muy superior en la ganadería. Cultivar productos vegetales requiere menos tierra, menos agua, menos combustible, menos fertilizantes y menos pesticidas.
- La decisión de consumir o no animales tiene un carácter ético, el cual consideramos que actualmente solo puede resolverse individualmente, pero no debemos olvidar las condiciones negativas que impone la ganadería sobre la vida de los animales.
- Los valores asociados al consumo de carne, los hábitos adquiridos y, en consecuencia, las preferencias individuales dificultan que el consumo se reduzca.
- Una dieta vegetariana puede permitir, además, ahorrar más dinero al consumidor.
- Lo menos sostenible ambiental y socialmente es el despilfarro alimentario en todos los grupos de alimentos: debemos incrementar nuestros esfuerzos para reducirlo significativamente.

Atendiendo los puntos anteriores, restar animales en nuestras mesas es bueno para nosotros, bueno para el medio ambiente y, en definitiva, bueno para el mundo: puede ser, por lo tanto, una solución viable y eficaz tanto para mitigar el cambio climático como para mejorar la salud pública.

Epílogo

El epílogo es la recapitulación, la conclusión, la síntesis... de un discurso o texto. Voy a ir un poco más allá de esta obra, y me atrevo a epilogar, en estas primeras frases, los seis libros de Julio. Con este *Más vegetales, menos animales* y después de *No más dieta*, *Secretos de la gente sana*, *Se me hace bola*, *Comer y correr* y *Mamá come sano*, creo que muchos nos sentimos ya suficientemente preparados como para poder recapitular, concluir y sintetizar que comer saludablemente es fácil o, por lo menos, más fácil de lo que nos hacen creer.

En esta ocasión, y tal y como también tuvimos la suerte de deleitarnos en el libro *Comer y correr*, se combina el rigor científico y la escritura amena que aporta Julio con la redacción clarividente y la visión sociológica e histórica de Juanjo, que siempre llega varios pasos más allá de lo que el común de los mortales podemos ni siquiera intuir. Este acúmulo sin fin de conocimiento junto con una capacidad de análisis abrumadora y un don para la escritura queda patente en los libros que ha escrito Juanjo junto a Julio, así como en su sublime *Consumo inteligente*, una herramienta básica para poder ser un consumidor crítico y combativo.

Tras páginas y páginas armoniosas, llenas de datos rigurosos y actualizados, metáforas acertadas e ingeniosas y anécdotas entretenidas y divertidas, recopilamos una valiosa información que incrementa nuestro conocimiento, lo cual contribuirá a que nuestra toma de decisiones se lleve a cabo con mayor libertad. ¡Casi nada! Y entonces... con esta preciosa información que me otorga más conocimiento y me permite decidir de forma más libre... ¿qué elijo comer? Pues sí... MÁS VEGETALES, MENOS ANIMALES, porque «más vegetales y menos animales» significa una alimentación más saludable, más sostenible para el planeta y más respetuosa con los animales (sobre todo si este «menos» tiende a cero). Y es que, como dijo Nelson Mandela, «ser libre no es solo deshacerse de las cadenas de uno, sino vivir de una forma que respete y mejore la libertad de los demás». Y, al menos para mí, «los demás» son «los demás seres vivos capaces de sentir».

En definitiva, estoy convencida de que este libro va a contribuir a que el mundo sea un sitio mejor: gracias por este bonito regalo a la salud de las personas, al bienestar de los animales y a la preservación de nuestro entorno.

No podía sentirme mejor acompañada: epilogando un libro de Julio y Juanjo, prologado por Edu. Amigos, gracias por divulgar vuestra sabiduría y, sobre todo, por compartir vuestro bellísimo corazón.

MARIA MANERA
Dietista-Nutricionista colaboradora del PAAS
(Plan Integral para la promoción de la salud mediante
la actividad física y la alimentación saludable)
Agència de Salut Pública de Catalunya

Agradecimientos

Los autores agradecen encarecidamente, sobre todo, el apoyo de Olga Ayllón. Sin ella este libro (y muchas cosas más) ni existirían ni tendrían sentido. También desean agradecer a esta larga lista de personas su impagable ayuda: Adriana García, Alba Roura, Alexis Rodríguez, Ana Basulto, Andrés Roca, Borja Jiménez, Carles Mesa, Carlos Casabona, Carlos Franco, Carlos González, Clara Basulto, Cristina Armiñana, David Calbet, Eduard Baladia, Elena Espeitx, Elisa Medina, Esther Rodríguez, Feli Muñoz, Francisco Ojuelos, Giuseppe Russolillo, Joan Ayllón, Joan Sabaté, José Antonio Ayllón, Josep Ayllón, Josep Bermúdez, Juan Revenga, Julián González, Julio Basulto Santos, Laura Caorsi, Lucía Martínez, Manu Moñino, Mar Alegre, Maria Basulto, Maria Blanquer, María Luisa Marset, Maria Manera, Marta Morell, Merce Juan, Miguel A. Lurueña, Mónica Albelda, Pepe Serrano, Pilar Amigó, Raúl García Sirvent, Roser Jordà, Rubén A. Arribas, Sara Tabares, Silvia García, Susana Roca y Xosé Castro.

Bibliografía

El hombre que no lee no tiene ninguna ventaja sobre el que no sabe leer.

MARK TWAIN

1. LO QUE HEMOS COMIDO

Agustí, J. y Lordkipanidze, D., *Los primeros pobladores de Europa. Del Turkana al Cáucaso*, Barcelona, RBA, 2012.

Birlouez, E., *À la table des seigneurs, des moines et des paysans du Moyen Age*, Rennes, Editions Ouest-France, 2011.

Dinu, M., Abbate, R., Gensini, G. F., Casini, A. y Sofi, F., «Vegetarian, vegan diets and multiple health outcomes: a systematic review with meta-analysis of observational studies», *Crit Rev Food Sci Nutr*, 6 de febrero de 2016. [Publicación en línea previa a la publicación impresa.]

Flandrin, J-L.; Montanari, M., *Histoire de l'Alimentation*, París, Fayard, 1996.

Fumagalli, M., Moltke, I., Grarup, N., *et al.*,«Greenlandic Inuit show genetic signatures of diet and climate adaptation», *Science*, 2015; 349: pp. 1343-1347.

Hodgett, G. A. J., *Historia social y económica de la Europa medieval*, Madrid, Alianza Editorial, 1991.

Kothapalli, K. S. D., Ye, K., Gadgil, M. S., Carlson, S. E., O'Brien, K. O.; Zhang, J. Y., Park, H. G., Ojukwu, K., Zou, J., Hyon, S. S., Joshi, K. S., Keinan, A., Brenna, J. Y., «Positive selection on a regulatory insertion-deletion polymorphism in FADS2 influences apparent endogenous synthesis of arachidonic acid.», en *Molecular Biology and Evolution*, primera publicación online el 29 de marzo de 2016 doi:10.1093/molbev/msw049.

Laurioux, B., *Manger au Moyen Âge: Pratiques et discours alimentaires en Europe au XIVè et XVè siécle*, París, Hachette Littératures, 2013.

Lieberman, D. E., *La historia del cuerpo humano. Evolución, salud y enfermedad*, Barcelona, Pasado&Presente, 2014.

Montanari, M., *El hambre y la abundancia. Historia y cultura de la alimentación en Europa*, Barcelona, Critica, 1993.

Riera i Melis, A., «Alimentació i ascetisme a Europa occidental en el segle XII. El model cluniacenc», en: 1 Col·loqui d'Història de l'Alimentació a la Corona d'Aragó. Edat Mitjana. Lleida, Institut d'Estudis Ilerdencs, 1995, pp. 21-38.

Riera i Melis, A., «Alimentació i poder a la Catalunya del segle XII», en: *Revista d'Etnologia de Catalunya*, 2 (1993), pp. 8-21.

Riera i Melis, A., «Sistemes alimentaris i estructura social a la Catalunya de l'Alta Edat Mitjana», en: *Alimentació i societat a la Catalunya medieval*, Barcelona, CSIC; 1988, pp. 1-26.

Sabaté, J., *Vegetarian Nutrition*, Washington, CRC Press, 2001.

Spencer, C., *Heretic's feast. A History of Vegetarianism*, Hanover y Londres, University Press of New England, 1995.

Tattersall, I., *Los señores de la Tierra. La búsqueda de nuestros orígenes humanos*, Barcelona, Pasado&Presente, 2012.

2. S.A.L.T.A.R. LOS MALOS HÁBITOS CON UNA BUENA DÍAITA (DIETA)

Agencia Española de Consumo, Seguridad Alimentaria y Nutrición, Ministerio de Sanidad, Servicios Sociales e Igualdad, «Estudio ALADINO 2013», Madrid, 2014. En: <http://www.ciberobn.es/media/434027/estudio_aladino_2013.pdf>. [Consulta: 1 de abril de 2016.]

American Academy of Pediatrics, «Breastfeeding and the use of human milk», *Pediatrics*, marzo de 2012; 129(3): e827-41.

American Heart Association, «For every hour of walking, you may increase your life expectancy by 2 hours. #NationalWalkingDay #AHAlaceup», 1 de abril de 2015. En: <https://twitter.com/AHAlivehealthy/status/583320430544613376>. [Consulta: 1 de abril de 2016.]

American Institute for Cancer Research, «On obesity, "Genes are only part of the story; genes load the gun, but lifestyle and env't pull the trigger." Vivian #AADE13», 7 de agosto de 2013. En: <https://twitter.com/aicrtweets/status/365179001762885634>. [Consulta: 1 de abril de 2016.]

American Institute for Cancer Research, «Why Being Active Matters for Cancer Prevention (and no, it's not about weight loss)», 9 de julio de 2015. En: <http://www.aicr.org/enews/2015/07-july/enews-why-being-active-matters.html>. [Consulta: 1 de abril de 2016.]

Anderson. P., «Healthy Diet, Healthy Aging», *Medscape*, 5 de noviembre de 2013. En: <http://www.medscape.com/viewarticle/813821>. [Consulta: 1 de abril de 2016.]

Anderson, P. y Baumberg, B., *Alcohol in Europe. A public health perspective*, Londres, European Commission, 2006. En: <http://ec.europa.eu/health/archive/ph_determinants/life_style/alcohol/documents/alcohol_europe_en.pdf>. [Consulta: 1 de abril de 2016.]

Ara.cat, «Cada hora mor una persona a Catalunya per culpa del tabaquisme», 14 de septiembre de 2015. En: <http://www.ara.cat/societat/dades-fumadors-Catalunya-tabaquisme_0_1430857116.html>. [Consulta: 1 de abril de 2016.]

Asociación Española de Pediatría, «La lactancia materna. Cómo promover y apoyar la lactancia materna en la práctica pediátrica. Recomendaciones del Comité de Lactancia de la AEP», *An Pediatr (Barc)*, 2005; 63: pp. 340-356.

Aubin, H. J., Farley, A., Lycett, D., Lahmek, P. y Aveyard, P., «Weight gain in smokers after quitting cigarettes: meta-analysis», *BMJ*, 10 de julio de 2012; 345: e4439.

Bagci Bosi, A.T., Eriksen, K. G., Sobko, T., Wijnhoven, T. M. y Breda, J., «Breastfeeding practices and policies in WHO European Region Member States», *Public Health Nutr*, marzo de 2016; 19(4): pp. 753-764.

Barbería, J. L., «José María Ordovás: "La dieta puede cancelar los efectos dañinos de la genética"», *El País*, 21 de marzo de 2016. En: <http://elpais.com/elpais/2016/03/17/eps/1458217891_828435.html>. [Consulta: 1 de abril de 2016.]

Basulto. J., «Bebés: ¿hasta qué edad conviene que tomen solo leche materna?», *Consumer.es*, 6 de febrero de 2014. En: <http://www.consumer.es/web/es/alimentacion/aprender_a_comer_bien/alimentos_a_debate/2014/01/07/218872.php>. [Consulta: 1 de abril de 2016.]

—, «Comer en familia: más importante que nunca», *Blog de La Sirena, Espacio de Julio Basulto*, 2 de octubre de 2013. En: <http://blog.lasirena.es/lang/es/2013/10/02/menjar-en-familia-mes-important-que-maicomer-en-familia-mas-importante-que-nunca>. [Consulta: 1 de abril de 2016.]

—, «Cuanto menos alcohol, mejor. Cuanto más, peor. Y no hablo del orujo...», *Comer o no comer*, 19 de mayo de 2014. En: <http://comeronocomer.es/la-carta/cuanto-menos-alcohol-mejor-cuanto-mas-peor-y-no-hablo-del-orujo>. [Consulta: 1 de abril de 2016.]

—, «Fumar engorda. No empieces a fumar o déjalo cuanto antes», *Blog de La Sirena, Espacio de Julio Basulto,* 7 de noviembre de 2012. En: <http://blog.lasirena.es/lang/es/2012/11/07/fumar-engreixa-no-comencis-a-fumar-o-deixa-ho-al-mes-aviat-possible-fumar-engorda-no-empieces-a-fumar-o-dejalo-cuanto-antes>. [Consulta: 1 de abril de 2016.]

—, «La pereza, ¿engorda?», *Consumer.es*, 25 de julio de 2013. En: <http://www.consumer.es/web/es/alimentacion/aprender_a_comer_bien/curiosidades/2014/12/30/221171.php>. [Consulta: 1 de abril de 2016.]

—, «La promoción de la lactancia materna y la insoportable susceptibilidad del ser», *Espacio abierto, El rincón de Julio Basulto,* 17 de agosto de 2015. En: <http://psicologiaynutricion.es/?p=1017>. [Consulta: 1 de abril de 2016.]

—, «La verdadera "curva en J" del alcohol», *El blog de Julio Basulto*, 21 de marzo de 2016. En: <http://juliobasulto.com/la-verdadera-curva-en-j-del-alcohol>. [Consulta: 1 de abril de 2016.]

—, «Lactancia materna: deliciosa conexión entre la inmunidad de la madre y la del bebé», *Espacio abierto, El rincón de Julio Basulto,* 19 de enero de 2015. En: <http://psicologiaynutricion.es/?p=923>. [Consulta: 1 de abril de 2016.]

—, «Lactancia materna e inteligencia. Ninguna de las dos cosas abunda, pero por suerte están relacionadas», *Espacio abierto, El rincón de Julio Basulto,* 9 de noviembre de 2015. En: <http://psicologiaynutricion.es/?p=1137>. [Consulta: 1 de abril de 2016.]

—, «Publicidad de alimentos y obesidad infantil», *Consumer.es,* 18 de abril de 2013. En: <http://www.consumer.es/web/es/alimentacion/aprender_a_comer_bien/alimentos_a_debate/2013/04/16/216444.php>. [Consulta: 1 de abril de 2016.]

—, «¿Qué es peor: un poco de alcohol a diario o mucho el fin de semana?», *Consumer.es,* 2 de diciembre de 2015. En: <http://www.consumer.es/web/es/alimentacion/aprender_a_comer_bien/2015/12/02/222996.php>. [Consulta: 1 de abril de 2016.]

—, «Una copa de vino equivale a una hora de ejercicio, dicen en Intereconomía» , *Espacio abierto, El rincón de Julio Basulto,* 16 de marzo de 2015. En: <http://psicologiaynutricion.es/?p=955>. [Consulta: 1 de abril de 2016.]

—, «¿Vino para la depresión? Madre mía», *Ser Consumidor,* 12 de septiembre de 2013. En: <http://blogs.cadenaser.com/ser-consumidor/2013/09/12/vino-para-la-depresion-madre-mia-por-julio-basulto>. [Consulta: 1 de abril de 2016.]

Basulto. J. y Mateo. M. J., *Secretos de la gente sana,* Barcelona, Penguin Random House (DeBolsillo), 2012.

Boulos, R., Vikre, E. K., Oppenheimer, S., Chang, H. y Kanarek, R. B., «ObesiTV: how television is influencing the obesity epidemic», *Physiol Behav,* 20 de agosto 2012; 107(1): 146-153.

Brand, T., Pischke, C. R., Steenbock, B., Schoenbach, J., Poettgen, S., Samkange-Zeeb, F. y Zeeb, H., «What works in community-based interventions promoting physical activity and healthy eating? A review of reviews», *Int J Environ Res Public Health,* 30 de mayo de 2014; 11(6): pp. 5866-5888.

Bricker, J. B., Peterson, A. V., Robyn Andersen, M., Leroux, B. G., Bharat Rajan, K. y Sarason, I. G., «Close friends', parents', and older siblings' smoking: reevaluating their influence on children's smoking», *Nicotine Tob Res,* abril de 2006; 8(2): pp. 217-226.

Camarelles, P., «Los peligros de la cerveza en el embarazo», *Grupo de educación y promoción de la salud PAPPS, Programa de Actividades Preventivas y Promoción de la Salud,* 28 de febrero de 2013. En: <http://educacionpapps.blogspot.com.es/2013/02/los-

peligros-de-la-cerveza-en-el.html>. [Consulta: 1 de abril de 2016.]

Cao, S., Gan, Y., Dong, X., Liu, J. y Lu, Z., «Association of quantity and duration of smoking with erectile dysfunction: a dose-response meta-analysis», *J Sex Med*, octubre de 2014; 11(10): pp. 2376-2384.

Cattaneo, A., «The benefits of breastfeeding or the harm of formula feeding?», *J Paediatr Child Health*, enero de 2008; 44(1-2): pp. 1-2.

Chandon, P. y Wansink, B,. «Does food marketing need to make us fat? A review and Solutions», *Nutr Rev*, octubre de 2012; 70(10): pp. 571-593.

Chowdhury, R., Sinha, B., Sankar, M. J., Taneja, S., Bhandari, N., Rollins, N., *et al.*, «Breastfeeding and maternal health outcomes: a systematic review and meta-analysis», *Acta Paediatr*, diciembre de 2015; 104(467): pp. 96-113.

Cinco días, «Las bodegas, empeñadas en que los jóvenes beban vino», 7 de marzo de 2016. En: <http://cincodias.com/cinco-dias/2016/03/04/sentidos/1457120219_496842.html>. [Consulta: 1 de abril de 2016.]

Cirula seguro, «Casi 25 años de reducción de muertos en accidentes de tráfico», 2016. En: <http://www.circulaseguro.com/casi-25-anos-de-reduccion-de-muertos-en-accidentes-de-trafico>. [Consulta: 1 de abril de 2016.]

Clínic Barcelona, «Una de cada vuit morts d'europeus entre 15 i 64 anys és atribuïble a l'alcohol», 26 de junio de 2012. En: <http://blog.hospitalclinic.org/es/2012/06/una-de-cada-vuit-morts-europeus-entre-15-i-64-anys-es-atribuible-a-alcohol>. [Consulta: 1 de abril de 2016.]

De Benito, E., «El 76 % de los bebedores de riesgo no percibe que toma demasiado alcohol», *El País*, 27 de enero de 2016. En: <http://politica.elpais.com/politica/2016/01/27/actualidad/1453908437_687170.html>. [Consulta: 1 de abril de 2016.]

Diario de Navarra, «Demandan que la inactividad física sea una patología», 14 de agosto de 2012. En: <http://www.diariodenavarra.es/noticias/mas_actualidad/sociedad/2012/08/14/demandan_que_inactividad_fisica_sea_una_patologia_88866_1035.html>. [Consulta: 1 de abril de 2016.]

Ekelund, U., Ward, H.A., Norat, T., Luan, J., May, A. M., Weiderpass, E., *et al.*, «Physical activity and all-cause mortality across levels of overall and abdominal adiposity in European men and women: the European Prospective Investigation into Cancer and Nutrition Study (EPIC)», *Am J Clin Nutr*, marzo de 2015; 101(3): pp. 613-621.

El Mundo, «Aumentar la lactancia podría evitar 800.000 muertes infantiles», 29 de enero de 2016. En: <http://www.elmundo.es/salud/2016/01/29/56aab46d46163f71368b45e6.html>. [Consulta: 1 de abril de 2016.]

—,«El cáncer no es una epidemia. Lo epidémico son sus causas evitables, como el tabaquismo», 29 de septiembre de 2011. En: <http://www.elmundo.es/elmundosalud/2011/09/29/oncolo­gia/1317319995.html>. [Consulta: 1 de abril de 2016.]

—, «La falta de educación mata», 9 de julio de 2015. En: <http://www.elmundo.es/salud/2015/07/09/559d6caa268e3ed9428b45 8d.html>. [Consulta: 1 de abril de 2016.]

—, «Los cigarrillos tienen la mitad de tabaco que hace 40 años», 2 de agosto de 2010. En: <http://www.elmundo.es/elmundosa­lud/2010/08/02/noticias/1280744765.html>. [Consulta: 1 de abril de 2016.]

Estrada Ruelas, K., Bacardí-Gascon, M. y Jiménez-Cruz, A., «Eficacia de la automonitorización sobre la pérdida de peso: revisión sistemática de estudios aleatorizados», *Nutr Hosp*, 1 de diciembre de 2015; 32(6): 2472-2477.

EurekAlert!, «Is moderate drinking really good for you?», 22 de marzo de 2016. En: <http://www.eurekalert.org/pub_relea­ses/2016-03/joso-imd031616.php>. [Consulta: 1 de abril de 2016.]

European Food Information Council, EUFIC, «La salud en Europa. ¿Cómo nos va?», marzo de 2011. En: <http://www.eufic.org/article/es/artid/La-salud-en-Europa-como-nos-va>. [Consulta: 1 de abril de 2016.]

Feldman-Winter, L. B., Schanler, R. J., O'Connor, K. G. y Lawrence R. A., «Pediatricians and the promotion and support of breastfeeding», *Arch Pediatr Adolesc Med*, diciembre de 2008; 162(12): pp. 1142-1149.

Fernández-Solà J., «Cardiovascular risks and benefits of moderate and heavy alcohol consumption», *Nat Rev Cardiol*, octubre de 2015; 12(10): pp. 576-587.

Fonseca, L., «El riesgo de sufrir un infarto no está en los genes sino en las neveras», *El Comercio*, 26 de enero de 2016. En: <http://www.elcomercio.es/gijon/201601/26/riesgo-sufrir-infarto-esta-20160126001233-v.html>. [Consulta: 1 de abril de 2016.]

Fundación Roger Torné, «Cuadernos del aire», octubre de 2014. En: <http://www.fundrogertorne.org/salud-infancia-medio-ambiente/pdf/cuadernos-3_es_ES.pdf>. [Consulta: 1 de abril de 2016.]

Fundación Salud 2000 y Asociación de Usuarios de la Comunicación, «La participación de los ciudadanos en el cuidado de la salud», 14 de julio de 2014. En: <http://www.fundacionsalud2000.com/system/document_es/3901/original/NotadePrensa_Estudio_Laparticipaci%C3%B3ndelosciudadanosenelcuidadode-lasalud_Definitiva.docx>. [Consulta: 1 de abril de 2016.]

Furie, G. L. y Desai, M. M., «Active transportation and cardiovascular disease risk factors in U.S. adults», *Am J Prev Med*, diciembre de 2012; 43(6): 621-628.

Galea, S., Tracy, M., Hoggatt, K. J., Dimaggio, C. y Karpati, A., «Estimated deaths attributable to social factors in the United States», *Am J Public Health*, agosto de 2011; 101(8): pp. 1456-1465.

German Cancer Research Center, «Quit smoking at age 60: Lower risk for heart attack and stroke within the first five years», 22 de abril de 2015. En: <https://www.dkfz.de/en/presse/pressemitteilungen/2015/dkfz-pm-15-17-Quit-smoking-at-age-60.php>. [Consulta: 1 de abril de 2016.]

Grao-Cruces, A., Fernández-Martínez, A. y Nuviala, A., «Association of fitness with life satisfaction, health risk behaviors, and adherence to the Mediterranean diet in Spanish adolescents», *J Strength Cond Res*, agosto de 2014; 28(8): pp. 2164-2172.

Grao-Cruces, A., Nuviala, A., Fernández-Martínez, A. y Martínez-López, E. J., «Relationship of physical activity and sedentarism with tobacco and alcohol consumption, and Mediterranean diet in Spanish teenagers» *Nutr Hosp*, 1 de abril de 2015; 31(4): pp. 1693-1700.

Grummer-Strawn, L. M. y Rollins, N., «Summarising the health effects of breastfeeding», *Acta Paediatr*, diciembre de 2015; 104(467): pp. 1-2.

Gutiérrez-Fisac, J. L., Suárez, M., Neira, M. y Regidor, E., *Tendencia de los principales factores de riesgo de enfermedades crónicas. España, 2001-2011/12*, Madrid, Ministerio de Sanidad, Servicios Sociales e Igualdad, 2013.

Hallal, P. C. y Lee, I. M., «Prescription of physical activity: an undervalued intervention», *Lancet*, 2 de febrero de 2013; 381(9864): pp. 356-357.

Hoang, T. D., Reis, J., Zhu, N., Jacobs, D. R. Jr., Launer, L. J., Whitmer, R. A., *et al.*, «Effect of Early Adult Patterns of Physical Activity and Television Viewing on Midlife Cognitive Function», *JAMA Psychiatry*, 1 de enero de 2016; 73(1): pp. 73-79.

HealthDay, «La mujer obesa promedio hace solo una hora de ejercicio al año, según un estudio», 20 de febrero de 2014. En: <http://consumer.healthday.com/mental-health-information-25/behavior-health-news-56/la-mujer-obesa-promedio-hace-solo-una-hora-de-ejercicio-al-a-ntilde-o-seg-uacute-n-un-estudio-685119.html>. [Consulta: 1 de abril de 2016.]

—, «State Laws Can Help Curb Binge Drinking, Study Says», 10 de diciembre de 2013. En: <http://consumer.healthday.com/general-health-information-16/alcohol-abuse-news-12/alcohol-laws-binge-drinking-ajpm-bmc-release-batch-1047-682844.html>. [Consulta: 1 de abril de 2016.]

Hollands, G. J., French, D. P., Griffin, S. J., Prevost, A. T., Sutton, S., King, S. y Marteau, T. M., «The impact of communicating genetic risks of disease on risk-reducing health behaviour: systematic review with meta-analysis», *BMJ*, 15 de marzo de 2016; 352: i1102.

Holmes, M. V., Dale, C. E., Zuccolo, L., Silverwood, R. J., Guo, Y., Ye, Z., *et al.*, «Association between alcohol and cardiovascular disease: Mendelian randomisation analysis based on individual participant data», *BMJ*, 10 de julio de 2014; 349: g4164.

Instituto Nacional de Estadística, «Encuesta de presupuestos familiares. Año 2013», 16 de junio de 2014. En: <http://www.ine.es/prensa/np848.pdf>. [Consulta: 1 de abril de 2016.]

International Food Policy Research Institute, «Global Nutrition Report. Technical notes», 2014. En: <http://globalnutritionreport.org/files/2014/12/gnr14_cp_spain.pdf>. [Consulta: 1 de abril de 2016.]

Jago, R., Sebire, S. J., Lucas, P. J., Turner, K. M., Bentley, G. F., Goodred, J. K., *et al.*, «Parental modelling, media equipment and screen-viewing among young children: cross-sectional study», *BMJ Open*, 24 de abril de 2013; 3(4). pii: e002593.

Jano.es, «Acuerdo contra la promoción de la obesidad infantil en televisión», 8 de septiembre de 2009. En: <http://www.medicineonline.es/es/noticias/acuerdo-contra-promocion-obesidad-infantil/7884>. [Consulta: 1 de abril de 2016.]

Joyner, M. J., «Standing up for exercise: should deconditioning be medicalized?», *J Physiol*, 1 de agosto de 2012; 590(15): pp. 3413-3414.

Knott, C. S., Coombs, N., Stamatakis, E. y Biddulph, J. P., «All cause mortality and the case for age specific alcohol consumption guidelines: pooled analyses of up to 10 population based cohorts», *BMJ*, 10 de febrero de 2015; 350: h384.

Kushi, L. H., Doyle, C., McCullough, M., Rock, C. L., Demark-Wahnefried, W., Bandera, E. V., *et al.*, «American Cancer Society Guidelines on nutrition and physical activity for cancer prevention: reducing the risk of cancer with healthy food choices and physical activity», *CA Cancer J Clin*, enero-febrero de 2012; 62(1): pp. 30-67.

Lancet Breastfeeding Series Group., «Breastfeeding: achieving the new normal», *Lancet*, 30 de enero de 2016; 387(10017): p. 404.

Lee, D. C., Pate, R. R., Lavie, C. J., Sui, X., Church, T. S. y Blair, S. N., «Leisure-time running reduces all-cause and cardiovascular mortality risk», *J Am Coll Cardiol*, 5 de agosto de 2014; 64(5): pp. 472-481.

Li, R., Rock, V. J. y Grummer-Strawn, L., «Changes in public attitudes toward breastfeeding in the United States, 1999-2003», *J Am Diet Assoc*, enero de 2007; 107(1): 122-127.

Li, S., «Cumulative effects and predictive volve of common obesity-susceptibility variants identified by genomewide association studies», *Am I Clin Nutr*, enero de 2010; 91(1): 184-190.

Lindau, S. T., y Gavrilova, N., «Sex, health, and years of sexually active life gained due to good health: evidence from two US population based cross sectional surveys of ageing», *BMJ*, 9 de marzo de 2010; 340: c810.

Lobstein, T., «Sugar: a shove to industry rather than a nudge to consumers?», *Lancet Diabetes Endocrinol*, febrero de 2016; 4(2): pp. 86-87.

Maiorino, M. I., Bellastella, G. y Esposito, K., «Lifestyle modifications and erectile dysfunction: what can be expected?», *Asian J Androl*, enero-febrero de 2015; 17(1): pp. 5-10.

Malavige, L. S., Jayaratne, S. D., Kathriarachchi, S. T., Sivayogan, S., Ranasinghe, P. y Levy, J. C., «Erectile dysfunction is a strong predictor of poor quality of life in men with Type 2 diabetes mellitus», *Diabet Med*, junio de 2014; 31(6): pp. 699-706.

Marsh, S., Ni Mhurchu, C. y Maddison, R., «The non-advertising effects of screen-based sedentary activities on acute eating behaviours in children, adolescents, and young adults. A systematic review», *Appetite*, diciembre de 2013; 71: pp. 259-273.

Ministerio de Sanidad y Consumo, *Prevención de los problemas derivados del alcohol*, Madrid, Ministerio de Sanidad y Consumo, 2008. En: <http://www.m i.gob.es/alcoholJovenes/docs/prevencionProblemasAlcohol.pdf>. [Consulta: 1 de abril de 2016.]

—, «Se puede dejar de fumar. Claves para conseguirlo», 2005. En: < http://www.msssi.gob.es/ciudadanos/proteccionSalud/adolescencia/docs/guiaTabaco.pdf>. [Consulta: 1 de abril de 2016.]

Mokdad, A. H., Marks, J. S., Stroup, D. F. y Gerberding, J. L., «Actual causes of death in the United States, 2000», *JAMA*, 10 de marzo de 2004; 291(10): pp. 1238-1245.

Mons, U., Müezzinler, A., Gellert, C., Schöttker, B., Abnet, C. C., Bobak, M., *et al*., «Impact of smoking and smoking cessation on cardiovascular events and mortality among older adults: meta-analysis of individual participant data from prospective cohort studies of the CHANCES consortium», *BMJ*, 20 de abril de 2015; 350: h1551.

Mozaffarian, D., «Dietary and Policy Priorities for Cardiovascular Disease, Diabetes, and Obesity: A Comprehensive Review», *Circulation*, 12 de enero de 2016; 133(2): pp. 187-225.

Muestrasgratis, «Muestras gratuitas de productos para bebés», 2016. En: <http://muestrasgratiss.com/muestras-bebe>. [Consulta: 1 de abril de 2016.]

Naci, H. y Ioannidis, J. P., «Comparative effectiveness of exercise and drug interventions on mortality outcomes: metaepidemiological study», *Br J Sports Med*, noviembre de 2015; 49(21): pp. 1414-1422.

Naimi, T., Xuan, Z. y Saitz, R., «Immoderately confounding: the effects of low-dose alcohol», *Addiction*, septiembre de 2013; 108(9): pp. 1552-1553.

National Council on Alcoholism And Drug Dependence, NCADD, «Am I alcoholic self test», 2015. En: <https://ncadd.org/get-help/take-the-test/am-i-alcoholic-self-test>. [Consulta: 1 de abril de 2016.]

Nestle, M., «Genetic causes of obesity: 1 %?», *Food Politics*, 8 de enero de 2010. En: <http//goo.gl/DN8TgE>. [Consulta: 1 de abril de 2016.]

Neuhaus, M., Eakin, E. G., Straker, L., Owen, N., Dunstan, D. W., Reid, N. y Healy, G. N., «Reducing occupational sedentary time: a systematic review and meta-analysis of evidence on activity-permissive workstations», *Obes Rev*, octubre de 2014; 15(10): pp. 822-838.

NHS Choices, «Misguided claims alcohol in pregnancy helps baby», 18 de junio de 2013. En: <http://www.nhs.uk/news/2013/06June/Pages/Misguided-claims-alcohol-in-pregnancy-helps-baby.aspx>. [Consulta: 1 de abril de 2016.]

Nolan, L. J., Halperin, L. B. y Geliebter, A., «Emotional Appetite Questionnaire. Construct validity and relationship with BMI», *Appetite*, abril de 2010; 54(2): pp. 314-319.

Nutt, D. J., King, L. A., Phillips, L. D. y Independent Scientific Committee on Drugs, «Drug harms in the UK: a multicriteria decision analysis», *Lancet*, 6 de noviembre de 2010; 376(9752): 1558-1565.

O'Doherty, M. G., Cairns, K., O'Neill, V., Lamrock, F., Jørgensen, T. y Brenner, H., «Effect of major lifestyle risk factors, independent and jointly, on life expectancy with and without cardiovascular disease: results from the Consortium on Health and Ageing Network of Cohorts in Europe and the United States (CHAN-

CES)», *Eur J Epidemiol*, 18 de enero de 2016. [Publicación en línea previa a la publicación impresa.]

Ortí. A., «Viaje a la antigua dieta griega», *Comer o no comer,* 11 de marzo de 2016. En: <http://comeronocomer.es/entrevistas-mitologicas/viaje-la-antigua-dieta-griega>. [Consulta: 1 de abril de 2016.]

Pallás Alonso, C. R., «Promoción de la lactancia materna», Previnfad, 19 de diciembre de 2006. En: <https://www.aepap.org/previnfad/Lactancia.htm>. [Consulta: 1 de abril de 2016.]

Pedisic, Z., Grunseit, A., Ding, D., Chau, J. Y., Banks, E., Stamatakis, E., *et al.*, «High sitting time or obesity: Which came first? Bidirectional association in a longitudinal study of 31,787 Australian adults», *Obesity (Silver Spring)*, octubre de 2014; 22(10): pp. 2126-2130.

Persinger, R., Foster, C., Gibson, M., Fater, D. C. y Porcari, J. P., «Consistency of the talk test for exercise prescription», *Med Sci Sports Exerc*, septiembre de 2004; 36(9): pp. 1632-1636.

Popova, S., Lange, S., Shield, K., Mihic, A., Chudley, A. E., Mukherjee, R. A., Bekmuradov, D. y Rehm, J., «Comorbidity of fetal alcohol spectrum disorder: a systematic review and meta-analysis», *Lancet*, 5 de marzo de 2016; 387(10022): pp. 978-987.

Rehm, J., Roerecke, M. y Room, R., «All-Cause Mortality Risks for «Moderate Drinkers»: What Are the Implications for Burden-of-Disease Studies and Low Risk-Drinking Guidelines?», *J Stud Alcohol Drugs*, marzo de 2016; 77(2): pp. 203-204.

Royo-Bordonada, M. Á., Bosqued-Estefanía, M. J., Damián, J., López-Jurado, L. y Moya-Geromini, M. Á., «Nutrition and health claims in products directed at children via television in Spain in 2012», *Gac Sanit*, 10 de febrero de 2016. [Publicación en línea previa a la publicación impresa.]

Samieri, C., Sun, Q., Townsend, M. K., Chiuve, S. E., Okereke, O. I., Willett, W. C., Stampfer, M. y Grodstein, F., «The association between dietary patterns at midlife and health in aging: an observational study», *Ann Intern Med*, 2013; 159(9): pp. 584-591.

Sankar, M. J., Sinha, B., Chowdhury, R., Bhandari, N., Taneja, S., Martines, J., *et al.*, «Optimal breastfeeding practices and infant and child mortality: a systematic review and meta-analysis», *Acta Paediatr*, diciembre de 2015; 104(467): pp. 3-13.

Saris, W. H., Blair, S. N., van Baak, M. A., Eaton, S. B., Davies, P. S., Di Pietro, L., *et al.*, «How much physical activity is enough to prevent unhealthy weight gain? Outcome of the IASO 1st Stock Conference and consensus statement», *Obes Rev*, 2003; 4(2): pp. 101-114.

Schuckit, M. A., «Alcohol-use disorders», *Lancet*, 7 de febrero de 2009; 373(9662): pp. 492-501.

Sevillano, E. G., «10.000 millones menos para sanidad», *El País*, 14 de marzo de 2015. En: <http://politica.elpais.com/politica/2015/03/14/actualidad/1426369300_405355.html>. [Consulta: 1 de abril de 2016.]

Shield, K. D., Parry, C. y Rehm, J., «Chronic diseases and conditions related to alcohol use», *Alcohol Res*, 2013; 35(2): pp. 155-173.

Sinha, B., Chowdhury, R., Sankar, M. J., Martines, J., Taneja, S., Mazumder, S., *et al.*, «Interventions to improve breastfeeding outcomes: a systematic review and meta-analysis», *Acta Paediatr*, diciembre de 2015; 104(467): pp. 114-134.

Stockwell, T., Zhao, J., Panwar, S., Roemer, A., Naimi, T. y Chikritzhs, T., «Do "Moderate" Drinkers Have Reduced Mortality Risk? A Systematic Review and Meta-Analysis of Alcohol Consumption and All-Cause Mortality», *J Stud Alcohol Drugs*, marzo de 2016; 77(2): pp. 185-198.

Stuebe, A., «The risks of not breastfeeding for mothers and infants», *Rev Obstet Gynecol*, 2009; 2(4): pp. 222-231.

The New York Times, «Waste in Cancer Drugs Costs $3 Billion a Year, a Study Says», 1 de marzo de 2016. En: <http://www.nytimes.com/2016/03/01/health/waste-in-cancer-drugs-costs-3-billion-a-year-a-study-says.html>. [Consulta: 1 de abril de 2016.]

US Burden of Disease Collaborators, «The state of US health, 1990-2010: burden of diseases, injuries, and risk factors», *JAMA*, 2013; 310: pp. 591-608.

Van der Ploeg, H. P., Chey, T., Korda, R. J., Banks, E. y Bauman, A., «Sitting time and all-cause mortality risk in 222 497 Australian adults», *Arch Intern Med*, 26 de marzo de 2012; 172(6): pp. 494-500.

Varo, J. J., Martínez-González, M. A., De Irala-Estévez, J., Kearney, J., Gibney, M. y Martínez, J. A., «Distribution and determinants of sedentary lifestyles in the European Union», *Int J Epidemiol*, febrero de 2003; 32(1): pp. 138-146.

Veerman, J. L., Healy, G. N., Cobiac, L. J., Vos, T., Winkler, E. A., Owen, N. y Dunstan, D. W., «Television viewing time and reduced life expectancy: a life table analysis», *Br J Sports Med*, octubre de 2012; 46(13): pp. 927-930.

Victora, C. G., Bahl, R., Barros, A. J., França, G. V., Horton, S., Krasevec, J., *et al.*, «Breastfeeding in the 21st century: epidemiology, mechanisms, and lifelong effect», *Lancet*, 30 de enero de 2016; 387(10017): pp. 475-490.

Vieira, A. R., Abar, L., Vingeliene, S., Chan, D. S., Aune, D., Navarro-Rosenblatt, D., *et al.*, «Fruits, vegetables and lung cancer risk: a systematic review and meta-analysis», *Ann Oncol*, enero de 2016; 27(1): pp. 81-96.

Wilkinson, A. V., Shete, S. y Prokhorov, A. V., «The moderating role of parental smoking on their children's attitudes toward smoking among a predominantly minority sample: a cross-sectional analisis», *Subst Abuse Treat Prev Policy*, 14 de julio de 2008; 3: p. 18.

Willett, W. C., «The Mediterranean diet: science and practice», *Public Health Nutr*, 2006; 9(1A): pp. 105-110.

World Cancer Research Fund. y American Institute for Cancer Research, *Food, Nutrition, Physical Activity, and the Prevention of Cancer: a Global Perspective*, Washington DC, AICR, 2007.

World Health Organization, «Addressing the largest single cause of preventable deaths in Europe – cardiovascular disease», 19 de noviembre de 2015. En: <http://www.euro.who.int/en/mediacentre/sections/press-releases/2015/11/addressing-the-largest-single-cause-of-preventable-deaths-in-europe-cardiovascular-disease>. [Consulta: 1 de abril de 2016.]

—, «Aggressive marketing of breast-milk substitutes is undermining efforts to #breastfeeding rates, w/ global sales to reach USD70.6b by 2019», 29 de enero de 2016. En: <https://twitter.com/WHO/status/693096194327891968>, [Consulta: 1 de abril de 2016.]

—, *Alcohol in the European Union. Consumption, harm and policy approaches*, Copenhagen, World Health Organization, 2012.

—, «Dr Chan: As I have been told again and again by govs, pressure from food lobbies has undermined their actions aimed at reducing #obesity», 18 de junio de 2013. En: <https://twitter.com/WHO/status/346999041428713472>. [Consulta: 1 de abril de 2016.]

—, «Dr Chan: Many of risk factors for NCDs arise from behaviours of multinational corporations #RC65», 14 de septiembre de 2015. En: <https://twitter.com/WHO_Europe/status/6436714031 54251776>. [Consulta: 1 de abril de 2016.]

—, «Dr Chan: Physical activity is not enough to end obesity epidemic. A driving force is global marketing of unhealthy foods & beverages #RC65», 14 de septiembre de 2015. En: <https://twitter.com/WHO_Europe/status/643671832739074048>. [Consulta: 1 de abril de 2016.]

—, «Dr Chan: The most unhealthy foods, rich in sugar, fat, salt yet low in essential nutrients, are also the cheapest and most convenient foods», 18 de junio de 2013. En: <https://twitter.com/WHO/status/347000720165335040>. [Consulta: 1 de abril de 2016.]

—, *Global status report on noncommunicable diseases*, Geneva, WHO Library Cataloguing-in-Publication Data, 2011. En: <http://whqlibdoc.who.int/publications/2011/9789240686458_eng.pdf>. [Consulta: 1 de abril de 2016.]

—, «Increasing breastfeeding could save 800 000 children and US$ 300 billion every year», 2016. En: <http://www.who.int/maternal_child_adolescent/news_events/news/2016/exclusive-breast-feeding/en>. [Consulta: 1 de abril de 2016.]

—, *La buena salud añade vida a los años*, Geneva, WHO, 2012.

—, «La lactancia materna elemento clave para reducir la mortalidad infantil», 30 de julio de 2010. En: <http://www.who.int/mediacentre/news/notes/2010/breastfeeding_20100730/es>. [Consulta: 1 de abril de 2016.]

—, «Obesidad y sobrepeso. Nota descriptiva n.º 311», enero de 2015. En: <http://www.who.int/mediacentre/factsheets/fs339/es>. [Consulta: 1 de abril de 2016.]

Yannakoulia, M., Kontogianni, M. y Scarmeas, N., «Cognitive health and Mediterranean diet: just diet or lifestyle pattern?», *Ageing Res Rev*, marzo de 2015; 20: pp. 74-78.

Yi, S. S., Bartley, K. F., Firestone, M. J., Lee, K. K., y Eisenhower, D. L., «Self-reported sitting time in New York City adults, the Physical Activity and Transit Survey, 2010-2011», *Prev Chronic Dis*, 28 de mayo de 2015; 12: E85.

Zayed, A. A., Shahait, A. D., Ayoub, M. N. y Yousef, A. M., «Smokers' hair: Does smoking cause premature hair graying?», *Indian Dermatol Online J*, abril de 2013; 4(2): pp. 90-92.

3. NADA O CASI NADA DE ALIMENTOS SUPERFLUOS Y CARNES PROCESADAS

Adamowicz, J. y Drewa, T., «Is there a link between soft drinks and erectile dysfunction?», *Cent European J Urol*, 2011; 64(3): pp. 140-143.

Aeberli, I., Gerber, P. A., Hochuli, M., Kohler, S., Haile, S. R., Gouni-Berthold, I., *et al.*, «Low to moderate sugar-sweetened beverage consumption impairs glucose and lipid metabolism and promotes inflammation in healthy young men: a randomized controlled trial», *Am J Clin Nutr*, agosto de 2011; 94(2): pp. 479-485.

Afshin, A., Penalvo, J., Del Gobbo, L., Kashaf, M., Micha, R., Morrish, K., *et al.*, «CVD Prevention Through Policy: a Review of Mass Media, Food/Menu Labeling, Taxation/Subsidies, Built Environment, School Procurement, Worksite Wellness, and Marketing Standards to Improve Diet», *Curr Cardiol Rep*, noviembre de 2015; 17(11): 98.

Agencia Española de Seguridad Alimentaria y Nutrición, «Evaluación nutricional de la dieta española I. Energía y macronutrientes. Sobre datos de la Encuesta Nacional de Ingesta Dietética (ENIDE)», 2012. En: < http://goo.gl/frSmKw>. [Consulta: 1 de abril de 2016.]

—, «Evaluación nutricional de la dieta española II. Micronutrientes. Sobre datos de la Encuesta Nacional de Ingesta Dietética (ENIDE», 2012. En: <http://goo.gl/UZNMA2>. [Consulta: 1 de abril de 2016.]

Agencia Sinc, «El consumo de bebidas azucaradas causa unas 184.000 muertes al año», 29 de junio de 2015. En: <http://www.agenciasinc.es/Noticias/El-consumo-de-bebidas-azucaradas-causa-unas-184.000-muertes-al-ano>. [Consulta: 1 de abril de 2016.]

Alford, C., Scholey, A. y Verster, J. C., «Energy drinks mixed with alcohol: are there any risks», *Nutr Rev*, noviembre de 2015; 73(11): pp. 796-798.

American Institute for Cancer Research, «6,000 Cancer Deaths Linked to Sugary Drinks», 21 de marzo de 2013. En: <http://blog.aicr.org/2013/03/21/six-thousand-cancer-deaths-linked-to-sugary-soda>. [Consulta: 1 de abril de 2016.]

—, «Switch it up for Lunch», 2 de enero de 2008. En: <http://preventcancer.aicr.org/site/News2?abbr=pr_&page=NewsArticle&id=13039&printer_friendly=1>. [Consulta: 1 de abril de 2016.]

Basulto, J., «Artimañas del marketing del Fast Food. Verlas venir para dejarlas pasar», *Espacio abierto*. En: <http://psicologiaynutricion.es/?p=869>. [Consulta: 1 de abril de 2016.]

—, «Bebemos demasiado azúcar», *Consumer.es*, 8 de julio de 2015. En: <http://www.consumer.es/web/es/alimentacion/aprender_a_comer_bien/2015/07/08/222195.php>. [Consulta: 1 de abril de 2016.]

—, «¿Cómo nos engorda el marketing de alimentos insanos?», *Consumer.es*, 7 de octubre de 2015. En: <http://www.consumer.es/web/es/alimentacion/aprender_a_comer_bien/2015/10/07/222697.php>. [Consulta: 1 de abril de 2016.]

—, «Cuatro consejos para conservar unos dientes sanos y una bonita sonrisa», *Blog de La Sirena*, 25 de marzo de 2015. En: <http://blog.lasirena.es/lang/es/2015/03/25/quatre-consells-per-conservar-unes-dents-sanes-i-un-bonic-somriurecuatro-consejos-para-conservar-unos-dientes-sanos-y-una-bonita-sonrisa>. [Consulta: 1 de abril de 2016.]

—, «¿Cuidas tus dientes? No basta con cepillarlos a diario», *Blog de La Sirena*, 15 de abril de 2013. En: <http://blog.lasirena.es/lang/es/2013/04/15/tens-cura-de-les-teves-dents-no-nhi-ha-prou-amb-raspallar-les-a-diaricuidas-tus-dientes-no-basta-con-cepillarlos-a-diario>. [Consulta: 1 de abril de 2016.]

—, «Diez perjuicios de las bebidas energéticas en niños», *Consumer.es*, 18 de junio de 2013. En: <http://www.consumer.es/web/es/alimentacion/aprender_a_comer_bien/infancia_y_adolescencia/2013/06/12/216969.php>. [Consulta: 1 de abril de 2016.]

—, «El impacto de tres magdalenas», *Consumer.es*, 27 de febrero de 2015. En: <http://www.consumer.es/web/es/alimentacion/aprender_a_comer_bien/curiosidades/2015/02/27/221552.php>. [Consulta: 1 de abril de 2016.]

—, «El zumo de naranja, ¿pierde vitamina C si no se bebe enseguida», *Consumer.es*, 15 de octubre de 2014. En: <http://www.consumer.es/web/es/alimentacion/aprender_a_comer_bien/curiosidades/2014/10/15/220777.php>. [Consulta: 1 de abril de 2016.]

—, «Frutas y hortalizas contra alimentos superfluos. Apueste al ganador: la comida "malsana"», *Comer o no comer*, 18 de septiembre de 2014. En: <http://comeronocomer.es/la-carta/frutas-y-hortalizas-contra-alimentos-superfluos-apueste-al-ganador-la-comida-malsana>. [Consulta: 1 de abril de 2016.]

—, «¿Hemos de vivir cerquita de un salero?», *Comer o no comer*, 24 de abril de 2014. En: <http://comeronocomer.es/con-respuesta/hemos-de-vivir-cerquita-de-un-salero>. [Consulta: 1 de abril de 2016.]

—, «Los "refrescos" hidratan... y engordan. Para hidratarnos, agua», *Ser Consumidor*, 24 de julio de 2014. En: <http://cadenaser.com/programa/2014/07/24/ser_consumidor/1406198100_005850.html>. [Consulta: 1 de abril de 2016.]

—, «Mejor una fruta entera que un zumo», *Comer o no comer*, 27 de marzo de 2013. En: <http://comeronocomer.es/los-consejos/mejor-una-fruta-entera-que-un-zumo>. [Consulta: 1 de abril de 2016.]

—, «¿Qué es peor, tomar mucho azúcar o mucha sal?», *Consumer.es*, 19 de noviembre de 2013. En: <http://www.consumer.es/web/es/alimentacion/aprender_a_comer_bien/alimentos_a_debate/2013/11/19/218696.php>. [Consulta: 1 de abril de 2016.]

—, «Una de cada tres personas sigue una dieta insana», *Consumer.es*, 11 de noviembre de 2015. En: <http://www.consumer.es/web/es/alimentacion/aprender_a_comer_bien/2015/11/11/222862.php>. [Consulta: 1 de abril de 2016.]

Bibbins-Domingo, K., Chertow, G. M., Coxson, P. G., Moran, A., Lightwood, J. M., Pletcher, M. J. y Goldman, L., «Projected effect of dietary salt reductions on future cardiovascular disease», *N Engl J Med*, 18 de febrero de 2010; 362(7): 590-599.

Botella Romero, F., Alfaro Martínez J. J. y Hernández López, A., «Uso y abuso de la sal en la alimentación humana», *Nutrición Clínica en Medicina*, 2015; 9(3): pp. 189-203.

Breda, J. J., Whiting, S. H., Encarnação, R., Norberg, S., Jones, R., Reinap, M. y Jewell, J., «Energy drink consumption in Europe:

a review of the risks, adverse health effects, and policy options to respond», *Front Public Health*, 14 de octubre de 2014; 134(2). En: <http://journal.frontiersin.org/Journal/10.3389/fpubh.2014.00134/full>. [Consulta: 1 de abril de 2016.]

Burgess, E. E., Turan, B., Lokken, K. L., Morse, A. y Boggiano, M. M., «Profiling motives behind hedonic eating. Preliminary validation of the Palatable Eating Motives Scale», *Appetite*, enero de 2014; 72: pp. 66-72.

Caorsi, L., Basulto, J., «Dietas milagro y cuentos de hadas: parecidos razonables», *Consumer.es*, 20 de mayo de 2014. En: <http://www.consumer.es/web/es/alimentacion/aprender_a_comer_bien/curiosidades/2014/05/20/219940.php>. [Consulta: 1 de abril de 2016.]

Cecchini, M., Sassi, F., Lauer, J. A., Lee, Y. Y., Guajardo-Barron, V. y Chisholm, D., «Tackling of unhealthy diets, physical inactivity, and obesity: health effects and cost-effectiveness», *Lancet*, 20 de noviembre de 2010; 376(9754): pp. 1775-1784.

Chandon, P. y Wansink, B., «Does food marketing need to make us fat? A review and solutions», *Nutr Rev*, octubre de 2012; 70(10): pp. 571-593.

Comité Científico de la Agencia Española de Seguridad Alimentaria y Nutrición, «Informe del Comité Científico de la Agencia Española de Seguridad Alimentaria y Nutrición (AESAN) sobre criterios para incentivar la disminución del contenido de determinados nutrientes en los alimentos transformados, cuya reducción es de interés para la salud pública», *Revista del Comité Científico de la AESAN,* 2011; 15.

Consejo de Dentistas. Organización Colegial de Dentistas de España, «Encuestas de salud oral en España 2010», 2010. En: <http://www.consejodentistas.es/pdf/DossierPrensa%20EncuestaSaludOral2010.pdf>. [Consulta: 1 de abril de 2016.]

Craig, W. J., «Phytochemicals: guardians of our health», *J Am Diet Assoc*, octubre de 1997; 97(10 Suppl 2): S199-204.

El País, «¿Deben tener sanidad gratuita los fumadores, los obesos y los bebedores?», 3 de marzo de 2016. En: <http://elpais.com/elpais/2016/03/02/ciencia/1456917481_730521.html>. [Consulta: 1 de abril de 2016.]

European Food Safety Authority «"Energy" drinks report», 6 de marzo de 2013. En: <http://www.efsa.europa.eu/en/press/news/130306.htm >. [Consulta: 1 de abril de 2016.]

—, «Gathering consumption data on specific consumer groups of energy drinks», 2013. En: <http://www.efsa.europa.eu/en/supporting/doc/394e.pdf>. [Consulta: 1 de abril de 2016.]

—, «Health claims related to not sufficiently characterised foods/food constituents», *EFSA Journal*, 2011; 9(4): p. 2082.

—, «Vitamin C related health claims», *EFSA Journal*, 2010; 8(10): p. 1815.

Farley, T., Just, D. R. y Wansink, B., «Clinical decisions. Regulation of sugar-sweetened beverages», *N Engl J Med*, 11 de octubre de 2012; 367(15): pp. 1464-1466.

Freeman, B., Kelly, B., Baur, L., Chapman, K., Chapman, S., Gill, T. y King, L., «Digital junk: food and beverage marketing on Facebook», *Am J Public Health*, diciembre de 2014; 104(12): e56-64.

Fulton, S., «Appetite and reward», *Front Neuroendocrinol*, enero de 2010; 31(1): pp. 85-103.

Gill, J. M. y Sattar, N., «Fruit juice: just another sugary drink?», *Lancet Diabetes Endocrinol*, junio de 2014; 2(6): pp. 444-446.

Gominolas de petroleo, «La mayor parte del azúcar que ingerimos proviene de refrescos, postres lácteos y repostería/bollería #EquipoAzúcar», 11 de marzo de 2016. En: <https://twitter.com/gominolasdpetro/status/708409944974991360>. [Consulta: 1 de abril de 2016.]

Government of the United Kingdom, «Sugar reduction: responding to the challenge», 2014. En: <https://www.gov.uk/government/publications/sugar-reduction-responding-to-the-challenge>. [Consulta: 1 de abril de 2016.]

Guelinckx, I., Ferreira-Pêgo, C., Moreno, L. A., Kavouras, S. A., Gandy, J., Martinez, H., *et al.*, «Intake of water and different beverages in adults across 13 countries», *Eur J Nutr*, junio de 2015; 54 Suppl 2: pp. 45-55.

Harvard School of Public Health, «Added Sugar in the Diet», 2016. En: <http://www.hsph.harvard.edu/nutritionsource/carbohydrates/added-sugar-in-the-diet>. [Consulta: 1 de abril de 2016.]

—, «El plato para comer saludable», mayo de 2015. En: <https://

cdn1.sph.harvard.edu/wp-content/uploads/sites/30/2015/04/
Spanish_Spain_HEP_May2015.jpg>. [Consulta: 1 de abril de
2016.]

He, F. J., Li, J. y Macgregor, G. A., «Effect of longer term modest
salt reduction on blood pressure: Cochrane systematic review
and meta-analysis of randomised trials», *BMJ*, 3 de abril de 2013;
346: f1325.

HealthDay, «La mitad de las calorías de los estadounidenses provienen de comida "ultra procesada"», 9 de marzo de 2016 . En:
<http://consumer.healthday.com/vitamins-and-nutrition-infor-
mation-27/food-and-nutrition-news-316/la-mitad-de-las-calor-
iacute-as-de-los-estadounidenses-provienen-de-comida-ultra-
procesada-708922.html>. [Consulta: 1 de abril de 2016.]

Iggman, D., Rosqvist, F., Larsson, A., Arnlöv, J., Beckman, L., Rud-
ling, M. y Risérus U2., «Role of dietary fats in modulating cardiometabolic risk during moderate weight gain: a randomized
double-blind overfeeding trial (LIPOGAIN study)», *J Am
Heart Assoc*, 15 de octubre de 2014; 3(5): e001095.

Imamura, F., Micha, R., Khatibzadeh, S., Fahimi, S., Shi, P., Powles,
J. y Mozaffarian, D., «Dietary quality among men and women
in 187 countries in 1990 and 2010: a systematic assessment», *Lancet Glob Health*, marzo de 2015; 3(3): pp. e132-142.

Imamura, F., O'Connor, L., Ye, Z., Mursu, J., Hayashino, Y., Bhupathiraju, S. N., *et al*., «Consumption of sugar sweetened beverages, artificially sweetened beverages, and fruit juice and incidence of type 2 diabetes: systematic review, meta-analysis, and
estimation of population attributable fraction», *BMJ*, 21 de julio
de 2015; 351: h3576.

Instituto Catalán de Oncología, «Unos hábitos saludables evitarían
el 37 % de los casos de cáncer de colon y el 26 % de los de mama»,
13 de enero de 2016. En: <http://ico.gencat.cat/es/detall/
noticia/160113-Uns-hAbits-saludables-evitarien-el-37-per-
cent-dels-casos-de-cAncer-de-cAlon-i-el-26-per-cent-dels-
de-mama>. [Consulta: 1 de abril de 2016.]

International Food Policy Research Institute (IFPRI), «Global nutrition report», 2015. En: <http://globalnutritionreport.org/the-
report>. [Consulta: 1 de abril de 2016.]

Jaggar, K., «The Breast Cancer Gene and Control of Women's Bodies», Ms. Blog Magazine, 13 de abril de 2013. En: <http://msmagazine.com/blog/2013/04/13/the-breast-cancer-gene-and-the-control-of-womens-bodies>. [Consulta: 1 de abril de 2016.]

La Vanguardia, «Los refrescos, fuente de hidratación», 17 de julio de 2014. En: <http://www.lavanguardia.com/bienestar/20140717/54411506426/refrescos-fuente-hidratacion.html>. [Consulta: 1 de abril de 2016.]

Larsson, S. C. y Orsini, N., «Red meat and processed meat consumption and all-cause mortality: a meta-analysis», *Am J Epidemiol*, 1 de febrero de 2014; 179(3): pp. 282-289.

Lurueña, M. A., «No dejes que la publicidad alimente a tus hijos», *Gominolas de Petróleo*, 30 de julio de 2015. En: <http://www.gominolasdepetroleo.com/2015/07/no-dejes-que-la-publicidad-alimente-tus.html>. [Consulta: 1 de abril de 2016.]

Malik, V. S., Pan, A., Willett, W. C. y Hu, F. B., «Sugar-sweetened beverages and weight gain in children and adults: a systematic review and meta-analysis», *Am J Clin Nutr*, octubre de 2013; 98(4): pp. 1084-1102.

Manera, M., Basulto, J. y Baladia, E., «Newsletter del GREP-AEDN de abril de 2012», *Newsletter del GREP-AEDN*, 2012. En: <http://www.fedn.es/docs/grep/newsletters/Abril_2012.html>. [Consulta: 1 de abril de 2016.]

Marshall, T. A., «Preventing dental caries associated with sugar-sweetened beverages», *J Am Dent Assoc*, 2013; 144(10): pp. 1148-1152.

Martínez Steele, E., Baraldi, L. G., Louzada, M. L., Moubarac, J. C., Mozaffarian, D. y Monteiro, C. A., «Ultra-processed foods and added sugars in the US diet: evidence from a nationally representative cross-sectional study», *BMJ Open*, 9 de marzo de 2016; 6(3): e009892.

McCartney, M., «Waterlogged?», *BMJ*, 12 de julio de 2011; 343: d4280.

Michel, A. R., «Sodium. Physiology». En: Benjamin Caballero (Editor), *Encyclopedia of Food Sciences and Nutrition 2n ed*, Oxford, Academic Press, 2003.

Ministerio de Sanidad y Política Social, «Plan de reducción del consumo de sal. Jornadas de debate. La Granja de San Ildefonso, 19 y 20 de noviembre de 2009», 2009. En: <http://www.aecosan. msssi.gob.es/AECOSAN/docs/documentos/nutricion/jornadas_debate.pdf>. [Consulta: 1 de abril de 2016.]

Moynihan, P. y Petersen, P. E., «Diet, nutrition and the prevention of dental diseases», *Public Health Nutr*, febrero de 2004; 7(1A): pp. 201-126.

Mozaffarian, D., «Dietary and Policy Priorities for Cardiovascular Disease, Diabetes, and Obesity: A Comprehensive Review», *Circulation*, 12 de enero de 2016; 133(2): pp. 187-225.

NHS Choices, «Lifestyle tips for healthy teeth», 25 de noviembre de 2015. En: <http://www.nhs.uk/Livewell/dentalhealth/Pages/ Keepteethhealthy.aspx>. [Consulta: 1 de abril de 2016.]

Ortega, R. M., López-Sobaler, A. M., Ballesteros, J. M., Pérez-Farinós, N., Rodríguez-Rodríguez, E., Aparicio, A., *et al.*, «Estimation of salt intake by 24 h urinary sodium excretion in a representative sample of Spanish adults», *Br J Nutr*, marzo de 2011; 105(5): pp. 787-794.

Revenga, J., «Fútbol, olimpiadas, patatas, cervezas y sofá: ¿quién da más?», *El nutricionista de la general*, 1 de junio de 2012. En: <http://blogs.20minutos.es/el-nutricionista-de-la-general/2012/06/01/futbol-olimpiadas-patatas-cervezas-y-sofa-quien-da-mas>. [Consulta: 1 de abril de 2016.]

Ruiz, E., Ávila, J. M., Valero, T., Del Pozo, S., Rodriguez, P., Aranceta-Bartrina, J., *et al.*, «Macronutrient Distribution and Dietary Sources in the Spanish Population: Findings from the ANIBES Study», *Nutrients*, 22 de marzo de 2016; 8(3). pii: E177.

Russell, P., «Primary School Kids "Eat Own Weight in Sugar"», *Medscape*, 4 de enero de 2016. En: <http://www.medscape.com/ viewarticle/856705>. [Consulta: 1 de abril de 2016.]

Saper, C. B., Chou, T. C. y Elmquist, J. K., «The need to feed: homeostatic and hedonic control of eating», *Neuron*, 10 de octubre de 2002; 36(2): pp. 199-211.

ScienceDaily, «Energy drinks may pose danger to public health, researchers warn», 14 de octubre de 2014. En: <http://www.sciencedaily.com/releases/2014/10/141014170727.htm>. [Consulta: 1 de abril de 2016.]

SENC-semFYC, «Consejos para una alimentación saludable», 2007. En: <http://www.semfyc.es/pfw_files/cma/Informacion/modulo/documentos/guia_alimentacion.pdf>. [Consulta: 1 de abril de 2016.]

Sheiham, A. y James, W. P., «A reappraisal of the quantitative relationship between sugar intake and dental caries: the need for new criteria for developing goals for sugar intake», *BMC Public Health*, 16 de septiembre de 2014; 14: p. 863.

Singh, G. M., Micha, R., Khatibzadeh, S., Lim, S., Ezzati, M. y Mozaffarian, D., «Estimated Global, Regional, and National Disease Burdens Related to Sugar-Sweetened Beverage Consumption in 2010», *Circulation*, 25 de agosto de 2015; 132(8): pp. 639-666.

Slimani, N., Deharveng, G., Southgate, D. A., Biessy, C., Chajès, V., Van Bakel, M. M., *et al.*, «Contribution of highly industrially processed foods to the nutrient intakes and patterns of middle-aged populations in the European Prospective Investigation into Cancer and Nutrition study», *Eur J Clin Nutr*, 2009; 63 Suppl 4: pp. S206-25.

Sociedad Española de Oncología Médica, «Las cifras del cáncer en España 2014», 2014. En: <www.seom.org/seomcms/images/stories/recursos/Las_cifras_del_cancer_2014.pdf>. [Consulta: 1 de abril de 2016.]

Spencer, E. H., Frank, E. y McIntosh, N. F., «Potential effects of the next 100 billion hamburgers sold by McDonald's», *Am J Prev Med*, mayo de 2005; 28(4): pp. 379-381.

Te Morenga, L., Mallard, S. y Mann, J., «Dietary sugars and body weight: systematic review and meta-analyses of randomised controlled trials and cohort studies», *BMJ*, 15 de enero de 2012; 346: e7492.

Valenzuela Landaeta, K. y Atalah Samur, E., «Estrategias globales para reducir el consumo de sal», *Archivos Latinoamericanos de Nutrición*, junio de 2011. En: <http://www.scielo.org.ve/scielo.php?script=sci_arttext&pid=S0004-06222011000200001&lng=es>. [Consulta: 1 de abril de 2016.]

World Cancer Research Fund International, «Foods and drinks that promote weight gain», 2016 . En: <http://wcrf.org/int/research-we-fund/our-cancer-prevention-recommendations/foods-and-drinks-promote-weight-gain>. [Consulta: 1 de abril de 2016.]

World Health Organization, *Food and health in Europe: a new basis for action*, Copenhagen, WHO regional Publications, 2004.

—, *Global status report on noncommunicable diseases*, Geneva, WHO Library Cataloguing-in-Publication Data, 2011. En: <http://whqlibdoc.who.int/publications/2011/9789240686458_eng.pdf>. [Consulta: 1 de abril de 2016.]

—, «Dr Chan: As I have been told again and again by govts, pressure from food lobbies has undermined their actions aimed at reducing #obesity», 18 de junio de 2013. En: <https://twitter.com/WHO/status/346999041428713472>. [Consulta: 1 de abril de 2016.]

—, «Dr Chan: Efforts aimed at reducing the marketing of unhealthy foods and beverages need support from regulatory and statutory approaches», 22 de junio de 2015. En: <https://twitter.com/WHO/status/613020871465242624>. [Consulta: 1 de abril de 2016.]

—, «Dr Chan: Highly processed foods are scientifically engineered to be irresistible, so people eat more than what is needed to satisfy hunger», 18 de junio de 2013. En: <https://twitter.com/WHO/status/347006307213131778>. [Consulta: 1 de abril de 2016.]

—, «Dr Chan: In late 1990s, WHO gave refined sugar a value of zero as nutrient. That's right: Zero. #NCDs #obesity», 21 de septiembre de 2012. En: <https://twitter.com/WHO/status/249251129182023680>. [Consulta: 1 de abril de 2016.]

—, «Dr Chan: Industry cannot participate in the formulation of public health policies http://goo.gl/RH6m2C», 22 de junio de 2015. En: <https://twitter.com/WHO/status/613032162665852928>. [Consulta: 1 de abril de 2016.]

—, «Dr Chan: Industry must have no say on the technical guidance issued by WHO http://goo.gl/RH6m2C», 22 de junio de 2015. En: <https://twitter.com/WHO/status/613028602511290369>. [Consulta: 1 de abril de 2016.]

—, «Dr Chan: Keep in mind: The #food industry has no motivation to tell you the truth. #NCDs #obesity», 21 de septiembre de 2012. En: <https://twitter.com/WHO/status/249248750210527232>. [Consulta: 1 de abril de 2016.]

—, «Dr Chan: The most unhealthy foods, rich in sugar, fat, salt yet low in essential nutrients, are also the cheapest and most convenient foods», 18 de junio de 2013. En: <https://twitter.com/WHO/status/347000720165335040>. [Consulta: 1 de abril de 2016.]

—, «Dr Chan: These industries seek voluntary agreements and strongly oppose regulatory approaches... Let them make their promises», 22 de junio de 2015. En: <https://twitter.com/WHO/status/613047850486923264>. [Consulta: 1 de abril de 2016.]

—, «Dr Chan: Unfortunately, the unhealthiest foods are usually the cheapest and most convenient», 10 de julio de 2014. En: <https://twitter.com/WHO/status/487291958021586944>. [Consulta: 1 de abril de 2016.]

—, «Population nutrient intake goals for preventing diet-related chronic diseases», 2016. En: <http://www.who.int/nutrition/topics/5_population_nutrient/en/index21.html>. [Consulta: 1 de abril de 2016.]

—, «Preguntas y respuestas sobre la carcinogenicidad del consumo de carne roja y de la carne procesada», Agencia Internacional de Investigación sobre el cáncer, 2015. En: <www.iarc.fr/en/media-centre/iarcnews/pdf/Monographs-Q&A_Vol114_S.pdf>. [Consulta: 1 de abril de 2016.]

—, «Yodación de la sal», 2016. En: <http://www.who.int/elena/titles/salt_iodization/es/>. [Consulta: 1 de abril de 2016.]

4. MENOS ANIMALES

Agencia Española de Consumo, Seguridad Alimentaria y Nutrición, «Mercurio», 5 de febrero de 2015. En: <http://www.aecosan.msssi.gob.es/AECOSAN/web/seguridad_alimentaria/ampliacion/mercurio.shtml>. [Consulta: 1 de abril de 2016.]

Agencia Española de Seguridad Alimentaria y Nutrición, «Evaluación nutricional de la dieta española I. Energía y macronutrientes. Sobre datos de la Encuesta Nacional de Ingesta Dietética (ENIDE)», 2012. En: <http://goo.gl/frSmKw>. [Consulta: 1 de abril de 2016.]

—, «Evaluación nutricional de la dieta española II. Micronutrientes. Sobre datos de la Encuesta Nacional de Ingesta Dietética (ENI-

DE», 2012. En: <http://goo.gl/UZNMA2>. [Consulta: 1 de abril de 2016.]

American Institute for Cancer Research, «AICR Statement: WCRF Responds to Misleading Attacks from UK Meat Industry», 12 de febrero de 2010. En: <http://preventcancer.aicr.org/site/New s2?page=NewsArticle&id=18023&news_iv_ctrl=0&abbr=pr_>. [Consulta: 1 de abril de 2016.]

—, «Fish and Cancer Risk: 4 Things You Need to Know», 2 de abril de 2015. En: <http://www.aicr.org/enews/2015/04-april/enews-fish-and-cancer.html>. [Consulta: 1 de abril de 2016.]

Amiano, P., Chamosa, S., Etxezarreta, N., Arriola, L., Moreno-Iribas, C., Huerta, J. M., *et al.*, «No association between fish consumption and risk of stroke in the Spanish cohort of the European Prospective Investigation into Cancer and Nutrition (EPIC-Spain): a 13·8-year follow-up study», *Public Health Nutr*, marzo de 2016; 19(4): pp. 674-681.

Appleby, P. N., Crowe, F. L., Bradbury, K. E., Travis, R. C. y Key, T. J., «Mortality in vegetarians and comparable nonvegetarians in the United Kingdom», *Am J Clin Nutr*, enero de 2016; 103(1): pp. 218-230.

Asociación Española Contra el Cáncer, «Incidencia del cáncer de recto», 29 de abril de 2011. En: <https://www.aecc.es/SobreEl-Cancer/CancerPorLocalizacion/cancerderecto/Paginas/incidencia.aspx>. [Consulta: 1 de abril de 2016.]

Avena, N. M. y Gold, M. S., «Variety and hyperpalatability: are they promoting addictive overeating?», *Am J Clin Nutr*, agosto de 2011; 94(2): pp. 367-368.

Aykan, N. F., «Red Meat and Colorectal Cancer», *Oncol Rev*, 28 de diciembre de 2015; 9(1): p. 288.

Basulto, J., «Beber en función de la sed, también en verano», *Blog de La Sirena*, 10 de junio de 2015. En: <http://blog.lasirena.es/lang/es/2015/06/10/beure-en-funcio-de-la-set-tambe-a-lestiu>. [Consulta: 1 de abril de 2016.]

—, «Decir que hay alimentos buenos y malos... ¿es blasfemar?», *Comer o no comer*, 5 de diciembre de 2013. En: <http://comerono-comer.es/con-respuesta/decir-que-hay-alimentos-buenos-y-maloses-blasfemar>. [Consulta: 1 de abril de 2016.]

Basulto Marset, J., Manera Bassols, M. y Baladía Rodríguez, E., «Dietas hiperproteicas o proteinadas para adelgazar, innecesarias y arriesgadas. Dieta Dukan y método PronoKal ® como ejemplo», FMC, agosto-septiembre de 2012; 19(7): pp. 411-418.

Benetou, V., Orfanos, P., Feskanich, D., Michaëlsson, K., Pettersson-Kymmer, U., *et al.*, «Fruit and Vegetable Intake and Hip Fracture Incidence in Older Men and Women: The CHANCES Project» *J Bone Miner Res*, 8 de abril de 2016 [Publicación en línea previa a la publicación impresa.]

Bolland, M. J., Leung, W., Tai, V., Bastin, S., Gamble, G. D., Grey, A., y Reid, I. R., «Calcium intake and risk of fracture: systematic review», *BMJ*, 29 de septiembre de 2015; 351: h4580.

Bujnowski, D., Xun, P., Daviglus, M. L., Van Horn, L., He, K. y Stamler, J., «Longitudinal Association between Animal and Vegetable Protein Intake and Obesity among Men in the United States: The Chicago Western Electric Study» *J Am Diet Assoc*, 2011; 111: pp. 1150-1155.

Cancer Research UK, «Processed meat and cancer-what you need to know», 26 de octubre de 2015. En: <http://goo.gl/phnw8R>. [Consulta: 1 de abril de 2016.]

Chan, M., «Cutting carbon, improving health», *Lancet*, 5 de diciembre de 2009; 374(9705): pp. 1870-1871.

Chandon, P. y Wansink, B., «Does food marketing need to make us fat? A review and solutions», *Nutr Rev*, octubre de 2012; 70(10): pp. 571-593.

Chen, M., Li, Y., Sun, Q. Pan, A., Manson, J. E. Rexrode, K. M. *et al.*, «Dairy fat and risk of cardiovascular disease in 3 cohorts of US adults», *Am J Clin Nutr*. 24 de agosto de 2016. [Publicación en línea previa a la publicación impresa.]

Cuervo, M., Abete, I., Baladia, E., Corbalán, M., Manera, M., Basulto, J., *et al.*, *Ingestas dietéticas de referencia para la población española*, Navarra, Ediciones Universidad de Navarra, 2010.

Diez-Espino, J., Basterra-Gortari, F. J., Salas-Salvadó, J., Buil-Cosiales, P., Corella, D., Schröder, H., *et al.*, «Egg consumption and cardiovascular disease according to diabetic status: The PREDIMED study», *Clin Nutr*, 29 de junio de 2016. [Publicación en línea previa a la publicación impresa.]

Dinu, M., Abbate, R., Gensini, G. F., Casini, A. y Sofi, F., «Vegetarian, vegan diets and multiple health outcomes: a systematic review with meta-analysis of observational studies», *Crit Rev Food Sci Nutr*, 6 de febrero de 2016. [Publicación en línea previa a la publicación impresa.]

Eldiario.es, «Así maniobró la industria cárnica en España para contrarrestar el informe sobre el cáncer de la OMS», 2 de marzo de 2016. En: <http://www.eldiario.es/sociedad/Estrategia-industria-carnica-informe-OMS_0_489951148.html>. [Consulta: 1 de abril de 2016.]

El País, «El Gobierno ocultó siete años un estudio de los tóxicos en el pescado», 1 de julio de 2011. En: <http://elpais.com/diario/2011/07/01/sociedad/1309471203_850215.html>. [Consulta: 1 de abril de 2016.]

—, «"Que el público decida en quién confiar, la industria o nosotros"», 28 de octubre de 2015. En: <http://elpais.com/elpais/2015/10/27/ciencia/1445973651_517810.html>. [Consulta: 1 de abril de 2016.]

Engeset, D., Braaten, T., Teucher, B., Kühn, T., Bueno-de-Mesquita, H. B., Leenders, M., *et al.*, «Fish consumption and mortality in the European Prospective Investigation into Cancer and Nutrition cohort», *Eur J Epidemiol*, enero de 2015; 30(1): pp. 57-70.

Eroski Consumer, «Guía de compra quesos. Quesos, un mosaico de sabores», marzo de 2015. En: <http://revista.consumer.es/web/es/20150301/pdf/revista-entera.pdf>. [Consulta: 1 de abril de 2016.]

European Food Safety Authority, «Scientific Opinion on health benefits of seafood (fish and shellfish) consumption in relation to health risks associated with exposure to methylmercury», *EFSA Journal*, 2014; 12(7): p. 3761.

Fernandez, C., Kasper, N. M., Miller, A. L., Lumeng, J. C. y Peterson, K. E., «Association of Dietary Variety and Diversity With Body Mass Index in US Preschool Children», *Pediatrics*, marzo de 2016; 137(3): pp. 1-9.

French Agency for food, environmental and occupational health & safety, «Opinion of the French Agency for Food, Environmental and Occupational Health & Safety concerning the request to evaluate the risks related to dietary weight-loss practices», 4 de mayo de 2011. En: <http://www.afssa.fr/Documents/NUT2009sa0099EN.pdf>. [Consulta: 1 de abril de 2016.]

Fretts, A. M., Follis, J. L., Nettleton, J. A., Lemaitre, R. N., Ngwa, J. S., Wojczynski, M. K., *et al.*, «Consumption of meat is associated with higher fasting glucose and insulin concentrations regardless of glucose and insulin genetic risk scores: a meta-analysis of 50,345 Caucasians», *Am J Clin Nutr*, noviembre de 2015; 102(5): pp. 1266-1278.

Gargallo Fernández, M., Basulto Marset, J., Breton Lesmes, I., Quiles Izquierdo, J., Formiguera Sala, X., Salas-Salvadó, J., *et al.*, «Evidence-based nutritional recommendations for the prevention and treatment of overweight and obesity in adults (FES-NAD-SEEDO consensus document)», *Nutr Hosp*, mayo-junio de 2012; 27(3): pp. 789-799.

Guo, J., Wei, W. y Zhan, L., «Red and processed meat intake and risk of breast cancer: a meta-analysis of prospective studies», *Breast Cancer Res Treat*, mayo de 2015; 151(1): pp. 191-198.

Hansel, B., Giral, P., Coppola-Xaillé, A., Monfort, G., Regnault M. y Bruckert, E., «L'enquête Internet nationale "Dukan, et après?"», *Obésité*, 2011. En: <http://www.springerlink.com/content/vu1126xu472m7211>. [Consulta: 1 de abril de 2016.]

Harvard Medical School, «Eating fish linked to fewer heart attacks», 1 de diciembre de 2014. En: <http://www.health.harvard.edu/heart-health/eating-fish-linked-to-fewer-heart-attacks>. [Consulta: 1 de abril de 2016.]

—, «El plato para comer saludable», mayo de 2015. En: <https://cdn1.sph.harvard.edu/wp-content/uploads/sites/30/2015/04/Spanish_Spain_HEP_May2015.jpg>. [Consulta: 1 de abril de 2016.]

Hernández-Alonso, P., Salas-Salvadó, J., Ruiz-Canela, M., Corella, D., Estruch, R., Fitó, M., *et al.*, «High dietary protein intake is associated with an increased body weight and total death risk», *Clin Nutr*, abril de 2016; 35(2): pp. 496-506.

International Food Policy Research Institute, «Global Nutrition Report. Technical notes», 2014. En: <http://globalnutritionre-

port.org/files/2014/12/gnr14_cp_spain.pdf>. [Consulta: 1 de abril de 2016.]

Lamberg-Allardt, C., Brustad, M., Meyer, H. E. y Steingrimsdottir, L., «Vitamin D - a systematic literature review for the 5th edition of the Nordic Nutrition Recommendations», *Food Nutr Res*, 3 de octubre de 2013; 57.

Lyles, T. E. 3rd., Desmond, R., Faulk, L. E., Henson, S., Hubbert, K., Heimburger, D. C. y Ard, J. D., «Diet variety based on macronutrient intake and its relationship with body mass index», *MedGenMed*, 16 de agosto de 2006; 8(3): p. 39.

Manera, M., Baladia, E. y Basulto, J., «Newsletter del GREP-AEDN de julio-agosto de 2012», julio de 2012. En: <http://www.fedn. es/docs/grep/newsletters/julio_agosto_2012.html>. [Consulta: 1 de abril de 2016.]

MedlinePlus, «Vitamina D», 2 de febrero de 2015. En: <http://www. nlm.nih.gov/medlineplus/spanish/ency/article/002405.htm>. [Consulta: 1 de abril de 2016.]

Ministerio de Medio Ambiente y Medio Rural y Marino, «Valoración de la dieta española de acuerdo al panel de consumo alimentario», 2012. En: <http://www.fen.org.es/imgPublicaciones/30092012125258.pdf>. [Consulta: 1 de abril de 2016.]

Mozaffarian, D., «Dietary and Policy Priorities for Cardiovascular Disease, Diabetes, and Obesity: A Comprehensive Review», Circulation, 12 de enero de 2016; 133(2): pp. 187-225.

Mulet, J. M., *Comer sin miedo*, Barcelona, Booket, 2015.

National Academies of Sciences, Engineering, and Medicine, «Genetically Engineered Crops: Experiences and Prospects», 2016. En: <http://www.goo.gl/XtCegQ>. [Consulta: 17 de mayo de 2016.]

Orlich, M. J., Singh, P. N., Sabaté, J., Jaceldo-Siegl, K., Fan, J., Knutsen, S., *et al.*, «Vegetarian dietary patterns and mortality in Adventist Health Study 2», *JAMA Intern Med*, 8 de julio de 2013; 173(13): pp. 1230-1238.

Otto, M. C., Padhye, N. S., Bertoni, A. G., Jacobs, D. R. Jr. y Mozaffarian, D., «Everything in Moderation-Dietary Diversity and Quality, Central Obesity and Risk of Diabetes», *PLoS One*, 30 de octubre 2015; 10(10): e0141341.

Raynor, H. A. y Epstein, L. H., «Dietary variety, energy regulation, and obesity», *Psychol Bull*, mayo de 2001; 127(3): pp. 325-341.

Reuters, «Food for thought: can fish lower your stroke risk?», 21 de septiembre de 2011. En: <http://www.reuters.com/article/2011/09/23/us-food-thought-can-fish-lower-your-stro-idUSTRE78M5EK20110923>. [Consulta: 1 de abril de 2016.]

Richter, C. K., Skulas-Ray, A. C., Champagne, C. M. y Kris-Etherton, P. M., «Plant protein and animal proteins: do they differentially affect cardiovascular disease risk?», *Adv Nutr*, 13 de noviembre de 2015; 6(6): pp. 712-728.

Rodríguez-Hernández, Á., Camacho, M., Henríquez-Hernández, L. A., Boada, L. D., Ruiz-Suárez, N., Valerón, P. F., *et al.*, «Assessment of human health hazards associated with the dietary exposure to organic and inorganic contaminants through the consumption of fishery products in Spain», *Sci Total Environ*, 1 de julio de 2016; 557-558: pp. 808-818.

Rohrmann, S., Overvad, K., Bueno-de-Mesquita, H. B., Jakobsen, M. U., Egeberg, R., Tjønneland, A., *et al.*, «Meat consumption and mortality-results from the European Prospective Investigation into Cancer and Nutrition», *BMC Med*, 7 de marzo de 2013; 11: p. 63.

Royo Bordonada, M. A. (coordinador), *Nutrición en salud pública*, Madrid, Instituto de Salud Carlos III, Ministerio de Sanidad y Consumo, 2007.

Ruiz, E., Ávila, J. M., Valero, T., Del Pozo, S., Rodriguez, P., Aranceta-Bartrina, J., *et al.*, «Macronutrient Distribution and Dietary Sources in the Spanish Population: Findings from the ANIBES Study», *Nutrients*, 22 de marzo de 2016; 8(3). pii: E177.

San José, J., «¿Consejos nutricionales basados en pruebas o influenciados por la industria de la alimentación?», Grupo de educación sanitaria y promoción de la salud PAPPS, 25 de enero de 2016. En: <http://educacionpapps.blogspot.com.es/2016/01/consejos-nutricionales-basados-en.html>. [Consulta: 1 de abril de 2016.]

Schwingshackl, L. y Hoffmann, G., «Comparison of high vs. normal/low protein diets on renal function in subjects without chronic kidney disease: a systematic review and meta-analysis», *PLoS One*, 22 de mayo de 2014; 9(5): e97656.

Song, M., Fung, T. T., Hu, F. B., Willett, W. C., Longo, V. D., Chan,

A. T., *et al.*, «Association of Animal and Plant Protein Intake With All-Cause and Cause-Specific Mortality», *JAMA Intern Med*, 1 de agosto de 2016. [Publicación en línea previa a la publicación impresa.]

Sørensen, L. B., Møller, P., Flint, A., Martens, M. y Raben, A., «Effect of sensory perception of foods on appetite and food intake: a review of studies on humans», *Int J Obes Relat Metab Disord*, octubre de 2003; 27(10): pp. 1152-1166.

Sranacharoenpong, K., Soret, S., Harwatt, H., Wien, M. y Sabaté, J., «The environmental cost of protein food choices», *Public Health Nutr*, agosto de 2015; 18(11): pp. 2067-2073.

Stratakis, N., Roumeliotaki, T., Oken, E., Barros, H., Basterrechea, M., Charles, M. A., *et al.*, «Fish Intake in Pregnancy and Child Growth: A Pooled Analysis of 15 European and US Birth Cohorts», *JAMA Pediatr*, 1 de abril de 2016; 170(4): pp. 381-390.

The New York Times, «Still Counting Calories? Your Weight-Loss Plan May Be Outdated», 18 de julio de 2011. En: <http://www.nytimes.com/2011/07/19/health/19brody.html>. [Consulta: 1 de abril de 2016.]

U.S. Departments of Health and Human Services (HHS) and Agriculture (USDA), «2015 Dietary Guidelines», febrero de 2015. En: <http://www.health.gov/dietaryguidelines/2015-scientific-report>. [Consulta: 1 de abril de 2016.]

Varela-Moreiras, G., Avila, J. M., Cuadrado, C., del Pozo, S., Ruiz, E. y Moreiras, O., «Evaluation of food consumption and dietary patterns in Spain by the Food Consumption Survey: updated information», *Eur J Clin Nutr*, 2010; 64 (Suppl 3): pp. S37-43.

World Cancer Research Fund/American Institute for Cancer Research, *Food, nutrition, physical activity, and the prevention of cancer: a global perspective*, Washington DC, AICR, 2007.

—, «Colorectal cancer project», 2016. En: <http://www.wcrf.org/int/research-we-fund/research-partnerships/colorectal-cancer-project>. [Consulta: 1 de abril de 2016.]

World Health Organization, *Cindy dietary guide*, Denmark, WHO Regional Office for Europe, 2000. En: <http://www.euro.who.int/document/e70041.pdf>. [Consulta: 1 de abril de 2016.]

—, «A healthy lifestyle», 2016. En: <http://www.euro.who.int/en/

health-topics/disease-prevention/nutrition/a-healthy-lifestyle>. [Consulta: 1 de abril de 2016.]

—, «Cardiovascular diseases (CVDs). Fact sheert nº 317», enero de 2015. En: <http://www.who.int/mediacentre/factsheets/fs317/en>. [Consulta: 1 de abril de 2016.]

5. Más vegetales (alimentos de origen vegetal poco procesados)

Abbaspour, N., Hurrell, R. y Kelishadi, R., «Review on iron and its importance for human health», *J Res Med Sci*, febrero de 2014; 19(2): pp. 164-174.

Afshin, A., Micha, R., Khatibzadeh, S. y Mozaffarian, D., «Consumption of nuts and legumes and risk of incident ischemic heart disease, stroke, and diabetes: a systematic review and meta-analysis», *Am J Clin Nutr*, julio de 2014; 100(1): pp. 278-288.

American Diabetes Association, «Nutrition recommendations and interventions for diabetes: a position statement of the American Diabetes Association», *Diabetes Care*, enero de 2008; 31 Suppl 1: pp. S61-78.

—, «Nutrition therapy recommendations for the management of adults with diabetes», *Diabetes Care*, noviembre de 2013; 36(11): pp,. 3821-3842.

American Heart Association Nutrition Committee, «Diet and lifestyle recommendations revision 2006: a scientific statement from the American Heart Association Nutrition Committee», *Circulation*, 4 de julio de 2006; 114(1): pp. 82-96.

American Heart Association, «The benefits of beans and legumes», 4 de mayo de 2015. En: <http://www.heart.org/HEARTORG/GettingHealthy/NutritionCenter/HealthyCooking/Bean-Benefits_UCM_430105_Article.jsp>. [Consulta: 1 de abril de 2016.]

Armora, E., «Ni agua ni té verde: cinco hábitos de vida saludable que sí reducen el riesgo de cáncer», *ABC*, 15 de enero de 2015. En: <http://www.abc.es/sociedad/abci-agua-verde-cinco-habitos-vida-saludable-si-reducen-riesgo-cancer-201601150056_noticia.html>. [Consulta: 1 de abril de 2016.]

Babio, N., Balanza, R., Basulto, J., Bulló, M. y Salas-Salvadó, J., «Dietary fibre: influence on body weight, glycemic control and plasma cholesterol profile», *Nutr Hosp*, mayo-junio de 2010; 25(3): pp. 327-340.

Basulto, J., Carpio, T., «¿Comer soja previene enfermedades o puede ser perjudicial», *Comer o no comer*, 15 de noviembre de 2011. En: <http://comeronocomer.es/consultas-al-experto/comer-soja-previene-enfermedades-o-puede-ser-perjudicial>. [Consulta: 1 de abril de 2016.]

—, «¿Es buena la fibra para el estreñimiento y otros problemas? ¿Es conveniente tomar pastillas de fibra?», *Comer o no comer*, 7 de noviembre de 2011. En: <http://comeronocomer.es/consultas-al-experto/es-buena-la-fibra-para-el-estrenimiento-y-otros-problemas-es-conveniente-tomar>. [Consulta: 1 de abril de 2016.]

Basulto, J., Manera, M., Baladia, E., Miserachs, M., Pérez, R., Ferrando, C., *et al.*, «Definición y características de una alimentación saludable», marzo de 2013. En: <http://fedn.es/docs/grep/docs/alimentacion_saludable.pdf>. [Consulta: 1 de abril de 2016.]

Basulto, J., Moñino, M., Farran, A., Baladia, E., Manera, M., Cervera, P., *et al.*, «Recomendaciones de manipulación doméstica de frutas y hortalizas para preservar su valor nutritivo», *Rev Esp Nutr Hum Diet*, 2014; 18(2): pp. 100-115.

Basulto, J., Ortí, A., «Alimentos "orgánicos", ¿son más nutritivos?», *Comer o no comer*, 3 de junio de 2013. En: <http://comeronocomer.es/rumores/alimentos-organicos-son-mas-nutritivos>. [Consulta: 1 de abril de 2016.]

—, «Mito: los frutos secos engordan», *Comer o no comer*, 5 de abril de 2013. En: <http://comeronocomer.es/mitos-de-los-alimentos/mito-los-frutos-secos-engordan>. [Consulta: 1 de abril de 2016.]

Basulto, J., «A más frutos secos, menos mortalidad», *Consumer.es*, 8 de diciembre de 2013. En: <http://www.consumer.es/web/es/alimentacion/aprender_a_comer_bien/enfermedad/2013/09/03/217782.php>. [Consulta: 1 de abril de 2016.]

—, «Complementos alimenticios para mejorar la función sexual masculina: sexo inseguro», *Consumer.es*, 23 de marzo de 2016. En: <http://www.consumer.es/web/es/alimentacion/aprender_a_co-

mer_bien/2016/03/23/223537.php>. [Consulta: 1 de abril de 2016.]

—, «Complementos alimenticios: ¿qué les decimos a nuestros pacientes?», Fundación Eroski, Escuela de Alimentación, 3 de abril de 2015. En: <http://auladeprofesionales.escueladealimentacion. es/entradas/nutricion-basica/complementos-alimenticios-que-les-decimos-nuestros-pacientes>. [Consulta: 1 de abril de 2016.]

—, «Desintoxicar el organismo con batidos vegetales», *Consumer. es*, 30 de abril de 2015. En: <http://www.consumer.es/web/es/alimentacion/aprender_a_comer_bien/complementos_dieteticos/2015/04/30/221874.php>. [Consulta: 1 de abril de 2016.]

—, «Dietas depurativas: superstición a la carta», *Consumer.es*, 28 de enero de 2014. En: <http://www.consumer.es/web/es/alimentacion/aprender_a_comer_bien/alimentos_a_debate/2014/01/28/219223.php>. [Consulta: 1 de abril de 2016.]

—, «Frutas del bosque: saludables, pero no milagrosas», *Consumer. es*, 5 de noviembre de 2014. En: <http://www.consumer.es/web/es/alimentacion/aprender_a_comer_bien/alimentos_a_debate/2014/11/05/220901.php>. [Consulta: 1 de abril de 2016.]

—, «Generalitat de Catalunya a familias y monitores de comedor: no obliguen a comer a los niños», *El blog de Julio Basulto*, 7 de marzo de 2016. En: <http://juliobasulto.com/generalitat-de-catalunya-a-familias-y-monitores-de-comedor-no-obliguen-a-comer-a-los-ninos>. [Consulta: 1 de abril de 2016.]

—, «La dieta más saludable no tiene apellido», *Comer o no comer*, 30 de enero de 2014. En: <http://comeronocomer.es/muy-real/la-dieta-mas-saludable-no-tiene-apellido>. [Consulta: 1 de abril de 2016.]

—, «La mayoría creemos que "5 al día" es un límite a no superar», *Comer o no comer*, 8 de julio de 2014. En: <http://comeronocomer.es/la-carta/la-mayoria-creemos-que-5-al-dia-es-un-limite-no-superar>. [Consulta: 1 de abril de 2016.]

—, «Plantas medicinales "que arruinarían las farmacéuticas"... ¡venga ya, hombre!», *Comer o no comer*, 4 de diciembre de 2014. En: <http://comeronocomer.es/la-carta/plantas-medicinales-que-arruinarian-las-farmaceuticas-venga-ya-hombre>. [Consulta: 1 de abril de 2016.]

—, «¿Se puede hacer el test de intolerancia alimentaria con la Seguridad Social?». *Consumer.es*, 22 de julio de 2014. En: <http://www.consumer.es/web/es/alimentacion/aprender_a_comer_bien/alimentos_a_debate/2014/07/22/220345.php>. [Consulta: 1 de abril de 2016.]

—, «Tomamos más energía a partir del alcohol que de las legumbres. ¡Qué bien!», *Comer o no comer*, 4 de marzo de 2014. En: <http://comeronocomer.es/muy-real/tomamos-mas-energia-partir-del-alcohol-que-de-las-legumbres-que-bien>. [Consulta: 1 de abril de 2016.]

Bazzano, L. A., Thompson, A. M., Tees, M. T., Nguyen, C. H. y Winham, D. M., «Non-soy legume consumption lowers cholesterol levels: a meta-analysis of randomized controlled trials», *Nutr Metab Cardiovasc Dis*, febrero de 2011; 21(2): pp. 94-103.

Bellavia, A., Larsson, S. C., Bottai, M., Wolk, A. y Orsini, N., «Fruit and vegetable consumption and all-cause mortality: a dose-response analysis», *Am J Clin Nutr*, agosto de 2013; 98(2): pp. 454-459.

Bharucha, A. E., Pemberton, J. H. y Locke, G. R. 3rd., «American Gastroenterological Association technical review on constipation», *Gastroenterology*, enero de 2013; 144(1): pp. 218-238.

Bloom, B., Mehta, A. K., Clark, J. M. y Gudzune, K. A., «Guideline-concordant weight-loss programs in an urban area are uncommon and difficult to identify through the Internet», *Obesity (Silver Spring)*, marzo de 2016; 24(3): pp. 583-588.

Boeing, H., Bechthold, A., Bub, A., Ellinger, S., Haller, D. y Kroke, A., «Critical review: vegetables and fruit in the prevention of chronic diseases», *Eur J Nutr*, septiembre de 2012; 51(6): pp. 637-663.

Borch, D., Juul-Hindsgaul, N., Veller, M., Astrup, A., Jaskolowski, J., Raben, A., «Potatoes and risk of obesity, type 2 diabetes, and cardiovascular disease in apparently healthy adults: a systematic review of clinical intervention and observational studies», *Am J Clin Nutr*, agosto de 2016; 104(2):489-498.

Bouga, M. y Combet, E., «Seaweed and seaweed-containing foods in the UK: focus on labeling, iodine content, toxicity and nutrition», *Proc Nutr Soc*, 2015; 74 (OCE5): E304.

Butt, M. S., Sultan, M. T., «Coffee and its consumption: benefits and risks», *Crit Rev Food Sci Nutr*, abril de 2011; 51(4): pp. 363-373.

Caccialanza, R., Pedrazzoli, P., Cereda, E., Gavazzi, C., Pinto, C., Paccagnella, A., *et al.*, «Nutritional Support in Cancer Patients: A Position Paper from the Italian Society of Medical Oncology (AIOM) and the Italian Society of Artificial Nutrition and Metabolism (SINPE)», *J Cancer*, 1 de enero de 2016; 7(2): pp. 131-135.

Chen, J., Long, S., «Tea and coffee consumption and risk of laryngeal cancer: a systematic review meta-analysis», *PLoS One*, 12 de diciembre de 2014; 9(12): e112006.

Chiou, W. B., Wan, C. S., Wu, W. H. y Lee, K. T., «A randomized experiment to examine unintended consequences of dietary supplement use among daily smokers: taking supplements reduces self-regulation of smoking», *Addiction*, diciembre de 2011; 106(12): pp. 2221-2228.

Chiou, W. B., Yang, C. C. y Wan, C. S., «Ironic effects of dietary supplementation: illusory invulnerability created by taking dietary supplements licenses health-risk behaviors», *Psychol Sci*, agosto de 2011; 22(8): pp. 1081-1086.

Cohen, M., «"Detox": science or sales pitch?», *Aust Fam Physician*, diciembre de 2007; 36(12): pp. 1009-1010.

Comité científico de la Asociación «5 al día», «Guía de comunicación sobre salud y consumo de frutas y hortalizas 2015», 7 de mayo de 2015. En: <http://www.5aldia.org/datos/60/GUIA_DE_COMUNICACION_SOBRE_SALUD_59.pdf>. [Consulta: 1 de abril de 2016.]

—, «Raciones de frutas y hortalizas en España», marzo de 2010. En: <http://www.5aldia.org/datos/60/Documento_Raciones_de_Frutas_y_Hortalizas_8944.pdf>. [Consulta: 1 de abril de 2016.]

Crislip, M., «Honey Boo Boo», *Science Based Medicine*, 8 de febrero de 2013. En: <http://www.sciencebasedmedicine.org/index.php/honey-boo-boo>. [Consulta: 1 de abril de 2016.]

Cui, T., Kovell, R. C., Brooks, D. C. y Terlecki, R. P., «A Urologist's Guide to Ingredients Found in Top-Selling Nutraceuticals for Men's Sexual Health», *J Sex Med*, noviembre de 2015; 12(11): pp. 2105-2117.

Damasceno, N. R., Sala-Vila, A., Cofán, M., Pérez-Heras, A. M., Fitó, M., Ruiz-Gutiérrez, V., *et al.*, «Mediterranean diet supplemented with nuts reduces waist circumference and shifts lipoprotein subfractions to a less atherogenic pattern in subjects at high cardiovascular risk», *Atherosclerosis*, octubre de 2013; 230(2): pp. 347-353.

Del Gobbo, L. C., Falk, M. C., Feldman, R., Lewis, K. y Mozaffarian, D., «Effects of tree nuts on blood lipids, apolipoproteins, and blood pressure: systematic review, meta-analysis, and dose-response of 61 controlled intervention trials», *Am J Clin Nutr*, diciembre de 2015; 102(6): pp. 1347-1356.

Diario Médico, «Diez veces más personas hacen dieta con restricción de gluten que las diagnosticadas como celíacas», 22 de diciembre de 2015. En: <http://www.diariomedico.com/2015/12/22/area-profesional/entorno/hay-10-veces-mas-personas-que-hacen-dieta-con-restriccion-de-gluten-que-las-diagnosticadas-como-celiacas>. [Consulta: 1 de abril de 2016.]

Ding, M., Bhupathiraju, S. N., Satija, A., van Dam, R. M. y Hu, F. B., «Long-term coffee consumption and risk of cardiovascular disease: a systematic review and a dose-response meta-analysis of prospective cohort studies», *Circulation*, 11 de febrero de 2014; 129(6): pp. 643-659.

Eiler, W. J. 2nd., Džemidžić, M., Case, K. R., Soeurt, C. M., Armstrong, C. L., Mattes, R. D., *et al.*, «The apéritif effect: Alcohol's effects on the brain's response to food aromas in women», *Obesity (Silver Spring)*, julio de 2015; 23(7): pp. 1386-1393.

Ernst, E., «Integrative medicine: more than the promotion of unproven treatments?», *Med J Aust*, 21 de marzo de 2016; 204(5): p. 174.

—, «The "natural" equals "safe" fallacy», The BMJ Blog, 15 de agosto de 2012. En: <http://blogs.bmj.com/bmj/2012/08/15/edzard-ernst-the-natural-equals-safe-fallacy>. [Consulta: 1 de abril de 2016.]

Farvid, M. S., Eliassen, A. H., Cho, E., Liao, X., Chen, W. Y. y Willett, W. C., «Dietary Fiber Intake in Young Adults and Breast Cancer Risk», *Pediatrics*, marzo de 2016; 137(3): pp. 1-11.

Fillon, M., «Nuts may lower cancer risk», *J Natl Cancer Inst*, abril de 2014; 106(4): dju102.

Flores-Mateo, G., Rojas-Rueda, D., Basora, J., Ros, E., Salas-Salvadó, J., «Nut intake and adiposity: meta-analysis of clinical trials», *Am J Clin Nutr*, junio de 2013; 97(6): pp. 1346-1355.

Fortmann, S. P., Burda, B. U., Senger, C. A., Lin, J. S. y Whitlock, E. P.,

«Vitamin and mineral supplements in the primary prevention of cardiovascular disease and cancer: An updated systematic evidence review for the U.S. Preventive Services Task Force», *Ann Intern Med*, 17 de diciembre de 2013; 159(12): pp. 824-834.

Freisling, H., Pisa, P. T., Ferrari, P., Byrnes, G., Moskal, A., Dahm, C. C., *et al.*, «Main nutrient patterns are associated with prospective weight change in adults from 10 European countries», *Eur J Nutr*, 25 de agosto de 2015 [Publicación en línea previa a la publicación impresa.]

Fundación Española de la Nutrición, *Libro blanco de la nutrición en España*, Madrid, FEN, 2013.

García-Álvarez, A., Egan, B., de Klein, S., Dima, L., Maggi, F. M., Isoniemi, M., *et al.*, «Usage of plant food supplements across six European countries: findings from the PlantLIBRA consumer survey», *PLoS One*, 18 de marzo de 2014; 9(3): e92265.

Garia-Aloy, M., Comas, M. T., Basulto, J., Manera, M., Baladia, E., Ibarrola, N., « Los tests de sensibilidad alimentaria no son una herramienta útil para el diagnóstico o el tratamiento de la obesidad u otras enfermedades: Declaración de Postura del Grupo de Revisión, Estudio y Posicionamiento de la Asociación Española de Dietistas-Nutricionistas (GREP-AEDN)», *Actividad Dietética*, 2010; 14(1): pp. 27-31.

Guallar-Castillón, P., Rodríguez-Artalejo, F., Fornés, N. S., Banegas, J. R., Etxezarreta, P. A., Ardanaz, E., *et al.*, «Intake of fried foods is associated with obesity in the cohort of Spanish adults from the European Prospective Investigation into Cancer and Nutrition», *Am J Clin Nutr*, julio de 2007; 86(1): pp. 198-205.

Guo, R., Canter, P. H. y Ernst, E., «A systematic review of randomised clinical trials of individualised herbal medicine in any indication», *Postgrad Med J*, octubre de 2007; 83(984): pp. 633-637.

Ha, V., Sievenpiper, J. L., de Souza, R. J., Jayalath, V. H., Mirrahimi, A., Agarwal, A., *et al.*, «Effect of dietary pulse intake on established therapeutic lipid targets for cardiovascular risk reduction: a systematic review and meta-analysis of randomized controlled trials», *CMAJ*, 13 de mayo de 2014; 186(8): E252-62.

Harvard Medical School, «What is it about coffee?», 1 de enero de 2012. En: <http://www.health.harvard.edu/newsletters/Har-

vard_Health_Letter/2012/January/what-is-it-about-coffee>. [Consulta: 1 de abril de 2016.]

—, «12 tips for reducing gas», HEALTHbeat, 18 de diciembre de 2007.

HealthDay, «Small Weight Loss Yields Large Rewards, Study Finds», 22 de febrero de 2016. En: <http://consumer.healthday.com/diabetes-information-10/misc-diabetes-news-181/small-weight-loss-yields-large-rewards-study-says-708161.html>. [Consulta: 1 de abril de 2016.]

—, «3 Steps May Boost Healthier Eating», 7 de mayo de 2015. En: <http://consumer.healthday.com/mental-health-information-25/behavior-health-news-56/3-steps-may-boost-healthier-eating-699134.html>. [Consulta: 1 de abril de 2016.]

Hosseinpour-Niazi, S., Mirmiran, P., Hedayati, M. y Azizi, F., «Substitution of red meat with legumes in the therapeutic lifestyle change diet based on dietary advice improves cardiometabolic risk factors in overweight type 2 diabetes patients: a crossover randomized clinical trial», *Eur J Clin Nutr*, mayo de 2015; 69(5): pp. 592-597.

Huang, T., Xu, M., Lee, A., Cho, S. y Qi, L., «Consumption of whole grains and cereal fiber and total and cause-specific mortality: prospective analysis of 367,442 individuals», *BMC Med*, 24 de marzo de 2015; 13: p. 59.

Institute of Medicine, *Dietary Reference Intakes for Energy, Carbohydrate, Fiber, Fat, Fatty Acids, Cholesterol, Protein, and Amino Acids (Macronutrients)*, Washington, IOM, 2005.

Jahanfar, S. y Jaafar, S. H., «Effects of restricted caffeine intake by mother on fetal, neonatal and pregnancy outcome», *Cochrane Database Syst Rev*, 28 de febrero de 2013; 2: CD006965.

Jayalath, V. H., de Souza, R. J., Sievenpiper, J. L., Ha, V., Chiavaroli L, Mirrahimi A., *et al.*, «Effect of dietary pulses on blood pressure: a systematic review and meta-analysis of controlled feeding trials», *Am J Hypertens*, enero de 2014; 27(1): pp. 56-64.

Johnsen, N. F., Frederiksen, K., Christensen, J., Skeie, G., Lund, E., Landberg, R., *et al.*, «Whole-grain products and whole-grain types are associated with lower all-cause and cause-specific mortality in the Scandinavian HELGA cohort», *Br J Nutr*, 28 de agosto de 2015; 114(4): pp. 608-623.

Kim, Y. y Je, Y., «Dietary fibre intake and mortality from cardiovascular disease and all cancers: A meta-analysis of prospective cohort studies», *Arch Cardiovasc Dis*, enero de 2016; 109(1): pp. 39-54.

Leech, J., «9 Reasons You Don't Need to Fear Healthy Carbs», diciembre de 2015. En: <http://authoritynutrition.com/9-reasons-not-to-fear-carbs>. [Consulta: 1 de abril de 2016.]

Leenders, M., Boshuizen, H. C., Ferrari, P., Siersema, P. D., Overvad, K., Tjønneland, A., *et al.*, «Fruit and vegetable intake and cause-specific mortality in the EPIC study», *Eur J Epidemiol*, septiembre de 2014; 29(9): pp. 639-652.

Luo, C., Zhang, Y., Ding, Y., Shan, Z., Chen, S., Yu, M., *et al.*, «Nut consumption and risk of type 2 diabetes, cardiovascular disease, and all-cause mortality: a systematic review and meta-analysis», *Am J Clin Nutr*, 21 de mayo de 2014; 100(1): pp. 256-269.

Luu, H. N., Blot, W. J., Xiang, Y. B., Cai, H., Hargreaves, M. K., Li, H., *et al.*, «Prospective evaluation of the association of nut/peanut consumption with total and cause-specific mortality», *JAMA Intern Med*, mayo de 2015; 175(5): pp. 755-766.

Magkos, F., Fraterrigo, G., Yoshino, J., Luecking, C., Kirbach, K., Kelly, S. C., *et al.*, «Effects of Moderate and Subsequent Progressive Weight Loss on Metabolic Function and Adipose Tissue Biology in Humans with Obesity», *Cell Metab*, 22 de febrero de 2016. [Publicación en línea previa a la publicación impresa.]

Maiorino, M. I., Bellastella, G. y Esposito, K., «Lifestyle modifications and erectile dysfunction: what can be expected?», *Asian J Androl*, enero-febrero de 2015; 17(1): pp. 5-10.

Mann, J., McLean, R., Skeaff, M. y Morenga, L. T., «Low carbohydrate diets: going against the grain», *Lancet*, 25 de octubre de 2014; 384(9953): pp. 1479-1480.

Mayne, S. T., Playdon, M. C. y Rock, C. L., «Diet, nutrition, and cancer: past, present and future», *Nat Rev Clin Oncol*, 8 de marzo de 2016. [Publicación en línea previa a la publicación impresa.]

Mayo Clinic, «Do detox diets offer any health benefits?», 17 de marzo de 2015. En: <http://www.mayoclinic.org/detox-diets/expert-answers/FAQ-20058040>. [Consulta: 1 de abril de 2016.]

Medscape, «Contaminated Supplements: What to Tell Patients», 26 de febrero de 2015. En: <http://www.medscape.com/viewarticle/839999>. [Consulta: 1 de abril de 2016.]

Mesas, A. E., Leon-Muñoz, L. M., Rodriguez-Artalejo, F. y Lopez-Garcia, E., «The effect of coffee on blood pressure and cardiovascular disease in hypertensive individuals: a systematic review and meta-analysis», *Am J Clin Nutr*, octubre de 2011; 94(4): 1113-1126.

Ministerio de Sanidad, Servicios Sociales e Igualdad, «Tendencia de los principales factores de riesgo de enfermedades crónicas», 2013. En: <http://www.msssi.gob.es/estadEstudios/estadisticas/inforRecopilaciones/FactoresRiesgoEspana__2001_2011_12.pdf>. [Consulta: 1 de abril de 2016.]

Missbach, B., Schwingshackl, L., Billmann, A., Mystek, A., Hickelsberger, M. Bauer, G., *et al.*, «Gluten-free food database: the nutritional quality and cost of packaged gluten-free foods», *PeerJ*, 22 de octubre de 2015; 3: e1337.

Moynihan, P. y Petersen, P. E., «Diet, nutrition and the prevention of dental diseases», *Public Health Nutr*, febrero de 2004; 7(1A): pp. 201-226.

Mozaffarian, D., «Dietary and Policy Priorities for Cardiovascular Disease, Diabetes, and Obesity: A Comprehensive Review», *Circulation*, 12 de enero de 2016; 133(2): pp. 187-225.

Mozaffarian, D., Hao, T., Rimm, E. B., Willett, W. C. y Hu, F. B., «Changes in diet and lifestyle and long-term weight gain in women and men», *N Engl J Med*, 23 de junio de 2011; 364(25): pp. 2392-2404.

Mulet, J. M., *Comer sin miedo*, Barcelona, Booket, 2015.

Nagura, J., Iso, H., Watanabe, Y., Maruyama, K., Date, C., Toyoshima, H., *et al.*, «Fruit, vegetable and bean intake and mortality from cardiovascular disease among Japanese men and women: the JACC Study», *Br J Nutr*, julio de 2009; 102(2): pp. 285-292.

Nash, D. T. y Slutzky, A. R., «Gluten sensitivity: new epidemic or new myth? Every major change in our diet carries with it the possibility of unforeseen risks», *Am J Cardiol*, 15 de noviembre de 2014; 114(10): pp. 1621-1622.

National Institutes of Health, «Vitamin C», 17 de febrero de 2016.

En: <https://ods.od.nih.gov/factsheets/VitaminC-Consumer>. [Consulta: 1 de abril de 2016.]

Nehlig, A., «Is caffeine a cognitive enhancer?», *J Alzheimers Dis*, 2010; 20 Suppl 1: pp. S85-94.

New Zealand Heart Foundation, «Coconut oil and the heart», septiembre de 2014. En: <https://www.heartfoundation.org.nz/uploads/Evidence_paper_coconut_August_2014.pdf>. [Consulta: 1 de abril de 2016.]

Newmaster, S. G., Grguric, M., Shanmughanandhan, D., Ramalingam, S. y Ragupathy, S., «DNA barcoding detects contamination and substitution in North American herbal products», *BMC Med*, 11 de octubre de 2013; 11: p. 222.

Nguyen, B., Bauman, A., Gale, J., Banks, E., Kritharides, L. y Ding, D., «Fruit and vegetable consumption and all-cause mortality: evidence from a large Australian cohort study», *Int J Behav Nutr Phys Act*, 25 de enero de 2016; 13(1): p. 9.

NHS Choices, «Coffee "can make you live longer" claims», 18 de noviembre de 2015. En: <http://www.nhs.uk/news/2015/ 11November/Pages/Coffee-can-make-you-live-longer-claims.aspx>. [Consulta: 1 de abril de 2016.]

Noordzij, M., Uiterwaal, C. S., Arends, L. R., Kok, F. J., Grobbee, D. E. y Geleijnse, J. M., «Blood pressure response to chronic intake of coffee and caffeine: a meta-analysis of randomized controlled trials», *J Hypertens*, mayo de 2005; 23(5): pp. 921-928.

Obesity Society, «2013 AHA/ACC/TOS guideline for the management of overweight and obesity in adults: a report of the American College of Cardiology/American Heart Association Task Force on Practice Guidelines and The Obesity Society», *J Am Coll Cardiol*, 1 de julio de 2014; 63(25 Pt B): pp. 2985-3023.

Oduwole, O., Meremikwu, M. M., Oyo-Ita, A. y Udoh, E. E., «Honey for acute cough in children», *Cochrane Database Syst Rev*, 23 de diciembre de 2014; 12: CD007094.

Penny, J. C., Swift, J. A. y Salter, A. M., «"Meat reducers": meat reduction strategies and attitudes towards meat alternatives in an emerging group», *Proc Nutr Soc*, 2015; 74 (OCE5): E313.

Prom-u-thai, C., Huang, L, Glahn, R. P., Welch, R. M., Fukai, S. y Rerkasem, B., «Iron (Fe) bioavailability and the distribution of anti-Fe nutrition biochemicals in the unpolished, polished grain and bran fraction of five rice genotypes», *J Sci Food Agric*, junio de 2006; 86(8): pp. 1209-1215.

Pulido, J., Indave-Ruiz, B., Colell-Ortega, E., Ruiz-García, M., Bartroli, M. y Barrio, G., «Estudios poblacionales en España sobre daños relacionados con el consumo de alcohol», *Rev Esp Salud Publica*, agosto de 2014; 88(4): pp. 493-513.

Revenga, J., «La "patata caliente": sí en la pirámide pero no en el plato de la alimentación saludable», *El nutricionista de la general*, 12 de marzo de 2014. En: <http://juanrevenga.com/2014/03/la-patata-caliente-si-en-la-piramide-pero-no-en-el-plato-de-la-alimentacion-saludable>. [Consulta: 1 de abril de 2016.]

Rohrmann, S. y Faeh, D., «Should we go nuts about nuts?», *BMC Med*, 16 de julio de 2013; 11: p. 165.

Ruiz, E., Ávila, J. M., Valero, T., Del Pozo, S., Rodriguez, P., Aranceta-Bartrina, J., *et al.*, «Macronutrient Distribution and Dietary Sources in the Spanish Population: Findings from the ANIBES Study», *Nutrients*, 22 de marzo de 2016; 8(3). pii: E177.

Schwenke, D. C., «Focus on fruits and vegetables to reduce cardiovascular disease and all-cause mortality», *Curr Opin Lipidol*, diciembre de 2013; 24(6): pp. 526-527.

Schwingshackl, L. y Hoffmann, G., «Comparison of high vs. normal/low protein diets on renal function in subjects without chronic kidney disease: a systematic review and meta-analysis», *PLoS One*, 22 de mayo de 2014; 9(5): e97656.

—, «Diet quality as assessed by the Healthy Eating Index, the Alternate Healthy Eating Index, the Dietary Approaches to Stop Hypertension score, and health outcomes: a systematic review and meta-analysis of cohort studies», *J Acad Nutr Diet*, mayo de 2015; 115(5): pp. 780-800.

Schwingshackl, L., Hoffmann, G., Kalle-Uhlmann, T., Arregui, M., Buijsse, B., Boeing, H., «Fruit and Vegetable Consumption and Changes in Anthropometric Variables in Adult Populations: A Systematic Review and Meta-Analysis of Prospective Cohort Studies», *PLoS One*, 16 de octubre de 2015; 10(10): e0140846.

Sranacharoenpong, K., Soret, S., Harwatt, H., Wien, M. y Sabaté, J.,

«The environmental cost of protein food choices», *Public Health Nutr*, agosto de 2015; 18(11): pp. 2067-2073.

Tabish, S. A., «Complementary and Alternative Healthcare: Is it Evidence-based?», *Int J Health Sci (Qassim)*, enero de 2008; 2(1): pp. V-IX.

Threapleton, D. E., Greenwood, D. C., Evans, C. E., Cleghorn, C. L., Nykjaer, C., Woodhead, C., *et al.*, «Dietary fiber intake and risk of first stroke: a systematic review and meta-analysis», *Stroke*, mayo de 2013; 44(5): pp. 1360-1368.

—, «Dietary fibre intake and risk of cardiovascular disease: systematic review and meta-analysis», *BMJ*, 19 de diciembre de 2013; 347: f6879.

Tuso, P., Stoll, S. R. y Li, W. W., «A plant-based diet, atherogenesis, and coronary artery disease prevention», *Perm J*, invierno de 2015; 19(1): pp. 62-67.

Villacis, C,, Zazpe, I., Santiago, S., De la Fuente-Arrillaga, C., Bes-Rastrollo, M., Martínez-González, M. A., «Frequency of eating away-from-home and quality of dietary carbohydrate and fat intake in the SUN Project», *Nutr Hosp*, 3 de octubre de 2014; 31(1): pp. 466-474.

Wang, L., Bordi, P. L., Fleming, J. A., Hill, A. M. y Kris-Etherton, P. M., «Effect of a moderate fat diet with and without avocados on lipoprotein particle number, size and subclasses in overweight and obese adults: a randomized, controlled trial», *J Am Heart Assoc*, 7 de enero de 2015; 4(1): e001355.

Wang, X., Ouyang, Y., Liu, J., Zhu, M., Zhao, G., Bao, W. y Hu, F. B., «Fruit and vegetable consumption and mortality from all causes, cardiovascular disease, and cancer: systematic review and dose-response meta-analysis of prospective cohort studies», *BMJ*, 29 de julio de 2014; 349: g4490.

Wansink, B., «Change Their Choice! Changing Behavior Using the CAN Approach and Activism Research», *Psychology & Marketing*, mayo de 2015; 32(5): pp. 486-500.

Wansink, B. y Payne, C. R., «The joy of cooking too much: 70 years of calorie increases in classic recipes», *Ann Intern Med*, 17 de febrero de 2009; 150(4): pp. 291-292.

WebMD, «Coffee», 2016. En: <http://www.webmd.com/vitamins-

supplements/ingredientmono-980-COFFEE.aspx?activeIngred
ientId=980&activeIngredientName=COFFEE>. [Consulta: 1 de
abril de 2016.]

Wirfält, E., Drake, I. y Wallström, P., «What do review papers con-
clude about food and dietary patterns?», *Food Nutr Res*, 2013; 57.

World Cancer Research Fund/American Institute for Cancer Research, *Food, nutrition, physical activity, and the prevention of
cancer: a global perspective*, Washington DC, AICR, 2007.

World Health Organization, *Vitamin and mineral requirements in
human nutrition, second Edition*, Bankok, WHO, 2004.

—, «A healthy lifestyle», 2016. En: <http://www.euro.who.int/en/
health-topics/disease-prevention/nutrition/a-healthy-lifestyle>.
[Consulta: 1 de abril de 2016.]

—, «Population nutrient intake goals for preventing diet-related
chronic diseases», 2016. En: <http://www.who.int/nutrition/
topics/5_population_nutrient/en/index21.html>. [Consulta: 1
de abril de 2016.]

—, «Traditional medicine. Fact sheet n° 134», mayo de 2013. En:
<http://www.who.int/mediacentre/factsheets/2003/fs134/en>.
[Consulta: 1 de abril de 2016.]

Wu, H., Flint, A. J., Qi, Q., van Dam, R. M., Sampson, L. A., Rimm,
E. B., *et al.*, «Association between dietary whole grain intake and
risk of mortality: two large prospective studies in US men and
women», *JAMA Intern Med*, marzo de 2015; 175(3): pp. 373-384.

Xu, W., Tan, L., Wang, H. F., Jiang, T., Tan, M. S., Tan, L., *et al.*,
«Meta-analysis of modifiable risk factors for Alzheimer's disease», *J Neurol Neurosurg Psychiatry*, diciembre de 2015; 86(12):
pp. 1299-1306.

6. Dieta vegetariana

Academy of Nutrition and Dietetics, «Feeding Vegetarian and Vegan
Infants and Toddlers», 4 de mayo de 2015. En: <http://www.
eatright.org/resource/food/nutrition/vegetarian-and-special-
diets/feeding-vegetarian-and-vegan-infants-and-toddlers>.
[Consulta: 1 de abril de 2016.]

—, «Vegetarian Nutrition. VN: Executive summary of recommendations (2011)», 2011. En: <http://andevidencelibrary.com/topic.
cfm?format_tables=0&cat=4022>. [Consulta: 1 de abril de 2016.]

Agència de Salut Pública de Catalunya, «L'alimentació saludable en
l'etapa escolar», Barcelona, Agència de Salut Pública de Catalunya,
2012. En: <http://salutweb.gencat.cat/web/.content/home/ambits_
tematics/per_perfils/centres_educatius/menus_escolars/programa_
revisio_programacions_menus_escolars_catalunya_preme/docu-
ments/arxius/guialimentacio.pdf>. [Consulta: 1 de abril de 2016.]

—, «Recomendaciones para la alimentación en la primera infancia
(de 0 a 3 años)», Barcelona, Agència de Salut Pública de Catalunya, 2016.

Agencia Española de Seguridad Alimentaria y Nutrición, «Encuesta
Nacional de Ingesta Dietética Española, ENIDE», 2011. En:
<http://goo.gl/DHt7Jf>. [Consulta: 1 de abril de 2016.]

American Academy of Pediatrics, *Pediatric Nutrition 7th Edition*,
Washington, American Academy of Pediatrics, 2013.

—, «Nutrition Board Review», 2009. En: <http://www.nccpeds.
com/chief's_corner_files/Nutrition%20Board%20Review.
pdf>. [Consulta: 1 de abril de 2016.]

American Heart Association, «Eating more homemade meals may
reduce risk of Type 2 diabetes», 8 de noviembre de 2015. En:
<http://m.newsroom.heart.org/news/eating-more-homemade-
meals-may-reduce-risk-of-type-2-diabetes>. [Consulta: 1 de
abril de 2016.]

—, «Vegetarian diets», 6 de noviembre de 2015. En: <http://www.
heart.org/HEARTORG/GettingHealthy/NutritionCenter/
Vegetarian-Diets_UCM_306032_Article.jsp>. [Consulta: 1 de
abril de 2016.]

Amit, M., «Vegetarian diets in children and adolescents», *Paediatr
Child Health*, mayo de 2010; 15(5): pp. 303-314.

Appleby, P. N. y Key, T. J., «The long-term health of vegetarians and
vegans», *Proc Nutr Soc*, 28 de diciembre de 2015: pp. 1-7.

Appleby, P. N., Crowe, F. L., Bradbury, K. E., Travis, R. C. y Key,
T. J., «Mortality in vegetarians and comparable nonvegetarians
in the United Kingdom», *Am J Clin Nutr*, enero de 2016; 103(1):
pp. 218-130.

Barnard, N. D., Levin, S. M. y Yokoyama Y., «A systematic review and meta-analysis of changes in body weight in clinical trials of vegetarian diets», *J Acad Nutr Diet*, junio de 2015; 115(6): pp. 954-969.

Barr, S. I., «Vegetarian diets», *World Rev Nutr Diet*, 2015; 111: pp. 53-57.

Bolland, M. J., Leung, W., Tai, V., Bastin, S., Gamble, G. D., Grey, A., y Reid, I. R., «Calcium intake and risk of fracture: systematic review», *BMJ*, 29 de septiembre de 2015; 351: h4580.

Basulto, J., «Dieta vegetariana, ¿menos mortalidad», *Consumer.es*, 8 de octubre de 2013. En: <http://www.consumer.es/web/es/alimentacion/aprender_a_comer_bien/alimentos_a_debate/2013/10/08/218254.php>. [Consulta: 1 de abril de 2016.]

—, «El peliagudo pero apasionante mundo de la vitamina B12 en vegetarianos», *Blog de La Sirena*, 5 de marzo de 2014. En: <http://blog.lasirena.es/lang/es/2014/03/05/larriscat-pero-apassionant-mon-de-la-vitamina-b12-en-vegetariansel-peliagudo-pero-apasionante-mundo-de-la-vitamina-b12-en-vegetarianos>. [Consulta: 1 de abril de 2016.]

—, «Los Omega-3 mejoran la salud... económica de sus vendedores», *Espacio Abierto*, 20 de mayo de 2015. En: <http://psicologiaynutricion.es/?p=978>. [Consulta: 1 de abril de 2016.]

Bouga, M. y Combet, E., «Seaweed and seaweed-containing foods in the UK: focus on labeling, iodine content, toxicity and nutrition», *Proc Nutr Soc*, 2015; 74 (OCE5): E304.

Burckhardt, P., «The role of low acid load in vegetarian diet on bone health: a narrative review», *Swiss Med Wkly*, 22 de febrero de 2016; 146: w14277.

Comité de Nutrición de la Asociación Española de Pediatría, «Recomendaciones de ingesta de calcio y vitamina D: posicionamiento del Comité de Nutrición de la Asociación Española de Pediatría», *An Pediatr (Barc)*, 2012; 77(1): 57.e1-8.

Complementary and Alternative Medicine for Cancer, Ernst, E., «Macrobiotic diet», 11 de febrero de 2014. En: <http://cam-cancer.org/CAM-Summaries/Dietary-approaches/Macrobiotic-diet>. [Consulta: 1 de abril de 2016.]

Craig, W. J., Mangels, A. R. y American Dietetic Association, «Position of the American Dietetic Association: vegetarian diets», *J Am Diet Assoc*, julio de 2009; 109(7): pp. 1266-1282 (documento de postura reafirmado en 2015 en: <http://www.eatrightpro.org/resource/practice/position-and-practice-papers/position-papers/vegetarian-diets>. [Consulta: 1 de abril de 2016.])

Dinu, M., Abbate, R., Gensini, G. F., Casini, A. y Sofi, F., «Vegetarian, vegan diets and multiple health outcomes: a systematic review with meta-analysis of observational studies», *Crit Rev Food Sci Nutr*, 6 de febrero de 2016. [Publicación en línea previa a la publicación impresa.]

Direção-Geral da Saúde (Ministério da Saúde), «Guidelines for a healthy vegetarian diet», julio de 2015. En: <http://www.alimentacaosaudavel.dgs.pt/activeapp/wp-content/files_mf/1451330068Guidelinesforahealthyvegetariandiet.pdf>. [Consulta: 1 de abril de 2016.]

Elorinne, A. L., Alfthan, G., Erlund, I., Kivimäki, H., Paju, A. y Salminen, I., «Food and Nutrient Intake and Nutritional Status of Finnish Vegans and Non-Vegetarians», *PLoS One*, 3 de febrero de 2016; 11(2): e0148235.

European Food Safety Authority (EFSA), «Scientific Opinion on Dietary Reference Values for cobalamin (vitamin B12)», *EFSA Journal*, 2015;13(7): 4150.

Gargallo Fernández, M., Basulto Marset, J., Breton Lesmes, I., Quiles Izquierdo, J., Formiguera Sala, X., Salas-Salvadó, J., *et al.*, «Evidence-based nutritional recommendations for the prevention and treatment of overweight and obesity in adults (FESNAD-SEEDO consensus document)», *Nutr Hosp*, mayo-junio de 2012; 27(3): pp. 789-799.

Harvard Heart Letter, «Eating fish linked to fewer heart attacks. One salmon supper a week is all it takes. But a healthy vegetarian diet is just as good for your heart», *Harvard Heart Letter*, diciembre de 2014; 25(4): p. 4.

Harvard School of Public Health, «Eating fish linked to fewer heart attacks», 1 de diciembre de 2014. En: <http://www.health.harvard.edu/heart-health/eating-fish-linked-to-fewer-heart-attacks>. [Consulta: 1 de abril de 2016.]

Ho-Pham, L. T., Nguyen, N. D. y Nguyen, T. V., «Effect of vegetarian diets on bone mineral density: a Bayesian meta-analysis», *Am J Clin Nutr*, octubre de 2009; 90(4): pp. 943-950.

Ho-Pham, L. T., Vu, B. Q., Lai, T. Q., Nguyen, N. D. y Nguyen, T. V., «Vegetarianism, bone loss, fracture and vitamin D: a longitudinal study in Asian vegans and non-vegans», *Eur J Clin Nutr*, enero de 2012; 66(1): pp. 75-82.

Huang, R. Y., Huang, C. C., Hu, F. B. y Chavarro, J. E., «Vegetarian Diets and Weight Reduction: a Meta-Analysis of Randomized Controlled Trials», *J Gen Intern Med*, enero de 2016; 31(1): pp. 109-116.

Institute of Medicine, *Dietary Reference Intakes for Thiamin, Riboflavin, Niacin, Vitamin B6, Folate, Vitamin B12, Pantothenic Acid, Biotin, and Choline*, Washington D.C., Institute of Medicine, 1998.

Invernational Vegetariana Union, «Vitamins, minerals, nutrients», 2016. En: <http://www.ivu.org/science/articles/vit-mins.html>. [Consulta: 1 de abril de 2016.]

Knurick, J. R., Johnston, C. S., Wherry, S. J. y Aguayo, I., «Comparison of correlates of bone mineral density in individuals adhering to lacto-ovo, vegan, or omnivore diets: a cross-sectional investigation», *Nutrients*, 11 de mayo de 2015; 7(5): pp. 3416-3426.

Koebnick, C., Hoffmann, I., Dagnelie, P. C., Heins, U. A., Wickramasinghe, S. N., *et al.*, «Long-term ovo-lacto vegetarian diet impairs vitamin B-12 status in pregnant women», *J Nutr*, diciembre de 2004; 134(12): pp. 3319-3326.

Le, L. T. y Sabaté, J., «Beyond meatless, the health effects of vegan diets: findings from the Adventist cohorts», *Nutrients*, 27 de mayo de 2014; 6(6): pp. 2131-2147.

Mahan, L. K. (coordinador), *Krause Dietoterapia*, 13.ª edición, Barcelona, Elsevier España, 2013.

Mangels, A. R., Messina, V., «Considerations in planning vegan diets: infants», *J Am Diet Assoc*, junio de 2001; 101(6): pp. 670-677.

McMichael, A. J., Powles, J. W., Butler, C. D. y Uauy, R., «Food, livestock production, energy, climate change, and health», *Lancet*, 6 de octubre de 2007; 370(9594): pp. 1253-1263.

Moilanen, B. C., «Vegan diets in infants, children, and adolescents», *Pediatr Rev*, mayo de 2004; 25(5): pp. 174-176.

Montalcini, T., De Bonis, D., Ferro, Y., Carè, I., Mazza, E. y Accattato, F., «High Vegetable Fats Intake Is Associated with High Resting Energy Expenditure in Vegetarians», *Nutrients*, 17 de julio de 2015; 7(7): pp. 5933-5947.

Mozaffarian, D., «Dietary and Policy Priorities for Cardiovascular Disease, Diabetes, and Obesity: A Comprehensive Review», *Circulation*, 12 de enero de 2016; 133(2): pp. 187-225.

National Institutes of Health, «Vitamin B12», 11 de febrero de 2016. En: <http://ods.od.nih.gov/factsheets/VitaminB12-HealthPro­fessional>. [Consulta: 1 de abril de 2016.]

NHS Choices, «Healthy eating for vegetarians and vegans», 14 de octubre de 2015. En: <http://www.nhs.uk/Livewell/Vegetarianhealth/ Pages/Goingvegetarian.aspx>. [Consulta: 1 de abril de 2016.]

—, «Vegetarian and vegan diets Q&A», 19 de octubre de 2015. En: <http://www.nhs.uk/Livewell/Vegetarianhealth/Pages/Vegeta­rianhealthqanda.aspx#what>. [Consulta: 1 de abril de 2016.]

Norris, J., «Vitamin B12 recommendations», *VeganHealth.org*, 2014. En: <http://www.veganhealth.org/b12/rec>. [Consulta: 1 de abril de 2016.]

Obersby, D., Chappell, D. C., Dunnet, A. y Tsiami, A. A., «Results of a pilot study to provide evidence on the efficacy of vitamin B12 to normalise elevated homocysteine of vegetarians», *Proc Nutr Soc*, 2015; 74 (OCE5): E360.

Orlich, M. J., Singh, P. N., Sabaté, J., Fan, J., Sveen, L. y Bennett, H., «Vegetarian dietary patterns and the risk of colorectal cancers», *JAMA Intern Med*, mayo de 2015; 175(5): pp. 767-776.

Pawlak, R., «Inadequate vitamin B-12 intake may be a problem not just for a small number of Adventist vegans», *J Acad Nutr Diet*, febrero de 2014; 114(2): p. 197.

Pawlak, R., Parrott, S. J., Raj, S., Cullum-Dugan, D. y Lucus, D., «How prevalent is vitamin B(12) deficiency among vegetarians?», *Nutr Rev*, febrero de 2013; 71(2): pp. 110-117.

Penniecook-Sawyers, J. A., Jaceldo-Siegl, K., Fan, J., Beeson, L., Knutsen, S., Herring, P., *et al.*, «Vegetarian dietary patterns and the risk of breast cancer in a low-risk population», *Br J Nutr*, 18 de marzo de 2016: pp. 1-8.

Ponzio, E., Mazzarini, G., Gasperi, G., Bottoni, M. C. y Vallorani,

S., «The Vegetarian Habit in Italy: Prevalence and Characteristics of Consumers», *Ecol Food Nutr*, 2015; 54(4): pp. 370-379.

Russolillo, G. y Marques-Lopes, I., *Sistema de intercambios® para la Confección de Dietas y Planificación de Menús*, Pamplona, Novadieta editorial, 2011.

—, *Álbum fotográfico de porciones de Alimentos*, Pamplona, Novadieta editorial, 2011.

Sabaté, J. (coordinador), *Vegetarian Nutrition*, Boca Raton, FL, Estados Unidos, CRC Press, 2001.

Sabaté, J., «Nut consumption, vegetarian diets, ischemic heart disease risk, and all-cause mortality: evidence from epidemiologic studies», *Am J Clin Nutr*, septiembre de 1999; 70(3 Suppl): pp. 500S-503S.

Sambol, S. Z., Stimac, D., Orlić, Z. C. y Guina, T., «Haematological, biochemical and bone density parameters in vegetarians and non-vegetarians», *West Indian Med J*, diciembre de 2009; 58(6): 512-517.

Simpson, J. L., Bailey, L. B., Pietrzik, K., Shane, B. y Holzgreve, W., «Micronutrients and women of reproductive potential: required dietary intake and consequences of dietary deficiency or excess. Part I-Folate, Vitamin B12, Vitamin B6», *J Matern Fetal Neonatal Med*, diciembre de 2010; 23(12): pp. 1323-1343.

Tantamango-Bartley, Y., Knutsen, S. F., Knutsen, R., Jacobsen, B. K., Fan, J., Beeson, W. L., *et al.*, «Are strict vegetarians protected against prostate cancer?», *Am J Clin Nutr*, enero de 2016; 103(1): pp. 153-160.

The Washington Post, «Fish oil pills: A $1.2 billion industry built, so far, on empty promises», 8 de julio de 2015. En: <http://www.washingtonpost.com/business/economy/claims-that-fish-oil-boosts-health-linger-despite-science-saying-the-opposite/2015/07/08/db7567d2-1848-11e5-bd7f-4611a60dd8e5_story.html>. [Consulta: 1 de abril de 2016.]

Thomas, D. T., Erdman, K. A. y Burke, L. M., «Position of the Academy of Nutrition and Dietetics, Dietitians of Canada, and the American College of Sports Medicine: Nutrition and Athletic Performance», *J Acad Nutr Diet*, marzo de 2016; 116(3): pp. 501-528.

Tonstad, S., Nathan, E., Oda, K. y Fraser, G., «Vegan diets and hypothyroidism», *Nutrients*, 20 de noviembre de 2013; 5(11): pp. 4642-4652.

Tuso, P. J., Ismail, M. H., Ha, B. P. y Bartolotto, C., «Nutritional update for physicians: plant-based diets», *Perm J*, primavera de 2013; 17(2): pp. 61-66.

U.S. Departments of Health and Human Services (HHS) and Agriculture (USDA), «2015 Dietary Guidelines», febrero de 2015. En: <http://www.health.gov/dietaryguidelines/2015-scientific-report>. [Consulta: 1 de abril de 2016.]

U.S. Departments of Health and Human Services (HHS), «Eat a variety of foods», 2016. En: <http://health.gov/dietaryguidelines/dga95/VARIETY.HTM>. [Consulta: 1 de abril de 2016.]

Unión Vegetariana Española, «La vitamina B12», 2016. En: <http://www.unionvegetariana.org/la-vitamina-b12>. [Consulta: 1 de abril de 2016.]

VeganHealth.org, «Vitamin B12 Recommendations», 2016. En: <http://www.veganhealth.org/b12/rec>. [Consulta: 1 de abril de 2016.]

World Health Organization, *Cindy dietary guide*, Denmark, WHO Regional Office for Europe, 2000. En: <http://www.euro.who.int/document/e70041.pdf>. [Consulta: 1 de abril de 2016.]

Yokoyama, Y., Barnard, N. D., Levin, S. M. y Watanabe, M., «Vegetarian diets and glycemic control in diabetes: a systematic review and meta-analysis», *Cardiovasc Diagn Ther*, octubre de 2014; 4(5): pp. 373-382.

Yokoyama, Y., Nishimura, K., Barnard, N. D., Takegami, M., Watanabe, M., Sekikawa, A., *et al.*, «Vegetarian diets and blood pressure: a meta-analysis», *JAMA Intern Med*, abril de 2014; 174(4): pp. 577-587.

Young, V. R. y Pellett, P. L., «Plant proteins in relation to human protein and amino acid nutrition», *Am J Clin Nutr*, mayo de 1994; 59(5 Suppl): pp. 1203S-1212S.

7. LOS OTROS MOTIVOS (NO NUTRICIONALES)

Blasco, A., *Ética y bienestar animal,* Madrid, Akal, 2011.

DeBacker, C. J. y Hudders, L., «From meatless Mondays to meatless Sundays: motivations for meat reduction among vegetarians and semi-vegetarians who mildly or significantly reduce their meat intake», *Ecol Food Nutr*, 2014, 53(6), 639-657.

Hedenus, F.; Wirsenius, S.; Johansson, J. A., «The importance of reduced meat and dairy consumption for meeting stringent climate change targets», *Climatic change (2014)*, 124-1, pp. 79-91.

Mosterín, J., *El triunfo de la compasión. Nuestra relación con los otros animales*, Madrid, Alianza Editorial, 2014.

Radnitz, C., Beezhold, B. y DiMatteo, J., «Investigation of lifestyle choices of individuals following a vegan diet for health and ethical reasons», *Appetite*, 2015; 90: pp. 31-36.

Reijinders, L. y Soret, S., «Quantificacion of the environmental impact of different dietary protein choices», *The American Journal of Clinical Nutrition*, 2003; 78(3 Suppl): 664S-668S.

Reynolds, C. J., Macdiarmid, J. I., Whybro, S., Horgan, G. y Jyle, J., «Greenhouse gas emissions associated with sustainable diets in relation to climate change and health», *Proceedings of the Nutrition Society*, 2015, 74 (OCE5), E351.

Sabaté, J., Harwatt, H., Soret, S. «Environmental Nutrition: A New Frontier for Public Health», *Am J Public Health*, 17 de marzo de 2016: e1-e7. [Publicación en línea previa a la publicación impresa.]

Scarborough, P., Allender, S., Clarke, D., Wickramasinghe, K., Rayner, M., «Modelling the health impact of environmentally sustainable dietary scenarios in the UK», *European Journal of Clinical Nutrition*, 2012; 66: pp. 710-715.

Spencer, E. H., Frank, E., McIntosh, N. F., «Potential effects of the next 100 billion hamburgers sold by McDonald's», *Am J Prev Med*, mayo de 2005; 28(4): pp. 379-381.

Springmann, M., Godfray, C. J., Rayner, M., Scarborough, P., «Analysis and valuation of the health and climate change cobenefits of dietary change», *Proceedings of the National Academy of Sciences of the United States of America*, 2016. En: <http://www.pnas.org/cgi/doi/10.1073/pnas.1523119113>. [Consulta: 1 de abril de 2016.]

UNEP, «Assessing the Environmental Impacts of Consumption and Production», 2010. En: <http://www.unep.org/resourcepanel/Portals/24102/PDFs/PriorityProductsAndMaterials_Report.pdf>. [Consulta: 7 de marzo de 2016.]

Vanham. D., Mekonnen, M. M. y Hoekstra, A. Y., «The water foot-print of the EU for different diets», *Ecological Indicators*, 2013; 32: pp. 1-8.

Yip, C. S., Crane, G. y Kamon, J., «Systematic review of reducing population meat consumption to reduce greenhouse gas emissions and obtain health benefits: effectiveness and models assessments», *Int J Public Health*, octubre de 2013; 58(5): pp. 683-693.

El papel utilizado para la impresión de este libro
ha sido fabricado a partir de madera
procedente de bosques y plantaciones
gestionados con los más altos estándares ambientales,
lo que garantiza una explotación de los recursos
sostenible con el medio ambiente
y beneficiosa para las personas.
Por este motivo, Greenpeace acredita que
este libro cumple los requisitos ambientales y sociales
necesarios para ser considerado
un libro «amigo de los bosques».
El proyecto «Libros amigos de los bosques» promueve
la conservación y el uso sostenible de los bosques,
en especial de los Bosques Primarios,
los últimos bosques vírgenes del planeta.

Papel certificado por el Forest Stewardship Council®

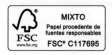